血糖瘦身飲食

解密

不是只有糖尿病才需測血糖，
「血糖飆高」是變胖的最大元兇，
教你迅速瘦身的7天血糖實測計畫

伊蘭．西格爾 Eran Segal
伊蘭．埃利納夫Eran Elinav／著
吳煒聲／譯

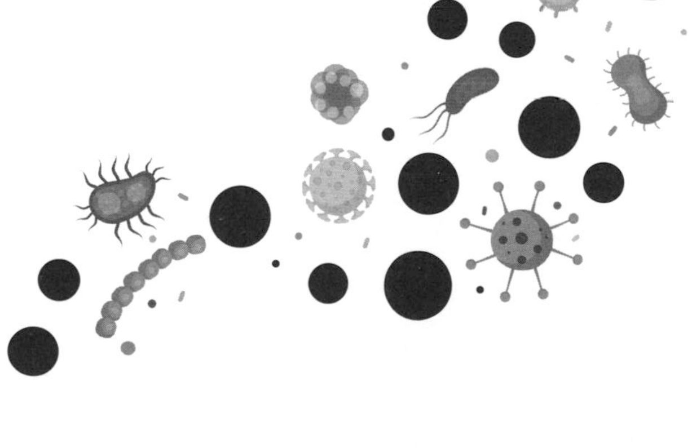

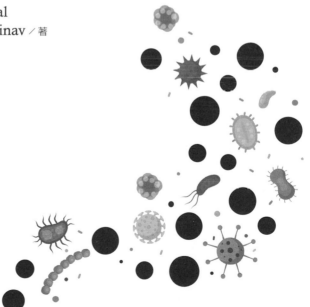

To our teachers, colleagues, and students, for making our joint truth-pursuing journey an enjoyable and moving experience

本書要獻給我們的老師、同事與和學生。感謝大家共同追求真理，經歷這場愉快而動人的探索之旅。

目錄

致謝

個人化營養學是我們努力兩年的心血結晶。我們兩個在實驗室多年來辛勤從事科學研究，獲得了一系列的結果與發現，將其轉化為普通人便能理解的觀念，並且觸及我們最基礎的生活，包括我們的飲食、健康、肥胖以及罹患糖尿病和其他各種「現代疾病」的風險，甚至討論與我們共榮共存的體內神祕細菌。

首先，我們要謝謝經紀人亞力克斯．格拉斯（Alex Glass）。他認為我們應該向民眾宣揚我們的研究，激勵我們著手寫書，同時不斷給予我們協助和指導。我們也非常感謝伊芙．亞當森（Eve Adamson），她花了許多精力與我們腦力激盪，撰寫和編輯內容，努力在科學界與一般民眾之間搭起溝通的橋樑，使人人都能輕鬆閱讀本書。伊芙，沒有妳的協助，我們不可能推出這本書！我們要向出版商「大中央出版公司」（Grand Central Publishing，譯注：前身為「華納圖書」）致謝，感謝他們的信任，願意採納我們最初的寫作構想，一步一步引導，直到付梓成書。我們尤其要感謝莎拉．佩爾茲

（Sarah Pelz）和希拉．克里．奧克斯（Sheila Curry Oakes）提供意見並協助編輯本書。

感謝魏茨曼科學研究學院，他們提供我們完整的學術自由，讓我們盡情研究來滿足好奇心，從中探索甚為有趣的未知領域。在這個毫無限制的環境，我們這兩位電腦科學家和免疫學家得以隨心所欲研究營養學。此外，研究學院提供最先進的基礎設備與全力支持，使我們能夠探究生命的奧祕。

十分感激參與本研究的人，包括許多學生、博士後研究生、研究同仁、技術人員、西格爾和埃利納夫實驗室的其他成員，以及來自世界各地的人。非常謝謝他們與我們共同研究營養學和微生物群系，同時探索這兩者如何與人體互動，從中促進健康與影響人罹患疾病的風險。我們的祕書、領時薪的學生、使用高壓蒸氣滅菌法（autoclaving）的人員與同儕科學家，全都屬於我們的團隊。你們有創意、有幹勁、為人聰明、積極勤奮且努力不懈，不斷鞭策我們，讓我們努力研究如何治癒人類疾病。我們非常幸運，能夠與這麼優秀的團隊攜手合作。本書描述的故事也是屬於你們的故事。

我（伊蘭．西格爾）想感謝伊蘭．埃利納夫，感謝這位親密的合作夥伴和朋友願意日夜相伴，彼此討論各種大小議題。你我各有專長，彼此互補，拓展了我的視野，讓我從嶄新的角度看待事物，使得最終的結果更加完善，同時讓我在研究時感到興致盎然。

我（伊蘭・埃利納夫）也想感謝我的死黨伊蘭・西格爾，感謝這位長期以來的科研夥伴、同事與朋友。你和我有不同的科學背景，使用不同的科學語言，但你讓我們的互動充實有趣，讓我們在腦力激盪時輕鬆愉快。

我們要感謝我們共同的朋友伊蘭・霍恩斯坦教授（他也叫伊蘭！）。他發現我們有共同的科學興趣，便在二〇一二年時於新哈芬（New Haven）的寒冷下午介紹我們認識，開啟了我倆長期合作的契機，最終獲得了豐碩的研究成果。

最後，我們要深深感謝親愛的家人，包括我們的父母瑞琪兒・西格爾（Rachel Segal）和雅非・西格爾（Yoffi Segal），以及麗芙卡・埃利納夫（Rivka Elinav）和楊凱爾・埃利納夫（Yankale Elinav）；我們的妻子可人・西格爾（Keren Segal）和希拉・埃利納夫（Hila Elinav）；我們的孩子希拉・西格爾（Shira Segal）、約阿夫・西格爾（Yoav Segal）、帖馬爾・西格爾（Tamar Segal），以及希拉・埃利納夫（Shira）、奧馬里・埃利納夫（Omri Elinav）和英巴爾・埃利納夫（Inbal Elinav）。多年來聚少離多，撰寫本書時，更沒有機會碰面。然而，你們不斷關懷、陪伴與支持，讓我們的生理時鐘（以及體內的微生物群系）得以持續運轉。可人，妳過去二十年熱衷於研究營養學，我曾經無視於你的專業，但如今我也投身於這門領域。我要感謝妳不斷針對營養方面的議題與我討論並給予寶貴的建議。希拉，妳兼具知識和智慧，而且隨時抱持懷疑態度。妳身為傳染病專家，對微生物了解甚多，總是能夠助我一臂之力。我們老是會爭論微生物和人體排泄物的作用（沒錯，邊吃晚餐邊討論，而且孩子還在場），彼此討論時還經常笑個不停。可人和希拉，我們要感謝妳們，沒有妳們的協助，本書絕對無法問世。

前言

歡迎探索未來營養學

如果沒有任何食物（比如巧克力、芥藍菜、餅乾、大碗沙拉、香蕉或咖啡）對每個人都不好，或者對每個人都好？如果你愛吃的食物（你認為不健康卻不斷誘惑你的食物，譬如香嫩多汁的牛排，或者一碗薄荷脆片冰淇淋）其實是可以吃的，而且不會對你的健康造成負面影響？萬一你討厭的食物（好比米糕或蒸魚。你認為這些食物對你有好處，可讓你減肥或更健康，只好強迫自己吞下肚），其實是對你不好的？萬一我們告訴你，從事耐力運動前使用肝醣超補法（carb-loading），猛吃義大利麵來儲備能量，這樣可能對你不好，也會拖慢運動速度？萬一我們再告訴你，喝無糖汽水可能會直接讓你增加體重？或者吃壽司可能會讓你的血糖飆高，增加罹患糖尿病的風險？

如果你不必再對許多食物忌口、餓到昏頭的節食，也不必再熬過淨化身體的過程、忍受另一次的「誘導期」（induction phase，譯注：例如，阿特金斯減肥法先有誘導期，嚴格限制醣類攝取，然後才是長期的節食計畫）、以及再一次禁食？如果你可以再吃澱粉類食物，再吃肥肉或肉類，品嚐令你食指大動的食物？如果你不必為了瘦身或對抗慢性疾病而道聽塗說，選擇哪些東西可吃，哪些東西又不可吃，結果被許多相互矛盾的飲食資訊搞得一頭霧水？如果科學界終於開始研究複雜的最佳飲食問題？如果你不必再去思考什麼食物最適合你，因為你終於明白，沒有任何飲食理念可以滿足所有人的需求？如果每個人都需要根據自己的體質挑選飲食？如果科學界剛發現一種方法，讓人可以明確決定該吃什麼？如果你終於了解，為什麼最佳的營養必須（也可以）個人化，而且也知道如何去進行？

如果你現在便能使用那些資訊來維持健康與減肥，你該怎麼做呢？

我們是以色列魏茨曼科學研究學院（Weizmann Institute of Science）的研究員兼同事伊蘭．西格爾（Eran Segal）與伊蘭．埃利納夫（Eran Elinav）博士。這間科學研究學院是國際知名的跨領域整合研究機構，致力於推動科學發展來造福人類。我們一直進行「個人化營養計畫」（Personalized Nutrition Project），這項雄心勃勃的遠程研究計畫可能會顛覆營養科學（nutrition science）。

《血糖瘦身飲食解密》將解釋我們如何得出結論，告訴你真正的硬科學（hard science），從而說明我們為何能夠提出驚人的主張，讓你知道該如何善用新觀念，將其運用於生活來維持健康，同時讓你運用我們的個人化營養法則，挑選你該吃的食物，選擇你要的生活方式。我們根據新收集到的大規模數據進行研究，獲得可能會顛覆人們生活的重要見解，讓你以全新方式檢視你的飲食。你可能喜歡很多食物，卻認為應該忌口，但這些食物其實對你根本沒有害處。你可能以為很多食物有益健康，但它們可能對你不好——我不是說「普羅大眾」，而是指你這個人。你該如何取得相關資訊？這就是未來營養學。我們曾將創新的研究結果刊登於國際期刊，能夠協助你恢復健康、使你恢復正常體重、讓你維持能量水平與增進睡眠品質，甚至改變你的生活。

多數人想要瘦身，變得更健康、更有活力，同時控制食慾，降低罹患慢性疾病的風險。這就是為什麼科學家和研究機構要花費無數的時間和投入數十億美元，進行各種研究和出版研究結果來回答一個簡單的問題：「哪種飲食最適合人類？」

或許你認為自己知道答案。也許你早已少碰澱粉類食物、開始吃素、或者採取地中海式飲食（譯注：多吃蔬果、少吃紅肉，多吃全穀類來攝取碳水化合物）。或者你已經諮詢過營養師，而營養師也已告訴你該吃什麼。無論如何，也許你確定科學能提供答案。畢竟，前述問題聽起來直接且簡單。幾個世紀以來，科學日新月異，而且這個問題微不足道，我們現在鐵定知道答案。

雖然聲稱知道真相的人寫過很多具有說服力的書籍和文章，並且設立網站，許多人援引數十篇，甚至引用數百篇科學研究來證明自己的理論，但他們卻無法提供明確的答案。有些支持某種特定飲食的是醫生、營養師、營養學家或健身教練，有些則是減重成功的人，他們想要分享經驗。每個人都宣稱知道如何做才會有效，也認為自己知道真相。難怪有這麼多人拚命吸收這類資訊，甚至根據讀到的最新研究結果，不斷改變看法和調整策略。他們一發現某種飲食或觀念無效，便會改用另一套方法，然後一套換另一套，以為自己在吸收專家意見，能從中分辨是非對錯。

問題在於，這些書籍、文章和網站似乎支持截然不同且往往相互矛盾的訊息。即使針對任何營養學原理或策略進行了扎實的研究，依舊可以利用其他營養學原理或策略的研究來反駁。任何可行的飲食法，都有許多支持或駁斥它的研究報告。

那麼，若要回答什麼是最佳飲食，正確的答案是什麼？科學界現在也許已經找到無庸置疑的答案，因為他們開始體認：何謂完美的飲食，其實沒有答案，因為這個問題根本是錯的。

正確的問題才最重要，而它的答案可能會改變你的生活。然而，在我們討論正確問題之前，先讓我們自我介紹。

西格爾博士的故事

我想到個人化營養學這個概念之前，不僅是位科學家，也是馬拉松選手，還娶了一位臨床營養師。由於妻子是營養專家，我深信自己知道如何才能吃得健康，也認為自己的飲食選擇很棒。然而，幾年之前，我打算提高運動成績，於是抽空研究運動生理學（sports physiology），開始思考該如何吃才能提升競技表現。我想知道，調整飲食是否能讓我更有耐力或跑得更快。如果能夠證明如何調整飲食便能提升速度與耐力，我很願意去嘗試。

我身為科學家，對於宣傳飲食和健身風潮的流行報導不感興趣，反而想閱讀根據扎實研究撰寫的科學書籍。我想知道真正的硬科學怎麼解答飲食如何提升運動表現的問題，尤其如何去改善我的成績。我尊重科學，認為科學能告訴我答案。我非常期待，投入精力進行這項個人計畫，希望找到對我有用的東西。

然而，我越研究飲食如何提升或阻礙運動表現，越發覺運動員（和其他人）獲取的飲食建議往往相互矛盾。有些建議甚至啟人疑竇，感覺就是錯誤的。我進一步調查之後感到十分驚訝，發現飲食建議有時是根據不符標準的科學研究，因為那些只是利用少數實驗對象進行的小型研究。此外，作者和記者也常誤解研究結果而胡亂提出見解，甚至某些建議早已過時。經過仔細檢查之後，起初看似扎實的科學研究往往不夠嚴謹。最讓我震驚的是，我發現自己長久以來遵從的飲食建議（我幾乎奉行不渝，因為我確信它是基於科學的）其實沒有真正的科學基礎。這怎麼可能？我怎麼會如此疏忽大意？專業的營養學課程、政府提供的飲食方針，以及基於運動科學（exercise science）的營養建議，為什麼我越來越覺得這些一無是處？當然，我原本認為主流的飲食建議是正確的；換句話說，我認為它們是驗證過的科學原理。然而，我越研究越覺得並非如此。

有許多的矛盾與誤解之處，特別是我認為錯誤的科學理論，其實都與飲食的碳水化合物有關。所謂碳水化合物，就是食物中的糖、澱粉和纖維，人體會將其分解成大大小小的葡萄糖來餵養細胞。運動員非常重視碳水化合物。進行馬拉松之類的大型運動賽事的前一晚，運動員會運用「肝醣超補法」，不擔心會吃過量的碳水化合物，因為我們一直被告知醣類等同能量。節食者通常也很注意碳水化合物，不是強調它是脂肪的替代品（選擇素食或低脂飲食），就是認為醣類會增加體重且有礙健康而完全不碰它（選擇低醣飲食〔low-carb diet〕）。我越鑽研越發現，有許多證據支持和反對碳水化合物，以及有許多不同的碳水化合物飲食，有些飲食法將醣類一視同仁，有些則認為醣類有「好」有「壞」。這些資訊看似經過深入研究，而且背後有科學理論支持，但身為科學家的我到底該如何看待它們呢？

由於個人因素，我還是想了解碳水化合物如何影響運動，所以我決定把重點放在這個層面。例如，我讀過一篇研究報告（很久以前的報告，我已不記得來源），接受研究的人在跑步或做劇烈運動之前三十到六十分鐘吃棗子，而棗子內含可快速分解（或「簡單」）的碳水化合物。吃棗子的效果似乎毫無定論，因為有些人吃了棗子之後精力旺盛，有些人則感到疲憊，跑不到幾分鐘便精力耗盡，不得不停下來。我曾想過這個問題：既然吃同樣的食物，事後也做大致相等強度的活動，為何會有如此不同的反應？因為血糖崩潰（blood sugar crash）與低能量有關，所以我懷疑這是否可能因為血糖水平不同，身體才會對棗子有不同的反應。如果吃棗子會讓血糖稍微上升，確實可以提供劇烈活動時的能量。如果血糖值突然飆高，隨後急速下降，反而可能會導致疲憊。我根據經驗來思考這點。我吃了碳水化合物之後，有時精力旺盛，有時卻疲憊不堪。也許你發現自己也有類似的經驗——某些富含醣類的食物會給你帶來能量，但某高醣食物似乎會消耗你的體力？我越想越覺得，會讓我精力旺盛的食物並非全然富含碳水化合物。這些食物有時是蛋白質和／或脂肪含量比較高的食物，這真是有趣。

我決定進行一項實驗，把自己當作測試對象。我首先調整長跑之前吃的東西。我想要知道：如果我不吃醣類，改吃蛋白質和脂肪，這樣會有什麼結果。我聽到越來越多的「低醣運動員」說他們可以燃燒脂肪而非碳水化合物來獲取能量，而且這樣更有效率，所以我才做這個特別的實驗。雖然對他們說法抱持懷疑，但我很好奇，也想試試看。我想知道這樣調整飲食會如何影響我的食慾、體力與運動成績。我當時有點猶豫，因為我以前在運動之前都會大量補充碳水化合物，在比賽前一晚先吃三到四大碗的義大利麵，隔天早晨跑步前的三十到六十分鐘再吃棗子或能量棒（energy bar）。我跑了十五到三十分鐘之後，總是感到非常飢餓，而我認為那是因為我燃燒了體內所有可用的碳水化合物，所以得補充一下。我跑完之後，總是會吃更多富含碳水化合物的食物，以為自己在回應身體的需求。我一直認為這是必要的，所以我才能跑這麼遠。然而，萬一我（以及我認識的運動員、教練和專業健身人士）是錯的呢？

我挑了某一天晚上，不吃醣類食物，只吃一大盤沙拉，裡面有很多中東芝麻醬（tahini）、鱷梨和堅果等富含脂肪的食物。隔天早上，我不吃東西便去跑二十英里（約32公里）（此舉違背許多專業跑步教練的建議）。

令我吃驚的是，我改換這種飲食之後，竟然提升了體能與成績！我跑步時感覺體能跟以前採用「肝醣超補法」時一樣，甚至還可能更充沛。此外，我跑完步之後，不再飢餓難耐，簡直令我不敢置信。我推測我的身體必定燃燒了脂肪而非碳水化合物，而這鐵定是讓我精力充沛且不再飢餓的原因。

然後，我思考了人體是如何運作的。當我們吃碳水化合物時，會將某些能量以肝醣（glycogen）的形式儲存於肝臟，以便劇烈活動時使用。然而，我們只能儲存二千五百到三千大卡（kilocalorie，亦即我們常說的卡路里〔calorie〕）的肝醣。當我們跑二十英里時，很容易便消耗掉二千五百以上卡路里，所以我們若是燃燒肝醣，鐵定很快便耗盡存量。這樣就會疲勞，跑完步也會飢餓。

即使清瘦的人也有大約六萬大卡（卡路里）的脂肪來提供能量。這是大很多的能源庫；因此，如果要長期勞動，燃燒脂肪比燃燒碳水化合物更有效。如果我們消耗二千五百卡路里的脂肪，便只有消耗一小部分可用的儲備脂肪，便不會感覺（不需要）那麼迫切補充食物。

我認為這樣解釋很有道理。我一直尋求的答案，可能就是讓我的身體從燃燒肝醣轉變為燃燒脂肪。作為一名長跑運動員，我覺得自己已經找到答案了。我持續吃低醣食物，並且注意到我即使不運動，也有更多的精力。這是一個意想不到的收穫。我的體重也減輕了。最重要的是，我不斷提升運動成績，最後達成三小時內跑完馬拉松的目標：二〇一三年，我用了二小時五十八分便跑完巴黎馬拉松賽！二〇一七年，我參加維也納的馬拉松，不到三個小時又完賽。

我後續如此生活並參加競技比賽，期間遇到某些成績優異的運動員（還有我的朋友和同事），他們的飲食習慣跟我不同。雖然我一直倡導低醣飲食，某些人依舊推崇富含碳水化合物的飲食，而且似乎表現得不錯……令人驚訝的是，有些素食者運動前會大量補充碳水化合物，競賽成績依然極為突出。也許我的答案並非放諸四海皆準。或許只對我個人有效。或許不是人人這樣調整飲食，便能得到跟我一樣的效果。我或許找到了最佳的「伊蘭・西格爾飲食」，卻還沒找到人人適用的最佳飲食。根據我目前的觀察，我無法確定答案。

我開始更認真研究碳水化合物飲食。我以前認為，醣類是主要和最理想的能量來源（身體和大腦的最佳能量來源），但是否確實如此？此外，基於碳水化合物的飲食（即使是我一直認為最具營養價值的複合食物，比如燕麥片、義大利麵和全麥麵包）是否抑制了我的運動表現、能量水平、肌肉生長和大腦功能？

我不斷在思考：以複合碳水化合物飲食作為主要的能量來源對人體是有益的、不好不壞，還是有害的？然而，我一直查找到相互矛盾的研究，碳水化合物不可能既是好的，又是壞的。

難道，真有這種可能嗎？

我在想：「**為什麼有些人吃了高醣食物便精力旺盛，有些人吃同樣的食物卻增加體重或精神不濟？為什麼有些人吃了棗子會充滿活力，有些人吃完棗子卻無精打采？**」舉例來說，我認識一些吃素的人，他們只吃水果、蔬菜，以及豆類和糙米之類的植物性食品（plant food）。這些人主要吃富含碳水化合物的食物，這些食物蛋白質和脂肪的含量相對較低，有些人似乎很有活力，有些人聲稱治好了心臟病，有些人甚至身強體健。然而，有些素食者看起來並不健康，總是精神萎靡，臉色蒼白。

我也認識一些專吃「低醣」食物的人。他們不吃五穀或豆類，也幾乎不吃任何水果。他們吃綠色蔬菜、肉類、堅果和種子，也吃脂肪類食物，譬如橄欖油和椰子油，甚至豬油。在這些人之中，許多人是運動健將，不但耐力極佳，也非常清瘦。但是其他人則囤積了體脂肪，而且膽固醇過高，有礙健康。

怎麼會這樣？說不定有人撒謊，不老實說出吃了什麼：宣稱自己吃素，卻偷吃葷食；號稱愛好「舊石器時代減肥法」（Paleo diet，譯注：仿照古代飲食習慣，只吃蔬果瘦肉，不吃加工食品或甜食），卻暗地偷吃餅乾和烤土司。難道有些人因為個人體質，所以對自己的飲食反應不良。我認識的人應該不會說謊，刻意隱瞞他們的飲食內容。許多人聰明又有營養學知識，很會挑選富含醣類、蛋白質和／或脂肪的優質、高營養食物。

那麼，到底發生了什麼事？

我開始思索，或許問題不在於食物，而在於人。我從中找到一條全新的思路：

「不同的食物對不同的人有什麼影響？」

我原先只想找出吃怎樣的食物最能提升運動表現，這個問題雖然有趣，卻極為複雜。當我開始研究這個新問題時，考慮有哪些因素可能會影響一個人對食物的反應。例如：

- 身為一名科學家，主要研究人類基因體（human genome，人類的遺傳圖譜〔genetic map〕），因此我知道遺傳差異會影響某些人對食物的反應。例如，有些人沒有製造特定酵素的DNA（去氧核糖核酸）片段，所以無法消化牛奶之類的食物。或許，還有更多遺傳條件與消化食物有關，只是我們目前還不知道。人人各有飲食習慣，但有人健康，有人卻體弱，這種現象是基因造成的嗎？

- 我也一直閱讀關於人類微生物群系（microbiome）的研究文獻。這是個新興的科學領域，主要研究腸胃系統聚集的數千種細菌。我知道新的序列分析技術（sequencing technology）已經開闢了新的途徑，讓我們得以探索這些細菌如何影響消化和代謝（人體從食物提取能量的方式）。腸道聚集不同的微生物，是否也會影響人們對各種飲食（甚至個別食物）的反應。這個領域似乎很吸引人，也極具潛力，值得進一步研究。
- 生活方式呢？身體的活動量是否會影響人體對食物的反應？睡眠形式、壓力水平與心理參與（mental engagement）呢？已罹患的疾病、年齡、體重和身高或孩童時期的飲食也會產生影響嗎？

如果個人（而非食物）才是未知數，那麼某個人對某種食物會如何反應，這種問題就會太複雜而難以回答。我如何能知道該吃什麼才能成為更棒的馬拉松選手呢？我越回顧最初探索這類問題的個人理由，我就越感興趣，越想從科學角度去研究。

然而，我讀得越多，越發現這個問題沒有足夠的研究數據。我認為唯有數據驅動（data-driven）的方法才不會抱持偏見，才能回答我的問題。由於沒有人知道答案，我若想了解更多，就只能自行研究。我需要找出能夠衡量個人對食物反應的因素，包括個人的遺傳、個人的微生物群系、臨床參數（比如血液檢測、體重和年齡），以及生活方式等因素（比如運動、睡眠和壓力）。要考慮的因素太多。這種實驗可行嗎？

我有資訊科學的背景，認為應該使用機器學習（machine learning）和演算法來解決這個問題——基本上，這些領域需要大量數據，讓電腦從數據中找出模式和規則。這些演算法只要搭配大量的數據，便能找出人們難以察覺的模式，因為人無法接收和處理如此大量的訊息。電腦遠比人腦更能看出模式與找出規則，因此比人更會下西洋棋和圍棋。

我從未見過有人將數據驅動的方法用於營養學研究。然而，有何不可呢？營養學很複雜，牽涉許多變數。如果要歸納出模式，除了大數據和電腦演算法，還有什麼更好的方法？我認為這樣可能會將正確的數據置入正確的地方，從而確認哪些食物可以（或無法）讓人提升競技表現，以及改善健康和控制體重。我不知道使用這種方法會產生怎樣的訊息。當我遇到伊蘭．埃利納夫博士時，我早已渴望知道答案。

埃利納夫博士的故事

我跟同事西格爾博士不同，是從完全不同的角度接觸個人化營養學。就我記憶所及，我一直對複雜的機器構造很感興趣，小時候未經許可，便曾拆開祖父的電晶體收音機，也拆開過父母的電唱機，看到了許多色彩鮮豔且奇形怪狀的金屬元件，而這些元件又與電線交纏在一起。我看到人類創造的複雜事物，感到驚喜和高興。我拆除許多電器之後，也曾試圖把它們裝回去，當然還是留下了一些不知該裝在哪裡的零件。

然而，我猜想，沒有任何機器足以比擬神祕的人體。我小時候把人體想成一部最複雜的機器，內含無數隱藏元件，眼睛看不見，卻能輕易察覺，譬如：我的心跳，還有我感冒時肺部發出呼哧聲，甚至是從我大腦和神經系統湧現的感覺、夢想和知覺。我當然無法把身體當作機器來拆開（至少讀醫學院之前無法辦到），但我所思所想的，全都是人體。我後來發現祖父母收藏了一本舊人類百科全書時，簡直如獲至寶，花了好幾個小時翻閱，注視著許多不同形狀和顏色的器官、血管和結構，讚嘆這些完美結合在一起的器官元件。人體比我想的更複雜，我懷疑自己能否真正理解它。

後來，我熱衷於鑽研生物學，旁人和我對這點壓根都不意外。我在潛水艇（一種迷人的機器）服役四年之後，便就讀於耶路撒冷希伯來大學（Hebrew University of Jerusalem）的醫學院，總算可以去尋找答案，解答自己多年來對人體功能及其複雜祕密的問題。我勤於向學，熱切鑽研總算能在解剖課親眼看見的數千項人體解剖細節，也努力學習從組織學課堂中透過光學顯微鏡看到的無數細胞結構，以及熟記病理學課程上提到的大量古怪醫學術語。人體機器逐漸在我的眼前顯露出來。

然而，我學得越多，越看不清楚全貌。我越深入探索複雜的人體構造，對它的功能越是模糊不清。我得到越多答案，心生的問題就越多。我覺得我鐵定遺漏了什麼。只要拆開電唱機，必能完全理解它如何運作。然而，為什麼人體如此難以捉摸？

我最喜歡的課程是微生物學。微生物學和傳染病學教授向我揭露一個充滿隱藏敵人的世界。你看不到病毒或細菌，但它們有時在幾天之內便可擊垮一個人。我逐漸看到一個活生生的微小世界，那裡的生物形狀怪異且名稱古怪，肉眼也瞧不見，被分類成各種家族與群體，包括細菌、病毒、真菌和古細菌（archaea，沒有細胞核的微生物）。這是下一個層級的解剖！一個令人興奮的世界——帶有敵意、足以致命和晦澀隱匿。

我的老師就像騎兵，在這場看不見的戰爭中對抗人類的終極敵人，教導我們醫學院學生如何運用先進的抗生素來對付我們的敵人，無論這些敵人是否已發展出抵抗力，或者變得比以往更加強大和致命。

然後，我進入臨床實習階段，實際運用過去長期學習、記憶和練習的醫術。當我擔任內科實習醫生和住院醫生以及胃腸病學研究員時，我度過了一段艱苦歲月，得到了一個啟示：比人體祕密更複雜的，乃是體內對抗功能異常的各種原理。

在這段期間，我看到最嚴重的人類疾病。最棘手的是一組統稱為「代謝症候群」（metabolic syndrome）的疾病，包括嚴重肥胖、成年發病的糖尿病（adult-onset diabetes）、高脂血症（hyperlipidemia）、脂肪肝（fatty liver），以及這些情況導致的許多併發症。我治療過糖尿病導致的截肢和失明、腎功能衰竭，以及處理相關的日常血液透析（hemodialysis）、心臟病、心臟衰竭、中風和猝死。絕大多數在我內科就診的患者都有這種常見的症候群，而與其併隨的疾病往往讓他們非常衰弱，有時甚至導致死亡。我幾乎每天都得施行救命的心肺復甦術（cardiopulmonary resuscitation）。如果我沒有親眼目睹，我根本無法想像人體的疾病竟然可以如此嚴重。這些人發生了什麼事？

然而，令我驚訝和不安的是，我們治療那些顯然痛苦不堪的患者時，只會專心處理他們的許多併發症，沒有採取任何措施來治療他們罹患的主要疾病。我的同事和我越來越沮喪，因為我們無力對抗不勝枚舉的流行病，以及處理它們造成的恐怖後果。我們只是事後拿拖把清理混亂的災區，而不是思考如何預防災難發生。

儘管我多年來潛心研究，我依然無法幫助我的病人。我非常挫折，於是決定改變研究方向。如果我想幫助人們，不讓他們陷入最嚴重的健康功能異常，我必須更深入探究人類生物學（human biology），非得跳脫學醫和行醫。我已經非常資深，仍然決定就讀魏茨曼科學研究學院的碩士班。這個學院是以色列最頂尖的研究機構，也是蜚聲國際的基礎科學研究中心。我要重新開始。

澤利革・艾沙爾（Zelig Eshhar）教授是世界著名的科學家，也發明了一種很有前景的新癌症免疫療法（immunotherapy）。在他統領的實驗室，大家已經不用「病人照護」（patient care）、「流體圖」（fluid chart）和「用藥劑量」（medication dose）之類的術語，早已改說新的術語，譬如：DNA、「表觀遺傳性學／後生學」（epigenetics）、「細胞介素」（cytokines）和「化學激活素／趨化介素」（chemokines）。我被這個新世界吸引和迷惑，但我看到許多我當醫生時認為的「不治之症」竟然可能治癒時，感到興奮不已。我在這裡面對的不是病患，而是試管、顯微鏡和動物模式（animal model）。我逐漸學會將我的臨床導向醫學思維與基礎科學家對機械的深刻好奇和求知動力相互結合。我越來越有信心，相信我的「工具箱」正不斷擴充，而我也達到一個新的專業水準。

我決定深入研究科學，於是前往耶魯大學，在理查．弗來沃（Richard Flavell）教授的實驗室進行博士後研究。弗來沃教授是全球頂尖的免疫學家和細胞生物學家。我在那裡接觸到科學和醫學的嶄新變革，於是投身其中，花了數年努力鑽研，亦即「研究微生物」。

就在此時，我開始想到自己未來可能對科學和醫學做出何種貢獻。我身為獨立的研究人員，應該研究什麼樣的問題和主題？多年以來，我的老師、同事和我一直認為，肉眼看不見微生物，但它們是人類健康的終極敵人，也是造成多數疾病的原因，甚至是與人體生理學（human physiology）無關的廢物。我逐漸知道體內的微生物會牽涉更廣的範圍。這是令人興奮的科學和醫學新領域，而我在最前線開拓這個領域。有了各種曾經被視為科幻小說的新科技，我們使得以深入探究人體內數以兆計的微生物本質。

我對傑弗里・戈登（Jeffrey Gordon）和羅布・奈特（Rob Knight）等先驅的研究很感興趣，他們研發了許多方法，將如今稱為「微生物群系」（microbiome）的微生物世界與人體的各種特徵相互連結。我開始了解，微生物可以大幅度促進健康，包括預防或治療疾病。據我所知，微生物群系在消化食物和提取營養素上不可或缺，也是人體免疫系統的重要成分，更影響了許多其他的生物系統（biological system）。人體極為複雜，超乎想像。當我發現人體內有完整的微生物世界時，我決定鑽研這個世界，把它當作使命，藉此為科學界做出貢獻。我將探索這個新發現的小宇宙，尋求答案來解決最常見和最嚴重的疾病。

最後，我該去建立自己的研究小組了。我很幸運，能夠從先前攻讀碩士的魏茨曼科學研究學院獲得獨立研究職位。時候到了，該回家了。我在研究學院成立了以色列第一個致力於研究微生物群系的實驗室，也建立這個跨領域研究急需的獨特基礎結構，同時招募了一批來自全球的學生和博士後研究生。他們勤奮努力，而且聰明有遠見，與我攜手合作，從事足以影響我自己和我未來幾年職業生涯的研究。我們的目標：了解人體微生物的相互作用如何影響健康與造成疾病。

我返回魏茨曼科學研究學院之前，某天冒著雨前往曼哈頓向友人辭行，不料透過電話聊天時，竟遇到了一個改變人生的際遇。我的朋友伊蘭・霍恩斯坦（Eran Hornstein）教授是魏茨曼的分子生物學家，他提議我去接觸未來的同事伊蘭・西格爾教授，而西格爾教授也在魏茨曼任職，是一位數學家和計算生物學家（computational biologist）。霍恩斯坦教授說道：「相信我，這個大人物跟你有非常相似的興趣。」我相信朋友的直覺，便打電話給西格爾教授，討論我們共同的興趣、問題，以及我返回以色列之後我們能一起進行的計畫。

我的朋友說得沒錯，我和西格爾教授聊的越多，越發現我們有更多的共同點。雖然我們有非常不同的個性，但在專業知識、生活經驗和解決問題上，我們卻是相輔相成的。我們會從不同角度看待研究的問題，也會運用不同技術與抱持不同觀點，但我們都對同樣的問題感興趣：人體營養、環境暴露、遺傳和免疫功能如何影響體內的微生物群系；此外，人與體內微生物的溝通非常神祕且至關重要，但我們知之甚少，而這種溝通到底會如何影響我們的健康與造成疾病。那天，紐約下著濛濛細雨，西格爾教授和我成了研究夥伴。

我們的研究不斷演進

西格爾和我對於營養和新陳代謝都有濃厚的興趣，而且我們的知識領域相輔相成，所以我們（幾乎從第一次會議）便構思了大規模的個人化營養學研究。我們相信，應該根據每個人的獨特體質（包括微生物群系和遺傳）來推展個人化營養學，但我們不知道如何進行。我們打算規劃一項大規模的個人營養學研究，牽涉範圍廣泛，要涵蓋與控制許多變數，以便探索為什麼不同的人會對同一種食物有不同的反應。我們知道設計這種研究很複雜，因為良好的營養學研究都是如此。我們花了許多時間研究細節：該問什麼問題？該考慮哪些健康的衡量標準？我們想測量一項重要的結果：顯然必須測量節食後減輕的體重。然而，我們發現，如果研究只專注於減重，將其當作評估個人化營養學效果的主要目標，就會產生一些問題：

一、體重需要好幾週和好幾個月才會改變。

二、體重是單一的衡量標準，可能會忽略其他重要的食物反應評估。

三、除了會受到節食規定的食物所影響，體重還會受到其他因素所影響，譬如飲食配合度（dietary compliance）、運動程度和壓力水平。

如果你在節食，很難確認你為什麼可以順利減重或沒有減重：是因為在飲食中添加了某些食物，或者排除了特定食物，還是改變了生活方式，甚至是這些因素共同發揮了影響？哪些因素促成了體重減輕？哪些是外部因素，或許沒有必要將它們納入飲食或從飲食中排除？我們是科學家，喜歡設計研究，以便隔離某個變數對感興趣結果造成的影響。我們需要與消耗的食物更直接相關的東西，要有更直接且可量化的可測量反應。我們想要一個與減重相關的度量指標，而它也要跟代謝（牽涉飲食）疾病有關，必須能在一個大型研究小組中輕鬆準確地測量這個度量指標。這些參數讓我們考慮血糖水平，說得更準確，應該是考慮餐後的血糖水平。我們稱之為用餐葡萄糖反應（meal glucose response）或餐後葡萄糖反應（postprandial glucose response）；如果不用術語，應該叫餐後血糖反應（postmeal blood sugar response）。

我們喜歡測量餐後血糖，因為餐後血糖飆高會讓人增加體重和感到飢餓。我們用餐之後，身體會消化食物的碳水化合物，將它們分解成單醣，並將其釋放到血液中。從那時起，透過胰島素（insulin）的幫助，葡萄糖（glucose，譯注：葡萄糖是最重要的單糖，血糖就是血液中的葡萄糖）會被細胞吸收和進入肝臟，在肝臟中被合成肝醣（glycogen）來當作儲備能量。然而，胰島素也會告訴細胞將多餘的葡萄糖轉化為脂肪並儲存起來。這些額外儲存的葡萄糖就是讓體重增加的主要原因。此外，如果過多的葡萄糖從食物流入血液，可能會讓身體分泌過多的胰島素；這樣一來，葡萄糖的水平便會過低，甚至低於吃東西前的水平。如此一來，即使我們已經吃了足夠（或過多）的食物來滿足我們

比較體重和餐後血糖水平，以此度量促進健康的營養素

體重	餐後血糖水平
無法完善測量改變飲食的效果。除了飲食，其他因素也會影響效果（例如：飲食配合度、運動程度和壓力水平）	直接測量每餐的效果
改變飲食之後好幾週或好幾個月才測量	對體重管理很重要的每一餐後二到三小時進行測量
改變飲食之後好幾週或好幾個月才得到一次測量結果	一個星期內可獲得五十次測量結果
多種疾病的風險因素（例如：糖尿病、心血管疾病和癌症）	多種疾病的風險因素（例如：糖尿病、心血管疾病和癌症）
	對體重管理很重要

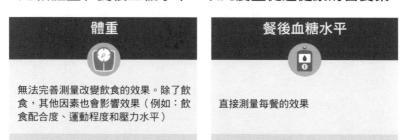

的能量需求，我們還是會感到飢餓，想要吃更多東西。

我們也知道餐後血糖急劇上升是造成糖尿病、肥胖、心血管疾病和其他代謝異常（疾病）的危險因素。有人曾花了三十多年去追蹤兩千人的情況，最近提出一項研究結果（還有許多類似的研究），指出有較劇烈血糖反應的人，整體的死亡率會更高。[1]

最後（這點很重要），近來技術日益進展，我們已經能夠連續測量一個星期的血糖水平。由於普通人每週大約吃五十餐，有了這項技術，我們便能在一週內測量五十次用餐血糖反應。這將可直接衡量每餐的效果，而不是跟常見的做法一樣，只是給某人測量一次血糖（例如，禁食一夜之後，隔天早晨測量血糖），便當作這個人的整體飲食結果。（請注意，這項技術無法廣泛運用，也並非人人負擔得起，但是在本書的計畫中，我們將告訴你如何測試自己的餐後血糖，不必使用連續血糖監測儀〔continuous glucose monitor〕。）

我們當然知道，除了血糖水平，還有許多因素會影響體重和健康，但我們也知道，血糖水平是個重要的因素，用它作為衡量食物反應度量指標應該不錯，也能提供不少訊息。

一旦我們找到可用的度量指標，就必須處理許多細微卻重要的環節，而且要花幾年的時間去建構基礎結構。我們很幸運，有傑出的博士生和研究人員來進行研究。我們還請人做後勤工作，包括邀請人們參與研究、與他們會面以及抽血。我們向他們解釋如何使用我們的應用程式、記錄他們的飲食，並且從他們收集樣本。我們也聘請程式設計師編寫手機軟體，讓受測對象記錄他們的飲食。

我們還需要找到願意參與研究的對象。我們私下向朋友提到這項計畫，許多人很感興趣，想知道結果如何。有些人卻心存懷疑，但有興趣的人多於懷疑的人。魏茨曼科學研究學院對我們的計畫也很感興趣，所以我們舉辦了一次研討會來解釋研究內容，並且說明目標和動機。我們向學院的研究人員廣發郵件，希望至少有人會出席研討會。會場有三百個座位，沒想到大家搶著註冊，讓我們不得不停止註冊。研討會結束之後，約有一百人透過我們的網站註冊參與研究。有了這些人的參與，我們雖不打廣告，卻能讓我們的研究迅速傳遍各地。我們發出了註冊邀請，立即便募集到一千人，因為許人早已告訴朋友和家人。在整個研究過程中，人們持續透過網站註冊，直到研究結束時，有五千人註冊並表達有興趣參與研究。

對臨床試驗來說，這種熱烈的反應很不尋常。進行臨床試驗通常得拼命招募參與者，並且必須付錢當作誘因。按照本計畫的設計，我們不想付錢，因為我們不想靠錢來鼓勵民眾參與。老實說，我們看到人們熱切回應時非常驚訝：我們發現，民眾非常渴望了解自己。我們研究的本質需要進行許多實驗測試和測量，參與者非常想了解自己身體和健康上的隱藏層面。我們很高興這麼多人熱心參與，而他們確實想了解內情。

本書後頭會說明我們如何建立研究、解釋我們得到的結果類型，以及講解我們的應用程式可以如何幫助你，所以我們現在先略過不談。研究完成後，我們寫了一篇論文，在《細胞》（Cell）（最負盛名的科學期刊之一）發表。該期刊隨即舉辦一場網路新聞發布會，邀請記者參加。《細胞》的編輯認為，人們不會對這項研究非常感興趣。雖然我們先前的研究得到過廣泛的國際報導，我們卻無從得知大家會如何回應這篇論文。

這篇論文向國際發表之後，不到幾個小時，報導這項研究的網路與刊印文獻紛紛出籠。在一天之內，世界各地發表了一百多篇報導與討論我們研究結果的文章。英國國家廣播電台（BBC）的工作人員還到以色列來拍攝一個星期的影片。我們讓記者和一名工作人員跟其他參與者一樣，接受相同的測試，然後根據測試結果，向他們提供個人化的飲食建議。BBC記者聽到我們的建議時非常驚訝，但是當她遵循個人化建議之後，體重明顯減輕，那時她更是吃驚。這些結果在英國的黃金時段播出。截至撰寫本文為止，已有一千多篇相關文章在全球主要媒體上發表，包括美國有線電視新聞網（CNN）、《時代雜誌》、《紐約時報》、《富比士》雜誌、美國哥倫比亞廣播公司新聞網（CBS News）、《大西洋月刊》（The Atlantic），以及英國《獨立報》（The Independent）。此外，最負盛名的科學期刊，包括《科學》（Science）、《自然》（Nature）和《細胞》，也曾報導我們的研究。

全球各大媒體如此大幅報導並非僥倖。我們已經首度向大眾明確證明，每個人會對同樣的食物有不同的反應，人們才會熱烈回應。具體而言，我們已經指出，某些食物會讓一些人健康，卻會破壞其他人的身體和代謝。我們透過研究能夠：

一、明確指出人們如何單獨對同一種食物作出反應；

二、發展一種演算法，能夠根據任何人的微生物群系和血液測試，準確預測不同個體對特定食物的個人反應，甚至能在人試吃這些食物之前，便能精準預測；

三、使用我們的演算法替人們（許多人是糖尿病前期的患者）提供個人化飲食。

飲食會因人而異。這些人只要遵守飲食，通常可以讓血糖水平恢復正常。

這改變了我們先前的營養知識。我們的發現影響深遠廣泛，提供強而有力的證據，表明普通的飲食建議效果總是有限，因為它只考慮食物，不考慮食用者。

我們認為這開啟了科學的新領域，因此需要有新的營養典範——專注於「個人化」營養，針對個人而非大眾來量身制定。如今首度有大量且嚴謹的研究支持這種概念。它不再是一個理論，或者已經查覺卻無法證明的構想。這點非常重要，因為這種概念總算可以納入主流的營養實踐和策略。

這是營養科學的新領域，我們想讓你了解它。

我們的研究對你有何意義？

我們當然對科學研究感到振奮，畢竟我們是科學家。一想到我們的研究可能會影響營養科學和公共政策，我們就興奮莫名。然而，這和你有什麼關係呢？

《血糖瘦身飲食解密》要告訴你如何運用我們的研究來促進健康。我們透過研究，告訴你目前的飲食指南、節食書籍與訊息到底錯在哪裡，而且為什麼是錯的。我們也會指出，你為何無法依靠那些資訊來強健體魄與節食減重。我們會說明那些建議背後的科學為何不能提供有用的資訊，以及為什麼「不可能」有最適合每個人的飲食或指導方針。我們會讓你訂定計畫，讓你明確知道該吃什麼，同時知道你吃了哪些食物便難以減重或保持健康。你可以將得到的訊息搭配你目前採納的飲食理念。無論你是葷素不拘，或者採納舊石器時代減肥法、低醣飲食或低脂肪飲食，甚至吃素，你都可以運用這些資訊來將你的計畫個人化，把它調整到完全適合於你。你該吃怎樣的碳水化合物？不該碰哪些碳水化合物？你很快便會知道答案，如同我們落實自己的計畫後就知道答案。例如，西格爾博士自我測試之後，發現可以靠低醣飲食來促進健康，知道某些碳水化合物（包括冰淇淋）對他有好處，而他可以將這些納入飲食，既不會增加體重，也不會影響運動成績。埃利納夫博士不可以吃麵包，但是可以大量吃壽司而不必擔心血糖飆高。你可以放心大膽去吃冰淇淋嗎？不吃香蕉對你會比較好嗎？你依然能夠吃塗奶油的麵包以及喝茶嗎？你很快就會知道答案。

我們相信《血糖瘦身飲食解密》提供了一種思考、評估和從食物獲益的新方法，同時為瘦身和健康飲食提供了一套新工具。各種食物不再只能分為「好的」或「不好的」——你喜歡的牛角麵包與咖啡或許對你來說是最棒的早餐，但是你吃的糙米與炒青菜可能會讓你身體虛弱。肥膩的牛排可能對你很好，但沙拉中的番茄可能對你不好。當你發現哪些食物該吃以及哪些食物不該吃的時候，你可能會感到非常訝異。你終於會明白，為什麼某些特殊的飲食對你認識的人有效，但是對你卻完全無效。你或許也會感到寬慰，因為你減肥失敗，不是你的錯，而是你遵循誤導人的資訊。

《血糖瘦身飲食解密》是「垂手可得的科學」，提供一種讓人思考營養建議的新方法，同時提供實用工具，讓你可以決定該如何做，開始為自己訂定一項獨特的個人化飲食計畫，最終得以恢復健康，並且讓體重恢復正常。

你可以從本書學到：

- **已開發國家目前面臨健康危機，其背後隱藏的理由**。我們會告訴你正在發生的事情，向你證明這些事情「正在」發生，同時說明它們如何影響你和你的家人。
- **為什麼你以前的觀念是錯誤的**。營養和健康飲食的普遍觀念大都沒有科學基礎，也會危害許多人。我們將解釋這是怎麼一回事，並且指出常見的錯誤觀念。

- **你的微生物群系究竟有何重要**。這是個大問題。我們將詳細解釋這個體內的生態系統究竟是什麼，同時說明為什麼它對你的健康和體重如此重要。
- **血糖如何運作**。你的血糖和胰島素構成複雜的系統，會對你吃的每種食物以及你的運動和壓力等生活方式作出反應。這個系統負責維持穩定的血糖水平，對於減肥和代謝健康非常重要。我們會解釋血糖如何運作，告訴你為什麼忽視它會導致慢性疾病，以及如何利用它來促進健康。
- **如何個人化你的飲食**。學習如何使用從藥房或網路購買的簡單血液測試套件來直接測量血糖，以確定你對喜歡食物的個人反應。你將可運用一個追蹤系統並利用我們免費的手機軟體來協助分析結果，從中明確了解對你好或不好的食物會如何影響你。
- **如何改變飲食和生活方式來操控血糖水平**。一旦你知道你對某些食物有哪些反應，便能夠遵照我們的建議來調整飲食和生活方式，進而改變你的血糖反應。想要再度享用麵包其實很簡單，只要在不同時段吃麵包、吃少一點麵包，或者吃麵包時抹奶油。

• **如何制定個人化飲食**。只要你根據血糖測試揭露的所有資訊和本書內容，便可能制定一項針對個人體質、偏好和生活方式的獨特營養策略。這不是節食，因為你不必計算卡路里，也不會感覺自己非得忌口。這是根據你個人對食物的反應，乃是一種合理的飲食法。一切都圍繞著你來發展。能夠拋棄過去的節食觀念，真是一種解脫。你現在可以找到屬於自己的方式，從中恢復理想的體重以及獲得健康。你有了真正的自由！

個人化營養學是個新領域，令人感到振奮，但是還有很多東西需要學習。我們還沒有獲得所有的答案（我們才開始探索這個新領域），但這是減肥瘦身和改善健康的未來趨勢。最新的營養學研究著重於個人化飲食，只要能接受這個新概念，便能率先對如何飲食有全新的認識。

我們是科學家，你絕對可以放心，本書內容是基於堅實的科學基礎，而不是根據軟科學（soft science）與不扎實的科學，乃是建立在有合理營養概念的扎實研究。本書不同於你讀過的節食書籍，我們不會提出沒有證據支持的理論。如果我們沒有研究過或者獲得足夠的資訊，我們不會胡亂猜測答案。我們感興趣的是從科學角度看待個人化營養學。我們會從科學角度驗證理論，提出未來的飲食觀念。你不必再遵守任何規則，只要根據我們的說明收集數據，然後以此制訂你要遵守的規則。

讓我們回頭探討最初的問題：「什麼飲食對人最好？」這個問題已不再重要。值得回答的問題是：「什麼飲食對你個人最好？」你只要了解自己的身體如何回應食物，必能知道如何調整飲食才能讓你更有活力和更為健康，同時降低生病的風險和減輕體重，而這一切最終都會比你以前想的更為容易。

第 1 部分

二十一世紀流行病與個人化營養方案

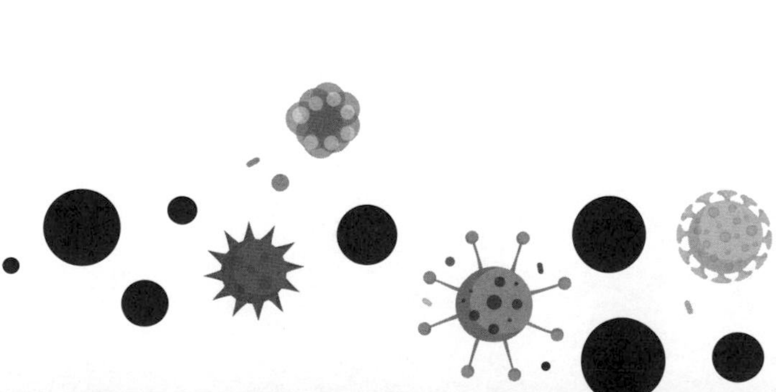

Chapter

01 麵包的故事

你如何決定每天該吃什麼？你也許會想很多，或者根本懶得想，但你喜歡某種食物，應該是有理由的，也許是口味偏好。你喜歡胡蘿蔔，但不喜歡青花菜；你喜歡燕麥片，卻覺得炒蛋很噁心；你愛吃巧克力餅乾，但餅乾只要有核桃，你就不想吃。或者，你是為了健康而決定吃什麼。你試著遵照普通的飲食指南，多吃水果和蔬菜，選擇瘦肉，不吃肥肉，挑選全穀，不碰精穀。你也許遵循具體的飲食計畫，因為你想減重或恢復自信，或者你認為透過飲食計畫便可改善慢性疾病。也許你吃素食、遵循舊石器時代減肥法、採納低脂肪或低醣飲食。

多數人可能不僅根據口味偏好來選擇食物。我們擔心超重、注重健康、考慮體能，或者重視運動成績。75%的美國人認為自己「吃得很健康」[1]。你可能跟這些人一樣，但你的飲食是否真的有益健康？你可能遵循專門設計來治療慢性疾病或與你的飲食理念相符的飲食，但這是對你最好的飲食嗎？如果我們告訴你，健康的飲食可能不是你想的那樣健康，你會做何感想？

你不可能百分之百確定自己挑選的食物鐵定會影響你的體重。你的飲食會改善你的體力嗎？你的飲食會提升你的抵抗力嗎？你的飲食會讓你比較不會罹患與飲食有關的疾病嗎？你可能這麼認為，但你怎麼知道你吃的東西有這些效果？如果你無法靠飲食來促進健康，可能會對整個系統失去信心。

我們研究營養，聽過很多人對他們試過的飲食感到失望。他們認為吃什麼都沒用，或者他們進行飲食計畫時無法持之以恆，甚至懷疑任何宣稱可促進健康的飲食。如果你也這樣想，你應該會對我們最近的研究結果感興趣。我們會指出你應該（或者可以）吃什麼。

我們的研究前所未見且令人吃驚。驅使我們進行研究的，就是飲食會如何影響健康的問題。在我們告訴各位研究結果之前，先聊點別的東西。我們來談談麵包。

麵包的過去和現在

你可能每天都要吃麵包，或者每週至少吃好幾次。你會吃麵包，也許因為你喜歡吃，或者你認為吃麵包有益健康。你可能認為吃麵包不好，但依然照吃不誤。或許你根本不能吃麵包，卻希望可以常吃。麵包是不是過時了？它會捲土重來嗎？無論你怎麼看待麵包這種「主食」（staff of life），真正的問題是：麵包「對你」是好還是壞？還有，你是否確實知道這個問題的答案？

麵包可能是地球上最重要的食物。你拋棄麵包之前，先想想一件事：一萬年以來，人類不斷碾碎穀物，把它烘烤成麵包。如今，全球數十億的人每天經常吃某種類型的麵包（例如：條狀麵包、乾薄鬆餅、皮塔餅〔pita，譯注：一種扁圓形餅〕與貝果〔硬麵包圈〕）。[2]麵包大約占人類消耗卡路里的10%。[3]在中東等地，吃麵包（通常是便宜的皮塔餅）可以提供一個人卡路里攝取量的30%！無論你怎麼看待麵包（愛它、恨它，或者認為它很好或不好），你不能否認麵包很普遍且影響廣泛。

小麥是最常用來做麵包的穀物。某些廣受歡迎的健康書籍最近一直詆毀小麥，然而，在新石器農業革命中（譯注：一萬年前左右出現的社會模式改變現象，當時人類從漁獵社會轉型為農耕社會），種植小麥是一項關鍵的事件[4]，而且小麥是全世界種植最多的穀物。美國每年大約生產七點五億公噸（metric ton）的小麥。

無論你對麵包有什麼看法或對它有何了解，一萬年前或一百年前製作的麵包（如同很多人宣稱的）確實跟現今的麵包差異很大。這些差異非常容易辨別：

一、數個世紀以來，小麥透過雜交，提升了適應氣候與抵抗病蟲害的能力，逐漸成為適於栽種的作物。然而，小麥改變之後，影響了我們目前用小麥製成的食品，其中最常見的就是麵包。此外，現代麵包逐漸增加麩質（gluten，或譯麵筋）與澱粉（starch）含量，這樣做的目的，是因為可以更簡便製作麵包。

二、目前種植多數小麥時會施用化學肥料和噴灑殺蟲劑，這點跟過去不同。

三、以前的人會磨碎小麥和其他穀物，以保留大部分的麩皮（bran）和所有的胚芽，所以麵粉含有比較豐富的營養素，包括纖維、維生素B、鐵、鎂和鋅[6]。現在烘製麵包時，經常會使用營養素較少的高度精製麥粉。

四、如今用來發酵麵包的技術與以前完全不同。大多數麵包現在都是用麵包酵母（baker's yeast）使麵糰膨脹，大約一百五十年前才開始採用這種做法。[7]比起傳統方法，現今的方法可讓麵糰更快膨脹成麵包。以前的人使用天然發酵的培養物，內含野生酵母（wild yeast，存在空氣和環境之中，不是裝在袋子裡），連同乳酸菌（lactic acid bacteria）和醋酸菌（acetic acid bacteria）。[8]這樣便能依靠環境烘製出獨特的麵包，使其內含現代麵包缺乏的有益細菌。自然發酵的酵母麵包（sourdough bread）是我們如今能烘製出最接近古早麵包的食物。某些研究指出，吃酵母麵包，身體會更容易吸收礦物質[9]。這點很有趣，因為其他研究也指出，吃現代的麵包會降低吸收礦物質的能力。[10]

人們看到這些差異，難怪會認為古代麵包更有益於健康，因為它含有較多富含維生素的全麥和天然發酵的膨鬆劑（leavening agent）。大家還認為，便宜的麵包是由工業精製的白麵粉製作以及用麵包酵母發酵，與手工生產的全麥酵母麵包相比，營養成分較低。

更有人認為，任何麵包或穀物製成的產品（特別是穀物中含有一種常見且臭名昭張的蛋白質，這種蛋白質稱為「麩質」，存在於小麥、黑麥和大麥）都有害健康。

然而，討厭麵包的人大聲疾呼也沒用。即使麵包品質下降，飲食風潮也想將它拉下馬，麵包仍然非常普遍和流行。許多人即使認為麵包不好，還是繼續吃麵包。他們喜歡吃麵包，吃的時候有罪惡感卻非常開心。有些人說，沙拉更有益健康，但他們更喜歡吃三明治；或者，他們認為雞蛋、水果或培根營養比較豐富，但總是愛吃烤麵包當早餐。某些喜歡麵包的人指出，麵包要有益健康，應該由全麥或無麩質穀物製成，或者它必須是天然發酵的。

那麼，誰講得對？什麼是真的？某些麵包會比別種麵包更好嗎？或者，就算世界各地的人都愛麵包，我們也應該拋棄這種食物？

我們身為科學家，經常會考慮這種問題，同時思考如何設計實驗來找出答案。我們研究了許多營養方面的問題，本書將會一五一十告訴各位。我們最感興趣的是麵包，因此想要知道：

一、普通人吃麵包時會發生什麼情況？

二、吃工業生產的白麵包會發生什麼情況？如果吃數量相同的手工全麥酵母麵包，又會發生什麼情況？

三、麵包是健康的食物？還是麵包含有許多碳水化合物，會讓血糖上升，有可能導致肥胖和糖尿病，因此是不好的食物？

這個實驗的第一步是檢視目前公布的研究結果。我們發現，有人針對這些關於麵包的問題進行過研究，其結果毀譽參半。

我們對麵包的了解

目前有一些關於麵包的研究，提出了有趣的結論。有些研究指出，吃麵包可以降低任何因素導致的死亡風險。[11]這種說法似乎很大膽：多吃麵包便能活得更久！然而，這只是一項研究，有待進一步證實。

其他針對麵包的研究指出，吃麵包可以促進健康，預防各種疾病，包括：

- 癌症[12]
- 心血管疾病[13]
- 第二型糖尿病[14]
- 代謝症候群[15]

吃麵包也能改善：

- 血糖控制[16]
- 膽固醇水平[17]
- 血壓[18]
- 發炎（炎症）[19]
- 肝功能[20]

先別急著衝到廚房去烤麵包，或者叫餐廳侍者拿回你剛撤走的麵包籃。我們先來仔細檢視這些訊息。這些研究質量參差不齊，嚴謹程度也不一。此外，某些研究顯示，吃麵包對臨床健康標誌影響不大（如果有影響的話）[21][22][23][24][25]；有好幾項大規模試驗指出，吃麵包對疾病標誌（disease marker）沒有明顯的助益效果。[26][27][28][29][30]

那麼，哪種說法才對？吃麵包是好是壞？我們轉而注意麵包對微生物群系（腸道細菌）的影響，因為我們知道微生物群系的狀態足以影響健康。我們對這個特殊領域頗感興趣（第五章會詳細討論微生物群系），想知道這類研究提出了什麼結論。目前沒有太多的研究可供參考，但是有一項研究指出：乳化劑（emulsifier）可讓現代工業生產的麵包保持柔軟與新鮮，結果它會改變老鼠體內的腸道微生物群系，導致發炎和肥胖。[31]然而，這只是一項拿老鼠進行的研究，很難據此便認定麵包不好。我們認為，值得進一步研究這個領域。

我們還發現針對酵母麵包的具體研究。這項研究指出，酵母麵包不但可促進礦物質的吸收，也能夠幫助人體更順暢代謝葡萄糖。[32]但總體而言，關於酵母麵包的資訊並不多[33]。即使有更多的資訊，我們也該懷疑，因為天然發酵的麵包差異很大，其品質取決於烘焙環境中獨特的細菌和真菌。要界定出哪些酵母麵包能有好或壞的效果非常困難。不過，相關的研究確實不多。酵母麵包既普遍又受歡迎，我們怎麼會這麼不了解它呢？我們似乎得邀請更多人來研究這個領域，所以我們與同事阿夫拉罕·利維（Avraham Levy）教授合作，進行了一些實驗。阿夫拉罕教授是魏茨曼科學研究學院的小麥專家，而且非常熱愛麵包。我們請他提供相關知識，讓我們更了解麵包及其對健康的影響。

麵包對人體有什麼作用

我們完成測試之後，獲得許多可供分析的數據。我們先檢視麵包（不管何種類型）通常會如何影響受測者的血液測試結果和微生物群系。

下圖顯示微生物群系的結果。每個群集代表一個人的微生物群系：每個人都有獨特的微生物群系組成，所以群集會分散於圖表各處。本圖指出，某個人的腸道細菌會與其他人的腸道細菌完全不同。在每個群集之中，每條線代表每個人的微生物群系如何改變。如你所見，沒有固定的變化模式。每個人的獨特微生物群系都以獨特方式反應吃下肚的麵包。某些人有類似的反應，但沒有人的反應完全相同。此外，每個人的微生物群系確實會改變，而且可以測量，但改變幅度不足以影響整體微生物群系的趨勢。換句話說，麵包會影響微生物，但不會讓微生物改變太多。吃麵包會改變你的腸道細菌，但不會改到跟別人一樣——你會保留個人微生物群系的「特徵」（signature）。

我們根據長期吃麵包的人收集到的數據發現了一種模式：在一週之後，受測者的微生物群系便朝著長期吃大量麵包的人的微生物群系發展。這點表示，短期飲食改變

二十位受測者的腸道微生物群系組成示意圖

縱軸與橫軸都是無單位和任意定義。微生物群系由數百種細菌組成，本圖只是利用數學的兩個軸來表示極為複雜的微生物菌相。

每個橢圓顯示在麵包研究中每位受測者的四個樣本（四個點）：在吃一號麵包之前和之後以及吃二號麵包之前和之後。請注意，每個橢圓的所有點（即每位受測者的所有樣本）會群集，表示在整個研究和麵包飲食介入過程中，受測者通常會維持獨特的微生物群系。

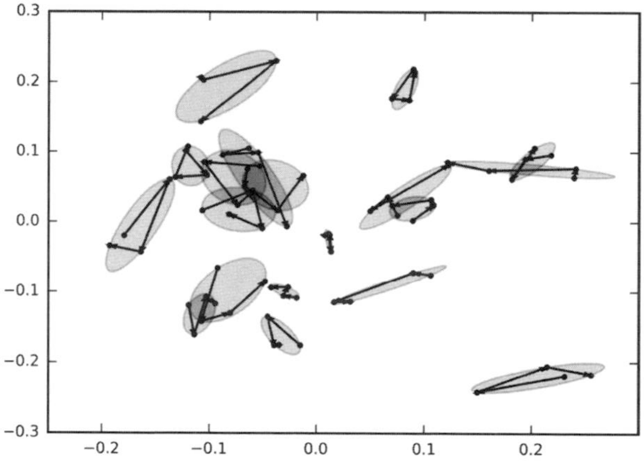

對微生物群系的效應足以明確指出長期飲食改變的效應。你調整飲食的時間越長，你的微生物群系就越能適應，而且越能維持不變。但是這些變化是好是壞？這就不太清楚了。

根據這項分析透露的訊息，我們確認了已知的觀念：飲食可以調節體內的微生物群系。了解特定食物如何明確改變微生物群系極為有用。我們如果知道哪種菌相更有益健康，就可以吃特定食物來改變體內的微生物群系，讓自己更健康。如此一來，我們就能夠挑選該吃什麼，以此改變體內微生物來促進健康。我們認為，這項研究領域令人興奮，能夠提供新的訊息，而且是個人化飲食的重點資訊。

然而，目前還無法確認普通麵包是否會改善或降低微生物群系的健康。各式各樣的結果都有，無法明確得出結論；然而，你很快就會發現，這些不同的結果將在我們的結論中發揮關鍵作用。

效果因人而異

如果個人化營養千真萬確，表示一群人可以食用富含碳水化合物的產品，好比麵包（根據以往的經驗，食物的碳水化合物含量、維生素、礦物質含量和配料質量會影響身體），然後每個人會以截然不同的方式作出反應。當食物一致但結果不一致時（某個人吃某種食物之後，血糖會飆高，另一個人吃同樣的食物，血糖卻很平穩），就只剩下一個變數：吃食物的人。

這就讓我們質疑以往的營養知識。如果碳水化合物、維生素和礦物質含量以及配料質量不見得會引發一致或可預測的健康反應，為什麼這些很重要呢？這是否意味著隨便吃什麼都行？

簡單回答各位：「不行」。無法預測反應，卻不表示你不會對某些食物產生負面反應。如果吃東西時不顧健康，可能會傷害自己。然而，如果按照傳統的飲食觀念（更別提最新的飲食風潮），絕對「無法」找出哪種食物對你有好處或有壞處。「你」或許會對全麥酵母麵包有正面反應，或許不會，除非你知道自己會有何種反應，否則堅決吃或不吃這種麵包是沒有意義的。你遵循以前的飲食觀念，最多只有百分之五十的機會能誤打誤撞得到正確結果。麵包對你不好嗎？或許是，或許不是。但是你無法從別人的飲食指南中找到答案。

那麼，到目前為止，我們研究出什麼呢？我們的麵包介入計畫證實了一些基本原則，但這些原則可能完全違背傳統的營養觀念：

一、麵包不見得是壞食物，也不一定是好食物。

二、如果沒有實際測量你自身的參數，特別是餐後血糖反應，你不能確定自己會對麵包產生何種反應。

話雖如此，我們想要知道更多。我們打算深入了解數據，仔細檢視麵包如何改變受測者的臨床測量結果。為了更密切檢測個人反應，我們特別評估了血糖反應。個人的反應在各種測量上差異極大，但人吃下食物之後，血糖會立即變化，因此血糖通常是確定食物直接影響健康的絕佳方法，而且血糖也會影響許多不同的臨床參數（或者受到這些參數影響），包括年齡、體重、疾病風險／進展狀態（disease risk/progression）、膽固醇水平、血壓和微生物菌相。因此，血糖是測量個人反應的好方法。

我們也知道，長期飲食引起的血糖值飆高會損害健康，以及增加罹患肥胖、糖尿病和心臟病等風險，因此血糖是健康狀況和疾病風險的良好指標。如果能在進食之後讓血糖水平適度且緩慢升高（保持血糖穩定），可以減少慢性疾病的風險與阻礙其進展。本書後頭會告訴你，如何測量和分析進食後的血糖反應（如同此處的描述）。

正如先前所說，白麵包和全麥酵母麵包通常對血糖的影響差別不大。然而，如果仔細觀察，會發現有些人吃麵包之後血糖只會稍微上升，其他人的血糖卻會飆升。對血糖稍微上升的人來說，麵包可能是無害的食物，對那些血糖飆升人而言，吃麵包可能會損害健康。你可能會覺得這點違反直覺。麵包怎麼能對別人有好處，對我就沒好處？然而，這就是我們看到的結果。

更有趣的是麵包之間的差異。我們比較了全麥酵母麵包和商業生產的白麵包，再次發現：從血糖上升的角度來看，人們的反應差異甚大。對某些人來說，白麵包比酵母麵包會讓血糖上升更多，對於其他人來說，情況恰好相反。下圖顯示兩位受測者對酵母麵包和白麵包的血糖反應。他們的反應完全相反。

我們也發現另一項有趣的趨勢：飲食越複雜，血糖反應的變化就越大。例如，單

本圖指出有兩位受測者對酵母麵包和白麵包的血糖反應完全相反

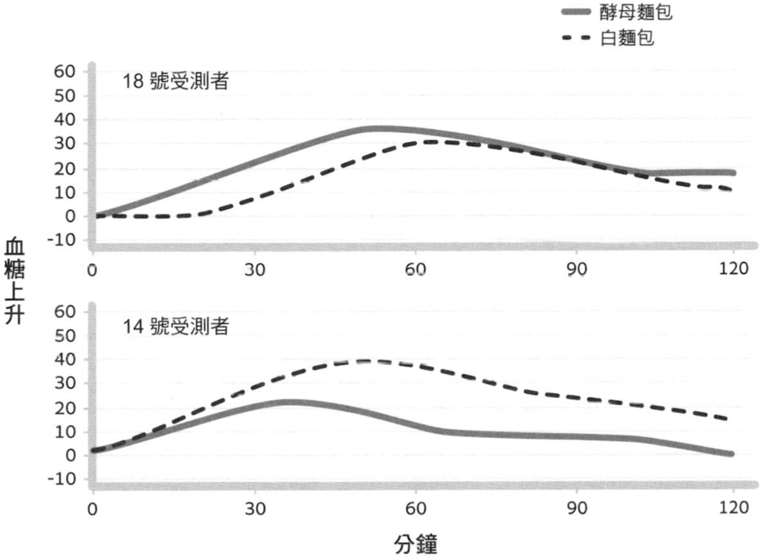

上圖的受測者對酵母麵包的反應較為強烈，下圖的受測者對白麵包的反應較為強烈

吃白麵包的反應差異會小於吃白麵包配奶油的反應差異。酵母麵包內含全麥成份和發酵物而更為複雜，因此會比配奶油的白麵包造成更大的差異。我們進行研究時，從最複雜的食物搭配中測出了差異最大的血糖反應：酵母麵包配奶油。

各位是否還記得，本章先前的圖表顯示受測者的獨特微生物群系以及他們對麵包的個別反應？這些訊息相當有用，因為我們以此創建了一套演算法，只用微生物樣本（不用其他訊息）便可預測受測者的血糖會如何對這兩種麵包做出反應。如果能廣泛運用這種技術，將會相當實用。（第五章會詳細討論微生物及其影響。）

這項研究是《血糖瘦身關鍵解密》的核心，而且會貫穿本書後頭提到的研究和結論。我們從中得出關於麵包的有趣概念，譬如：

- 麵包不一定對每個人都好。它可能會讓血糖飆高，讓某些經常吃麵包的人變胖或罹患糖尿病，甚至造成其他的健康問題。
- 麵包不見得對每個人都不好。它可能不會引發任何血糖問題，而且可能是某些人攝取能量的良好來源。
- 對某些人來說，白麵包不見得「不好」，但是對其他人來說，白麵包是很糟糕的食物。

- 全麥酵母麵包不見得對每個人都「好」，但對某些人來說，它這可能是有益健康的食物。最重要的是，從本書目的以及你的整體健康、體重調節和疾病預防而言，「沒有適用於所有人的飲食規則」。

我們在研究之前抱持的觀念是：食物是否有益健康，只跟食物本身有關。這種觀念只對了一半。同樣重要的是，每個人的獨特差異（包括健康狀況、體重、年齡以及個人的微生物特徵）都是血糖會如何回應食物的主要因素。

因此，你可能得完全改變飲食方式（選擇吃的食物）。你認為不好的食物可能根本不會危害你的健康。你強迫自己吃下肚的食物（因為你認為它們有益健康）有可能損害你的健康。這不是很好嗎？你將會發現，這點發生在許多受測者的身上。他們不僅改變了飲食，也調整了減肥方法，甚至改善了健康狀況和生活。

歡迎各位閱讀《血糖瘦身飲食解密》。我們將向你介紹全新的營養典範，討論你的飲食會如何影響你。當你了解這項觀念並知道如何善加運用，你的飲食將永遠改觀。

「個人化營養學」測試

——丹尼爾（Daniel A.）

我是魏茨曼科學研究學院的研究生。打從我有記憶以來，麵包一直是我最愛的食物。我從小就無法抗拒香噴噴的烤麵包。當我長大之後，我和家人就愛吃高品質的麵包。我「積極追求健康」，在結束一天的研究之後，回家時經常順道光顧本地最高檔的麵包店，買一條新鮮的麵包。我特別喜歡手工烘烤的全麥麵包，不吃超市販售的廉價白麵包。我們家絕對不買白麵包，因為它是有害健康的劣質品，不能取代真正的麵包。我周遭的朋友也這麼認為。我還記得，幼兒園老師曾讓孩子午餐吃白麵包，當時還引起一片嘩然。

我聽說麵包介入計畫時便自願參加。當時，我堅信有益健康的手工全麥麵包會更加優越。我有好幾個星期吃了美味的手工烘焙酵母麵包，這些是用最好且最健康的原料製成。幾個星期之後，我不得不吃可怕的便宜白麵包。然而，為了科學研究，我必須忍痛犧牲……。

然後，我得到了測試結果。我非常驚訝，竟然發現自己對白麵包的血糖反應比對健康的客製麵包的血糖反應要低得多！我希望這是錯的，但我每天吃「好」麵包時，測試結果都一致。沒錯，酵母麵包讓我的血糖飆升，超市麵包卻不會。我的實驗室同事也參與了這項試驗，但是他很走運，測試結果和我的完全相反！我的觀念是錯的嗎？難道沒有天理了嗎？

我知道這點之後，不得不少吃麵包，無法跟過去一樣猛吃麵包。不過，我現在熱衷於一項新的事物。我完全著迷於這種「個人化營養」的概念，迫不及待想知道我的身體（和腸道微生物）會給我帶來哪些驚喜。

Chapter

02 現代（健康）的問題

莎拉（Sarah）和大衛（David）是一對夫妻，兩人都四十多歲，跟我們是好朋友。他們大學畢業，訂了幾份健康雜誌，並且會收看健康節目，因此知道標準的健康「規則」。他們還會和教育水平相等的朋友討論健康的飲食和習慣，因為他們認識的人似乎也對此很感興趣。莎拉和大衛都稍微超重，但他們認識的人通常也是如此，兩夫妻便認為胖一點不會妨礙健康。

然而，他們還是想減重。大衛有高血壓，莎拉剛從醫生得知，她可能有糖尿病，所以兩夫妻都盡量少吃鹽、脂肪和糖。除了偶爾感到疲勞，他們平常都覺得身體還不錯。他們的朋友都有類似問題，所以他們認為現在這樣過生活可以保持健康，說不定也能長壽。

兩夫妻有時會熬夜回覆公司的電子郵件或觀看喜愛的電視節目，但是他們通常都會早起去上班。莎拉會煮一壺咖啡，而為了減少用糖量，她會用人工甜味劑包（artificial sweetener）替代。他們認為早餐要吃全穀食物，不該吃脂肪類的食物，所以會吃麥片配低脂牛奶。這種早餐的卡路里和脂肪克數（fat gram count）很低，兩人都很滿意。

莎拉會坐在辦公桌前工作到中午，然後訂一份外送的烤雞肉三明治（不加起司或美乃滋）和洋芋片。大衛則會和同事外出用餐，吃不加醬油的壽司卷（減少攝取鈉）和不含脂肪調味料的副菜沙拉。兩人都喝無糖汽水，以免攝取過多的卡路里和糖。

兩夫妻長時間工作後會回家吃晚餐。大衛負責烤雞肉或煎魚，有時用豆製品做素食漢堡，莎拉則會準備無油的藜麥沙拉（quinoa salad），還會開一瓶葡萄酒。晚飯之後，他們會看幾小時的電視節目。莎拉想吃冰淇淋，卻認為應該忌口，大衛想吃洋芋片，但不想讓血壓升高。

大衛會看著電視睡著，莎拉會熬夜整理房子和回覆公司的電子郵件。她睡前雖感到飢餓，卻能克制不吃「壞」食物充飢，所以很自豪。她希望到早上體重會掉個零點幾公斤。她也決定起床後要立即量體重，並且在隔天的瑜伽課結束之後再次量體重。

大衛半夜醒過來時，電視仍然開著。他上床前會走到廚房，吃幾片麵包但不配奶油來充飢，然後躺在床上，撐了一小時才入睡。至少他沒有吃洋芋片！他心想，只要不太累，隔天也許會去健身房運動。

莎拉和大衛過著典型的現代生活。他們能吃各種食物，包括含有脂肪和糖的「墮落」食品以及無脂肪、低鈉或人工甜味劑的「優良」食品。他們有很好的工作，收入也頗豐。他們有個舒適的家，裡頭有各種現代設施。他們也享有醫療保健服務，可以盡情玩樂，還有一大批朋友和家人。他們可以運用現代技術去工作和娛樂，也能從中學習感興趣的事物。他們有好幾台電視和電腦，兩人各有一支智慧型手機。當然，他們可以隨時上網，搜尋生命、健康和減肥方面的答案。莎拉和大衛掌握了各種機會。他們聰明且受過教育，有幸能生在這個現代世界。

那麼，為什麼他們都超重，而且可能罹患嚴重的慢性病呢？

我們的健康知識

我們有幸能活在二十一世紀，擁有許多機會和資源。綜觀歷史，人類從未累積這麼多知識、享受這麼多產品，以及透過探索、詢問和發現而獲得許多結果並從中獲益。

自從人類嘗試了解這個世界以來，社會便逐漸進步。人們越加探索，就知道越多。從發明車輪到發現重力，從開車旅行到太空旅行，人類繼續觀察，不斷提出理論，持續創新發明，擴展知識領域。

健康和長壽是人類取得大幅進展的領域。我們喜歡研究人體，藉此提供更好的營養和更安全的環境，同時發展先進藥物和手術去治療疾病和傷害。我們知道什麼是維生素和礦物質，也知道要攝取多少才能預防壞血病（scurvy）、佝僂病（軟骨症）（rickets）和貧血（anemia）之類的疾病。我們知道鈣可增強骨骼和牙齒，也知道蛋白質可增強肌肉和其他組織。我們知道運動可增強力量和耐力，所以應該多活動筋骨、伸展和舉重物來強化肌肉和骨骼。我們還知道，繫安全帶和管制槍枝可以保障人命，因此多數國家都制定了相關法律。

數百萬人曾經感染病菌而死亡[1]，如今可用抗生素預防和治療病菌感染。我們有衛生的公共供水系統。醫生可以利用手術、放射線治療、化療和最近發展的免疫療法治療癌症。醫生可以修復心臟血管以治療心臟病，使患者的心臟又能多跳動好幾年。我們的祖父或曾祖父母無法享受這些「奢侈品」，我們卻把這些醫療進展視為理所當然。

我們還發現了人類大腦功能和退化的驚人之處。我們也了解到，人體的胃腸道、皮膚和其他沒有滅菌之處藏有數十億細菌，這些細菌深切影響人體健康和功能。我們已經繪製出人類基因圖譜，而僅過了十年，DNA定序價格便下降一百多萬倍（在二〇〇一年，替一個人定序基因要價十多億美元〔約兩百多億台幣〕，如今卻不用一千美元〔約三萬台幣〕）。技術創新使生物研究人員得以跳脫單個基因的研究，轉而研究整體生物系統的遺傳密碼。更多的創新和有用的科學發現也即將出現。每天都有新的發現，令人感到興奮。

然而，這些科學進展都有其陰暗面。我們獲得了許多成就，也累積了不少知識，但令人驚訝的是，健康保健已有長足進步，全球罹患肥胖和糖尿病等代謝疾病（metabolic disease）的人數卻大幅增加，真是前所未見。當科學界已經能夠解決許多健康問題時，代謝疾病的發病規模卻是史上罕見。

代謝疾病確有其事且非常普遍。如果你住在美國，將有超過70%的機會超重，有將近40%的機會成為胖子。[6]越來越胖的不只有美國人。從一九八〇年代起，全球肥胖率增加了一倍以上；二〇一四年，超過十九億人（占全球人口的39%）超重，其中

什麼是代謝疾病？

代謝疾病是身體從食物產生能量的過程中衍生的功能障礙疾病。這種功能障礙會影響細胞的關鍵生化反應能力，包括處理、運輸或吸收蛋白質（氨基酸）、碳水化合物（糖和澱粉）和脂質（脂肪酸），最終誘發各種生化失衡，好比胰島素抗性（insulin resistance，譯註：肝細胞、脂肪細胞和肌肉細胞對正常濃度的胰島素反應不足，要有更高的胰島素濃度才會反應）、高血壓、高膽固醇和高三酸甘油酯。這些風險因素可能導致肥胖、糖尿病和心血管疾病，也可能造成癌症[2]、阿茲海默症[3]、帕金森氏症[4]和脂肪肝[5]等疾病。簡而言之，如今科學界已經能夠解決許多人類健康的問題，代謝功能障礙卻可能讓人早死，而且降低生活品質。

代謝疾病的效應及其對健康的影響

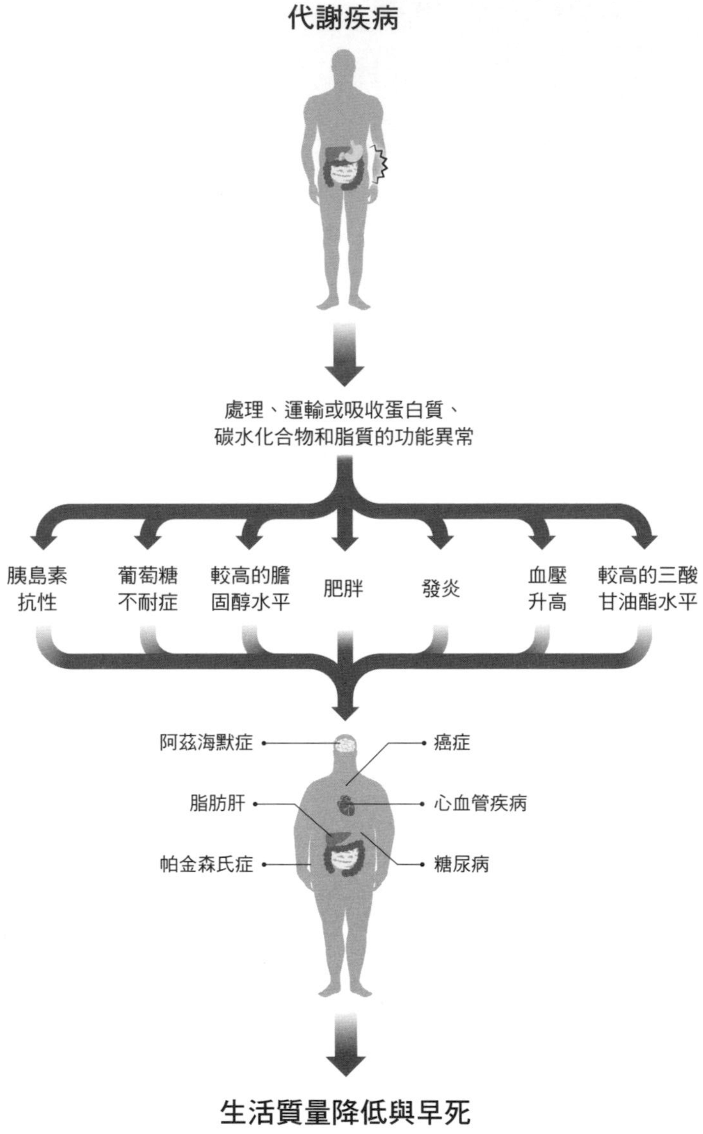

六億人是胖子。在絕大多數的國家，超重或肥胖比營養不良和飢餓造成更多人死亡。[7]

你有將近40%的機會成為糖尿病前期患者，還有超過9%的機會罹患糖尿病，自二〇一四年以來，這個數字幾乎翻了一倍。[8]糖尿病往往會隱藏多年而無法診斷出來。[9]無論你是否生活在已開發國家，都可能得心臟病而死亡。[10]代謝症候群（metabolic syndrome）有一系列徵兆，包括腹部肥腫、高膽固醇、高血壓和糖尿病。這種病流行於美國，從二〇一二年以來，已有超過三分之一的人口罹患這種疾病[11]；此外，代謝症候群是導致心血管疾病的已知風險因素。

心血管疾病每年讓全球一千七百三十萬人死亡。如果你不會得心臟病死亡，也可能因癌症而去世；二〇一七年，超過一百六十八萬八千七百八十個新癌症案例被診察出（不包括兩種最不具侵襲性的皮膚癌）。[12]二〇一〇年，全球有三千三百萬人中風[13]。在已開發國家中，非酒精性脂肪肝現在是最常見的肝病，許多人罹患這種疾病。[14]20%的美國人有脂肪肝，其中包括六百萬名兒童！[15]

神經系統疾病（neurological disease）也是美國的主要問題。二〇一六年，五百多萬美國人罹患阿茲海默症[16]，一百萬人得到帕金森氏症，每年約增加六萬個新病例。[17]這

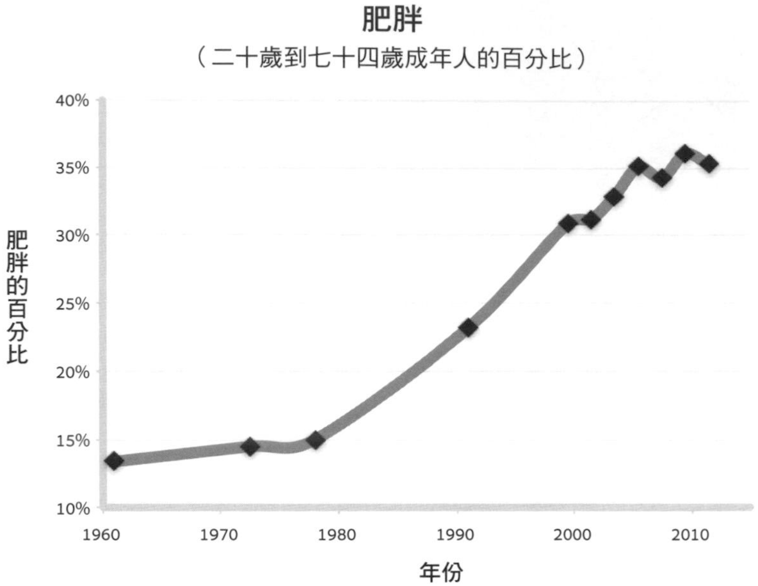
肥胖
（二十歲到七十四歲成年人的百分比）
40%
35%
30%
25%
20%
15%
10%
肥胖的百分比
1960
1970
1980
1990
2000
2010
年份

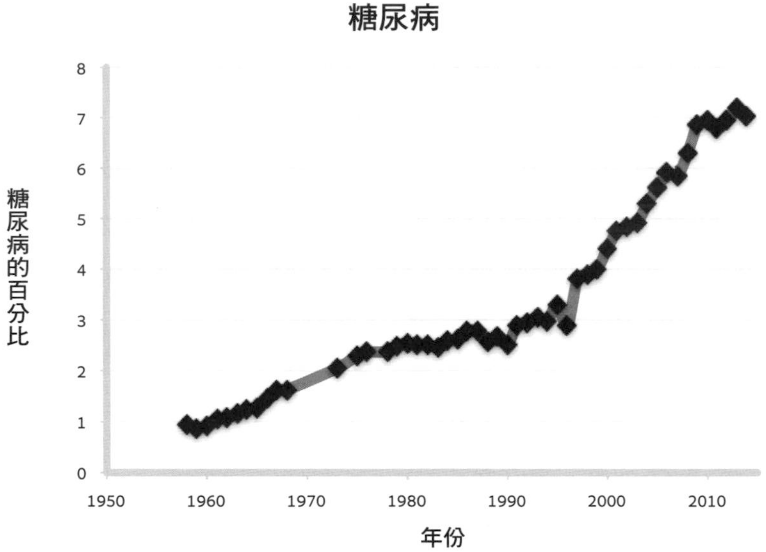
糖尿病
8
7
6
5
4
3
2
1
0
糖尿病的百分比
1950
1960
1970
1980
1990
2000
2010
年份

種情況前所未見，令人擔憂。一個世紀以前，三大死亡原因是肺炎（pneumonia），肺結核（tuberculosis）和腹瀉（diarrhea）／腸炎（enteritis）。一百年後，心臟病、癌症和中風成為三大殺手。一九五八年，一百六十萬美國人被診斷出患有糖尿病，如今患者人數飆到二千一百九十萬。[18]從一九六〇年到二〇一四年，美國男性的平均體重從約七十五公斤增加到約八十八公斤，美國女性的平均體重則從六十三公斤增加到七十六公斤。[19][20]

諷刺的是（更別說可悲了），如今知識發達，醫學進步神速，代謝疾病的案例卻急劇上升。這類疾病嚴重影響生活品質，但只要改變生活方式，便能輕易預防。雖然人類基因逐漸變化，加上可能影響基因表現（gene expression）的環境因素也都是代謝疾病的潛在因子，它們卻不會如此深切影響人類健康。從一九九〇年以來，人類的壽命確實逐漸增加，因傳染病而死亡的案例也逐年減少[21]；然而，不能說因為人類活得更久了，所以代謝疾病會更常見。各種年齡層的慢性病發病率都比以往更高——不是只有八十多歲的人才有慢性病。悲哀的是，下一代也面臨巨大的風險，超過17%的美國兒童罹患與肥胖相關的疾病，包括糖尿病、膽固醇過高和脂肪肝。醫療與健康已有重大的成就和進步，什麼原因導致了這些流行病呢？

我們知道箇中原因。科技進展造福了人類，卻衍生了現代的健康問題。進步代表改變，有時帶來好處，有時帶來壞處。我們不但相信，也會證明科學、技術和工業的進步改變了人類的生存環境和生活方式，讓代謝疾病的案例增加。由於生活便利，人們改變了生活方式，活得更不健康、造成更多汙染、生產更多含有人造成分的食品，而且平日久坐不動、睡眠品質更差，以及更加疏離社會。此外，由於人們錯誤詮釋科學，或者科

十二歲到十九歲青少年體重超重的情況

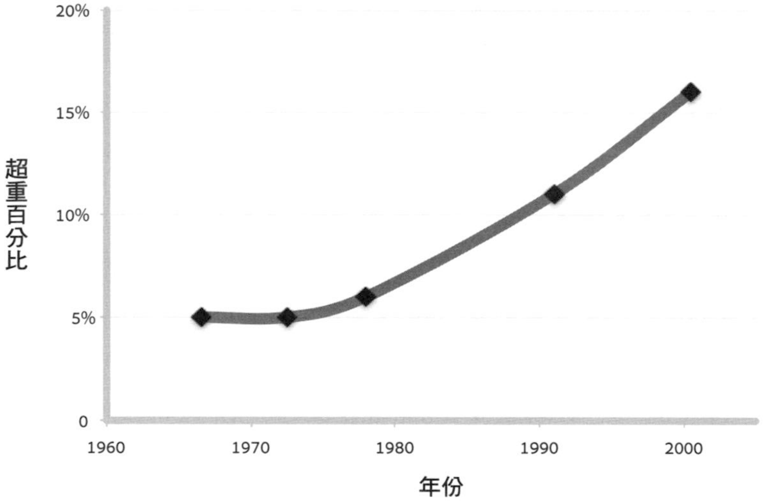

學研究本身就是錯的，因此錯誤訊息透過網路廣為傳播，讓不知情者做出有害健康的決定。

話雖如此，科學雖然會出錯，卻能解決問題。我們只要檢視問題並深切了解眼前的障礙，鐵定能找到解決辦法。

二十一世紀生活方式的變化——新的改善之道？

我們不會緬懷過去，幻想昔日有多好，我們因為如今科技昌明而自豪。話雖如此，我們也特別研究過某些現代生活的層面，探索它們如何造成健康問題。首先，讓我們檢視人類的生活方式有哪些改變（與飲食無關），看看它們如何影響我們，還有我們該如何因應。

「個人化營養學」測試——蓋爾（Guy R.）

我聽太太說，魏茨曼在進行個人化營養學的研究，所以我決定註冊參與計畫。我的體重超重，不知是否有健康問題。研究結束以後，我得知自己的血糖反應異常，目前處於糖尿病前期。我也發現自己常吃的食物（好比皮塔餅和米飯）會讓我的血糖飆高，但是其他我喜歡的食物（譬如啤酒、巧克力和鷹嘴豆泥〔hummus〕）卻不會。我收到根據測試結果制定的菜單，便照著去改變飲食。我非常驚訝，這做起來不難，可能因為我仍然可以吃許多喜愛的食物。不到幾週，我減了九公斤，體重恢復正常，血液檢查也顯示體內的血糖水平回到正常的非前期糖尿病範圍。我徹底改變了飲食習慣，擺脫糖尿病！

睡眠如何改變

我們的睡眠方式跟以前不同。現代睡眠模式與我們祖先的睡眠方式明顯不同。古人日出而起，勤勞耕作，日落後則點燭火照明，安靜待上數小時後便倒頭大睡，直到隔日清晨。這種遵循白晝／黑夜循環的模式存在了數百萬年，決定每個生命系統的發展。然而，不到二百年的時光（僅占人類歷史的一小段），人類便靠著電燈過活並長途旅行，不再遵從白晝／黑夜的自然循環。這種迅速而劇烈的變化攪亂了人體的晝夜節律（circadian rhythm），亦即身體細胞和器官的自然睡眠／覺醒週期。這種干擾便導致某些重大疾病，而這一切都肇始於電燈。

古人在夜晚只能靠爐火或燭光照明，到了早上也沒有不透光窗簾和眼罩遮陽。現在有了電燈，即使到了半夜，依舊可以讓生活環境像白天一樣明亮。因此，我們的工作和睡眠方式與祖先相去甚遠。有了電視螢幕、電腦螢幕和手機螢幕，我們的眼睛會不斷聚焦於光線，大腦也能夠不停工作或社交，若在古代，我們的祖先早已上床睡覺了。燈泡在一八七九年問世，此後人類便在文化上（而非生物學上）逐漸脫離對陽光

何謂晝夜節律？

晝夜節律是所有生物（包括人類和動物，甚至植物和細菌）的內部節律，亦即睡眠／甦醒／進食的循環。它與二十四小時的太陽週期有關並根基於日光曝曬。人類（和其他動物）具有感光的天生機制，視網膜（retina）觀察到光線以後[22]，會向大腦發出信號來影響體內「時鐘」。[23]這就是為什麼人在黑暗中會感到疲憊，以及在日照中甦醒（這種模式與夜行動物的習性相反）。令人驚訝的是，人體大腦以這些「滴答的時鐘」調節身體行為。在過去二十年，科學界發現身體的每一個細胞和器官都有自己的時鐘。[24]因此，我們身體共有數百萬個滴答作響的時鐘，彼此完美協調，在不同的時間進行正常的活動。大腦時鐘（稱為中央時鐘）和其他數百萬個時鐘（稱為外圍時鐘）共同決定我們健康的晝夜節律。

晝夜節律會從各方面影響人體，包括示意睡眠／醒來行為的內部生物化學變化，以及構建整個人類社會的方式——多數人日出而起，在太陽下揮汗工作，日落以後便想上床睡覺。晝夜節律是屬於個體的，會藉由基因和行為來驅動，但也能夠因應環境的重大變化。例如，突然改變習慣（好比跨時區長途飛行）會嚴重干擾晝夜節律，但經過一段時間，身體會適應新的環境光線／黑暗模式，並恢復正常的晝夜節律。相反地，值夜班的人不斷改變環境，身體便無法調整晝夜節律。即使他們在晚上工作，白天睡覺，也會暴露於相反的自然光照循環。根據我們與他人的研究，長期干擾晝夜節律，可能會生重病。

的依賴。世人不再需要按照體內的晝夜節律生活，可以掌控環境照明（或者受到環境照明掌控？）此外，我們現在可以長途旅行，在數小時內改變身處的光線／黑暗環境。時差讓人不舒服，但通常還能忍受；然而，經常干擾晝夜節律，可能會跟輪班人員一樣，嚴重危害健康。

當然，人類改變環境照明以後可以多做許多事，社交生活也變得更有趣。不管日夜都能隨意做事，這樣固然方便，卻得付出代價。任何光線（無論太陽光還是電燈或螢幕發出的光線）都會干擾褪黑激素（melatonin）的生成。[25]

如同雪球越滾越大，干擾褪黑激素的生成，首先會破壞晝夜節律，進而破壞了一系列牽涉荷爾蒙的過程，最終導致疾病和功能障礙。例如，長期輪班者（譬如醫生、護士和士兵）會破壞晝夜節律而影響雌激素（estrogen）的產生和雌激素受體（estrogen receptor）的功能，因此更容易罹患乳癌。[28][29][30]精神病和神經退化性疾病（neurodegenerative disease），比如憂鬱症（depression）和失智症（dementia），也與睡眠週期紊亂關係密切[31]。晝夜節律紊亂也會讓人更容易罹患常見的憂鬱症[32]和其他類型的抑鬱病症[33]。免疫力下降、心血管疾病和許多其他健康問題[34]也可能因為晝夜節律紊

大腦如何讓人入睡

褪黑激素是一種大腦松果腺（pineal gland）分泌的荷爾蒙（hormone），有助於調節睡眠和甦醒，以及其他身體機能的週期循環。大腦功能和睡眠週期（sleep cycle）使用某些相同的神經傳遞系統，所以睡眠中斷會影響認知能力和代謝功能。[26]有些人服用褪黑激素補充劑來助眠，以此模仿人體自然暴露於陽光和黑暗的情況，這種做法是否有效，頗值得懷疑。[27]有人說補充褪黑激素對他們有用，但目前為止，沒有確切的科學證明。

亂而發生。最普遍的情況是，長期干擾睡眠／甦醒週期的人很容易變胖、罹患成年發病的糖尿病和相關的併發症。[35][36]

我們對於晝夜節律紊亂如何影響健康很感興趣，因此鑽研了這個領域，特別去研究微生物群系（腸道細菌，第五章會詳細討論），看看晝夜節律被破壞以後，這些微生物會如何回應。[37]我們用老鼠做研究，改變牠們的照明環境和餵食模式，藉此模擬嚴重時差，破壞老鼠的晝夜節律。此外，我們也研究了實際經歷時差的人。研究結果非常有趣，後頭會詳細說明。最令人著迷的發現是：微生物（所有的腸道細菌）會遵循自身的晝夜節律，而且與人體時鐘同步。換句話說，人受到自身晝夜節律以及腸道細菌的同步晝夜節律所影響。[38]

這個問題也牽涉遺傳因素。我們發現，細胞內含當作時鐘的基因。如果除去老鼠體內的這類基因，微生物群系的節律便會消失。這些內部時鐘似乎受到許多參數影響，也會衍生許多健康問題。

因此，破壞人體的晝夜節律，便會破壞體內微生物的晝夜節律，而這似乎是造成與晝夜節律紊亂有關的葡萄糖不耐症和肥胖的主因。經歷時差的人和白天睡覺、晚上工作的輪班工人（沒四處奔跑卻經歷時差）一樣，會破壞自身的晝夜節律，這就是為什麼許多輪班工人會有代謝疾病。[39]他們必須夜晚進食，這會破壞晝夜節律。根據我們的研究，如果改為白天餵食老鼠（老鼠通常在晚上進食），會打亂牠們的微生物群系節律。

換句話說，宿主（老鼠或人）的基因和生活方式（時差、輪班和夜間進食）都會破壞晝夜節律，同時影響體內微生物的節律，進而破壞這些微生物的正常光照行為而嚴重影響健康。

藍光干擾

光會破壞晝夜節律，但光的顏色會決定破壞的嚴重性。在電燈普及以前，光照來源主要是太陽或爐火，這類光源有較多的紅光波。如今，人們大多暴露於燈泡光線，也逐漸面對電腦螢幕和使用其他電子設備，這些設備會發出藍光較多的光線。根據調查，90%的美國人在就寢前幾小時會使用科技產品。[40]藍光會比其他形式的光更能抑

生理時鐘受到破壞後
可能對健康造成的影響

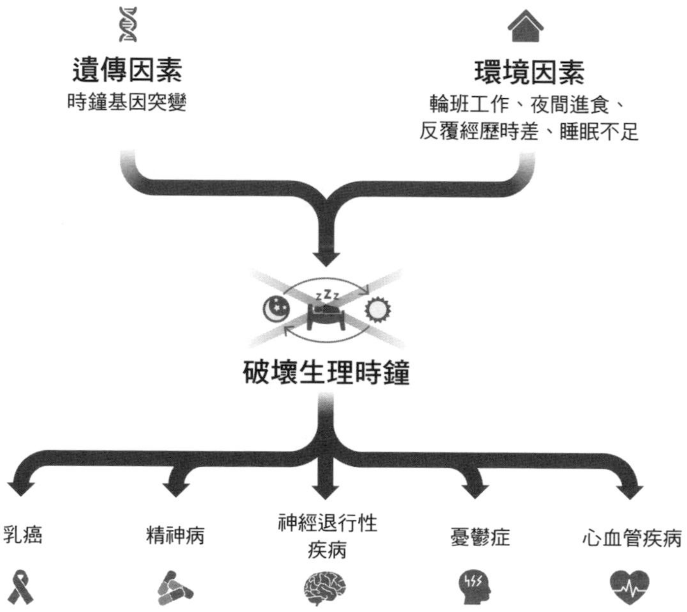

制褪黑激素的產生[41]，所以電燈和螢幕會更嚴重干擾晝夜節律。燭光和爐火會發出紅色波較多的光線，不會導致跟藍光同等的效果，也不會以相同程度誘發人體甦醒，對晝夜節律的破壞比較緩和。兩百年前，我們的祖先是在日落以後點蠟燭和燒爐火來讀書或社交，現代人晚上卻是躺在床上發簡訊、用Google進行搜尋、使用電子閱讀器讀書或看電視，因此古代人受到的晝夜節律干擾不會跟現代人一樣嚴重。

此外，如今許多人經常會跨越數個時區旅行。二〇一五年，有超過十億人出國旅行[42]，一九五〇年時，出國旅遊者僅二千五百萬人[43]，許多人經歷了時差，因此影響了體內的晝夜節律。研究指出，長期經歷時差可能會影響多種健康機制，包括記憶和認知功能[44]，也會讓腫瘤增生[45]。

如果你必須上夜班或經常出國，該怎麼辦？如果你沉迷於電視、電腦或手機，該怎麼辦？你無法掌控一切，只能控制某些事情；然而，只要知道起居作息和日升日落極不同步會有什麼後果，便能了解自己承受多少患病的風險。當然，如何做完全取決於你自己。沒有令人信服的證據足以證明，哪些療法可以減緩晝夜節律的干擾程度：你或許聽過褪黑激素補充劑或藍光屏幕或眼鏡，但沒有數據佐證它們確實有效。你大可嘗試這類療法，但我們認為，你最好務實一點，盡量恢復身體的自然節律，記錄睡眠品質和時間，以便更了解如何遵循體內的時間表。

運動和久坐

如果多運動，能多吃一點嗎？也許可以，但問題是，多數人運動量不足，很難達成效果。在工業革命以前，大部分的工作都要求身體勞動。然後，出現了機器，接著是更先進的機器，取代了許多勞力工作。最後，電腦堂堂問世。

即使在上班前或坐在辦公室一天之後到健身房運動一個小時，獲得的運動量都無法跟勞力工作相比，更比不上以前耗費體力的工作，好比出外獵食、搭建房屋、步行幾公里挑水，或者與他人往來互動。當然，目前仍有很多人從事勞力工作，在相同的條件之下，這些人比較不容易罹患代謝疾病。

話雖如此，科技進展還是有益於人類。我們能夠輕鬆生產以前無法製造的商品和服務。我們也能開車或搭機旅遊，幾乎不必耗費體力。現代的工作通常也不像過去那樣危險。許多人以前必須在惡劣環境中工作，經常遭逢事故而受傷。農夫、伐木工、礦工、漁民和工人幾乎沒有保護措施。直到近期，政府才制定保護職工的勞動法和童工法，同時確立安全優先的原則。[46]這些都是好消息。根據研究，雖然體能活動很好，但從事勞力工作更容易罹患心臟病。[47]過度辛勞很危險。

如今，美國人通常是坐在辦公桌前工作。一九七〇年，20％的美國人在辦公室工作或從事無須勞動的職業，30％的美國人則從事勞力工作。三十年之後，40％的美國人從事無須勞動的工作，只剩20％的美國人從事勞力工作。

最近的研究指出，久坐非常危險，同時將它稱為「新式吸菸」[48]，因為坐越久越容易罹患糖尿病和心臟病，也容易發胖，甚至會減短壽命。

此外，我們得使用各種螢幕。單在過去的二十年裡，螢幕隨手可得，人們盯著螢幕的時間逐漸增加。一九八九年，只有15％的家庭擁有可上網的電腦。到了二〇〇九年，這個數字飆升到69％。

對多數人來說，辛苦工作一天就是坐在電腦或辦公桌前八個小時以上，中間會午休吃飯。大家都知道該活動筋骨，不能呆坐不動。下班之後，許多人坐得更久，不是看電視，就是隨意上網或瀏覽社群網站，甚至躺在沙發上滑手機。

長期盯著螢幕可能攸關現代文化的心理層面，但這種行為對身體的影響顯而易見。久坐有礙健康。[49]研究指出，坐越久腰圍就越大，空腹三酸甘油脂指數也會越高，胰島素抗性會更強。[50]

不同因素的相互作用和效應如何影響代謝疾病

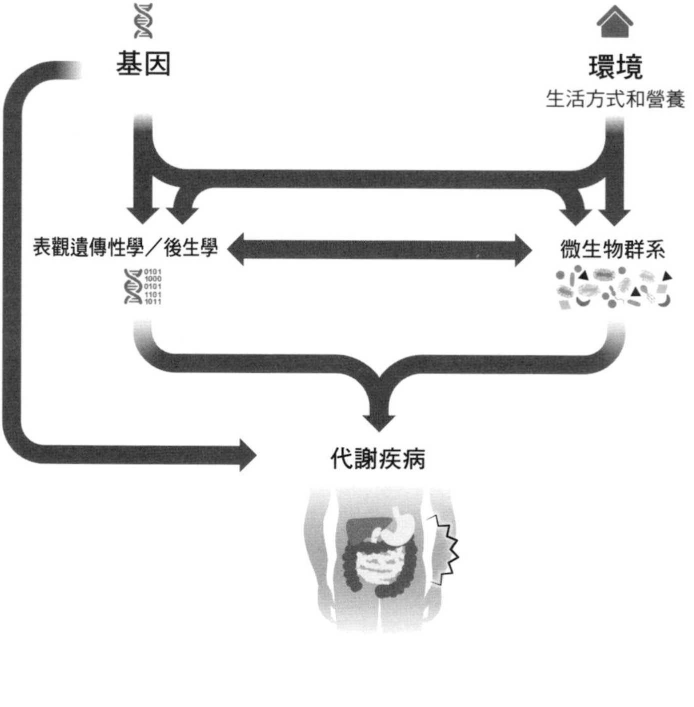

「但是我有肥胖基因！」

人天生就有自己的基因與突變，這些不會改變。然而，基因不見得就是命運，或者必然會導致特殊疾病。

基因是某些疾病和／或病症（好比肥胖）的風險因素，代表某種傾向，卻不會左右命運。幾十年以前，很少人有肥胖或糖尿病之類的疾病。人類基因不可能在這麼短的時間就變化。健康和體重是多種因素綜合作用的結果：體外環境、體內環境（包括微生物群系）和表觀遺傳學／後生學，亦即你的基因是否被周遭環境啟動或活化，而且啟動的程度有多大。

每個環節彼此影響，決定人的體重和健康，甚至決定會罹患哪些疾病：

- 基因會影響罹患疾病的風險。DNA 決定了天生的基因會如何突變和變異，從而影響基因功能。例如，產生分解乳糖（lactose）酵素／酶的基因可能會突變，讓人罹患乳糖不耐症。然而，如果幾乎不吃乳糖，這種不適的消化症狀就不會出現。

- 基因會影響微生物群系，但影響程度不如你想的那麼嚴重。最近的研究（包括我們的研究）顯示，基因在某種程度上會決定微生物菌相。例如，同卵雙胞胎通常比雙胞胎有更類似的微生物群系[51]，雙胞胎又會比兄弟姐妹有更相似的微生物群系，而兄弟姐妹又會比沒有血緣關係的人有更類似的微生物菌相。然而，令我們驚訝的是，這種影響其實並不大。
- 基因會影響表觀遺傳性學／後生學。已有嚴謹的證據指出，DNA 編碼會決定體內基因在何時何地被啟動或活化，而且啟動的程度有多大。
- 環境會影響微生物群系。根據研究，飲食習慣不同（飲食是很好的環境範例），體內的微生物就會不同。我們知道，細菌是仰賴人吃的食物來生存，所以吸收的營養會大幅影響微生物菌相。

- 環境會影響表觀遺傳性學／後生學。我們知道，環境和行為（好比溫度、季節、睡眠和身體活動）都會影響基因活性。
- 微生物群系和表觀遺傳性學／後生學會相互影響。微生物群系中的細菌會產生影響基因活性的分子和代謝物（更小的分子），而基因活動也會產生影響細菌活性的代謝物。
- 微生物群系和表觀遺傳性學／後生學會影響罹患代謝疾病的風險。微生物和基因產生的代謝物能互為影響，所以會影響體內的代謝過程，包括可能增加罹患代謝疾病風險的代謝過程（好比脂肪儲存、利用和分解）。

既便宜又豐富……但那是食物嗎？

我們到目前為止都還沒有討論食物。下一章會說明錯誤的營養觀念。我們的食物系統打著進步口號以及為了更有效且便宜餵養眾多人口而有所改變，讓我們先來看看這個系統的改變—工業化食品生產。這種高科技（高利潤）系統替人類生產了大量的廉價食品；然而，各種證據指出，現代食品的質量和純度已經下降了。

這個食物系統確實有效率。我們不再只能吃當季食物，也不必再仰賴只能在居住地附近種植的食物。在超級市場便可買到從國外進口的非當季食物，譬如佛羅里達州的橘子、墨西哥的酪梨、南美洲的香蕉、以色列的小番茄和西班牙的柑橘。

其實，我們吃的多數食物可能不是在地生產。在地生產的食物非常稀少，吃這類食物已經蔚為時尚。某些超市和健康食品店甚至將在地生產食物標榜為稀有物品而高價販售，只有少數消費者買得起這類商品。即便想要吃在地生產的食物，通常也不能如願，除非願意大幅減少飲食選擇。很少人去研究非當季和非當地生產的食物形態變化有哪些影響。然而，這種變化非常明顯，或許已經影響我們的食物，以及我們身體

我們吃得更多了

在已開發國家多數人經常久坐，而且吸收的卡路里超過身體所需。[52]從一九六四年到一九六六年，全球人口平均每天吃二千三百五十八大卡（卡路里）的食物。到了二〇一五年，這個數字攀升到二千九百四十大卡。在工業化國家，這個數字則是從一九六四年到一九六六年之間的二千九百四十七大卡上升到二〇一五年的三千四百四十大卡。吸收的卡路里是否直接等於體重增加或減少，這點還有待商榷，但我們每年會多吸收將近十八萬卡路里。

（和微生物群系）如何回應那些食物。

工業食物系統有另一個重要的層面，就是它改變了食物的本質。人類會對食物（牲畜和作物）進行雜交與操控來增加產量、改善口感和外觀，使其能夠承受跨國或跨洲運輸，因此在過去一百年，最流行的食物顯著改變了。例如，為了更有效生產肉類，食用動物經常被圈養於靠近數百隻或數千隻別種動物的地方。如此一來，動物就更容易生病，所以得經常替牠們施打抗生素。在美國，奶牛得經常施打激素來增加牛奶產量或增長肌肉（由於民眾反對使用抗生素，農民礙於壓力，逐漸放棄這種作法）。人類飼養動物來生產牛奶與肉類，經過多代選拔育種（selective breeding）之後，動物通常會與前幾代的動物差別很大：牠們會更肥、肌肉更多、乳房更大、尾部更高大，藉此配合擠乳機（milking machine）。

動物不是唯一被操控的食物來源。大量生長的主要作物（好比玉米、大豆和小麥）在食物供應中無處不在。它們逐漸被刻意栽培，以便含有更多澱粉、更少穀糠與吃起來更甜。這些食物也被分解成高果糖玉米糖漿（high fructose corn syrup）、小麥澱粉（wheat starch）和分離大豆蛋白（soy protein isolate）等成分，然後在加工食品時拿來增加甜味、稠度、碳水化合物和蛋白質。農夫也經常噴灑農藥以減少蟲害並提高作物產量。有了這些改變，食物就能在貨架上保存更久，味道也變得更好；然而，食物加工是近期才出現，還無法完全了解它對人體健康的影響。

如果我們吸收足夠的蛋白質、碳水化合物和脂肪，而且不吃太多食物，就算種植作物和生產食物的方式有所改變，會有什麼影響嗎？答案是未知的。目前沒有太多的研究來評量這些變化的個別影響，以及它們會如何影響人體健康。然而，這確實是非常大的變化，（負面或正面的）影響肯定很大。

Chapter

03 錯誤的訊息大道

現代世界有另一種牽涉健康的變化，但迥異於其他類型的變化。它雖然更為普遍，卻更不明顯。我們認為了解這種變化非常重要，因此專闢本章來討論。閱讀一篇科學研究或基於科學研究而發表的文章或部落格之前，最好先了解並消化以下的概念：不能盡信閱讀和聽聞的文章，或者相信自認為知道的東西。

在現代世界，訊息是王道；然而，應該說錯誤信息大行其道才更準確。我們不會輕易斷言，說昔日傳播的訊息都沒有問題。但是在現今的時代很難分辨真相。無論國際事件、政治或地方新聞，甚至我們關注的營養科學，其實都真假難辨。

訊息傳播比以往更為實用，足以普及知識。例如，病患可以從許多資源學習健康知識，能比以前更了解自己的醫療狀況。正因為許多會透過網路搜索健康、醫療和營養資訊，所以最好先知道如何評估和使用找到的訊息。

首先，科學仍處於發展階段。科學家知道、了解並研究健康、疾病和營養的許多層面，但仍有許多問題尚待解答。科學尚未臻於完善。可惜，沒被解答的問題不會成為廣受矚目的頭條新聞或誘人點擊的標題，所以會營造出一種假象，讓人覺得科學界已經獲得具體完整且能廣泛運用的答案，但其實不然。

這種情況很常見，研究通常是針對自身實驗的受測者。有些研究只是關於特定人群或動物在特定環境下經歷某段時間的結果，所以不一定能適用於所有人。例如，研究老鼠可能（也許不可能）有助於了解人體的某項過程。一群老鼠吃了低脂食物而減重了，但這並無法證明，所有人吃這種低脂食物也能減重。有些人試了這種飲食可能會變瘦，但這種研究無法表示我們已經明確獲得某些知識。

因此，多數研究會包含某種警告，指出實驗的限制，或者說明提出的理論仍待進一步證實。當然，任何人都能認為某項研究結論可以運用於研究以外的領域，或者認定這項結論已是事實，因為有支持它的研究結果。然而，這與確實有證據支持的事實是不同的。

研究範圍越小，受測者越不同於人類（比如老鼠或果蠅），其結果就越不可能準確適用於一般人。要對某件事做出定論，非得歷經漫長且複雜的過程。即使受測者是人且研究是大規模的，得到的結論也只能算是假設，而非事實。然而，人們喜歡可在家中運用的簡單訊息和規則，想要知道該如何去實際運用，所以媒體一聽聞有新發現，就會將臨時的研究結果當作事實，把它報導得好像適用於所有人。以下是可能發生的情況：

- **研究有時是急就章：**在多數情況下，研究人員會盡量先完成研究並（盡其所能）適當分析之後，才會發表研究結果。然而，他們偶爾在研究仍未成熟時會被迫發表結果，因為他們能否得到資金或推廣研究，往往取決於能否即時發表成果。在絕大多數情況下，科研成果都得經過匿名的同業評核（peer-review）程序。
- **科學出版物並非同樣嚴謹：**研究人員會將成果發表於科學期刊，從中說明研究過程和結論。科學期刊的內容品質、編輯嚴謹程度和出版政策差異頗大，但普通媒體通常會視而不見。
- **新聞稿會簡化或過度詮釋發表的研究成果：**研究出版物通常是大學的展示窗口，足以有效吸引慈善家捐款。科研成果出版之後，研究人員所屬的機構或大學往往會寫一篇關於這項研究的新聞稿，但機構的公關團隊通常會施加壓力，要求簡化研究過程並提出最終的結論。如此一來，撰稿者便會籠統解釋或簡化研究結果，其說法可能不完全準確，甚至會過度詮釋。

- **媒體經常炒作看似吸引人的故事：**記者一收到新聞稿，會進一步概括內容，用聳動的標題報導引人矚目的故事。在許多情況下，記者根本不會參閱原始研究報告，只會從新聞稿去變花招。
- **吸引人的故事會透過媒體迅速傳播，內容經常會變質：**如果故事聽起來很有趣，其他記者根本不會參閱最初發布的新聞稿，而是重述第一批記者的報導內容，更別妄想他們會參考原始的研究論文。
- **關於營養的歇斯底里反應，特別容易四處傳播：**多數人都很關注營養訊息，因此訊息產生的「連鎖反應」會特別明顯，往往會讓媒體用一連串不準確（至少可以如此說）的標題去興風作浪。有時即使研究仍在同儕審查且尚未發表，新聞稿卻率先發布了，結果引發民眾的歇斯底里反應。舉個典型例子：曾有研究指出，在一項試管研究中，丙烯醯胺（acrylamide）可能會致癌。二〇〇二年，這項研究透過媒體，像野火一樣四處散播，聲稱薯條和米飯之類的普通食物內含丙烯醯胺，可能會致癌。這種說法過於誇張，但短時間之內，相關的聳動標題隨處可見。即便沒有實質證據，許多人卻因此深信不疑。

觀察性與介入性研究

你越了解不同類型的科學研究工作，越能分析其結論背後的真相。有兩種主要的研究類型。第一種是觀察性研究（observational study，也稱為流行病學研究〔epidemiological study〕），乃是針對大量人群（數百人，有時甚至達數千人）來進行，往往耗工費時，要花數個月或數年，甚至數十年去追蹤受測者。這類研究可以找出吸引人的趨勢，卻內含令人困惑且可能影響結果的因素，因為受測者眾多，研究時間又長，很難隔離某個參數的效果。

第二種是介入性研究（interventional study）。這類研究控制得更嚴格，因此比較能展現因果關係（介入手段直接導致變化）。然而，這些通常是很小型的研究，有時候只有十到二十個受測者；受測者甚少達到一百或兩百人，即使有這麼多人，還是屬於小型的研究。此外，介入性研究通常是要證明某種介入手段的益處，所以任何牽涉壞處的推論，通常不是研究的焦點，可能不會受到控制。換句話說，介入性研究更適合表明某些手段是有效的，而不是證明它是行不通的。這種研究比較不會有令人困惑的因素，但是更難歸納結論，將其套用於大量的人群。

行業利益

如果涉及金錢，要辨別真假就更難了。萬一涉及數十億美元（約數百億台幣），就有更多的利害關係。不幸的是，科研往往牽扯巨額的研究資金，尤其經費經常來自於業界。如果某個財大氣粗的行業提供研究經費，希望科學家針對該行業的產品（無論是食品、藥物或其他商品）提供正面的研究結果。此時，科學家就會承受極大的壓力，非得提出贊助行業想要的結論。

有個很好的例子，足以說明科學界會提出偏見。最近出現一項報告，指出在一九六〇年代，糖類研究基金會（Sugar Research Foundation，如今稱為糖業協會〔Sugar

Association〕）向三名哈佛大學科學家支付一筆資金，要他們曲解一份糖和脂肪會如何影響健康的研究報告，從中強調飽和脂肪（saturated fat）的作用並淡化糖的作用。[1]這份報告刊登於《新英格蘭醫學期刊》（New England Journal of Medicine）[2]，影響非常深遠。即使沒有證據顯示，單靠飲食的脂肪便能導致心臟病，但多數人至今仍然深信心臟病的主因是脂肪而不是糖。

其中一名被買通的科學家名叫大衛・馬克・赫格斯特（D. Mark Hegsted）。他後來擔任美國農業部營養部門的負責人，起草了美國第一版的膳食指南[3]，這份指南（和後來的改版）都一直受到業界影響。[4]試想一下，如果你必須撰寫一份膳食指南，告訴全民該吃什麼，結果販售你不想推薦的食品而能大賺一筆的人就是諮詢委員，這會是怎樣的情況。

業界總是想方設法左右科學研究。有人在二〇一五年指出，全球最大的飲料製造商可口可樂公司和一群科學家合作，四處宣稱糖與肥胖無關，只會讓人蛀牙。[5]再舉一個例子：某項研究曾提出一項令人驚訝的結論，就是吃糖果的孩子通常比沒有被糖果公司引誘去買糖吃的孩子體重來得更輕一些。[6]每位科學家都知道，如果提供資金的人

食物政治學

如果各位對食物政治學感興趣，想知道食品工業如何影響科學界來謀取利益，美國營養學教授瑪麗昂．內斯特爾（Marion Nestle）可以提供許多訊息。不妨前往她的部落格 www.foodpolitics.com，找到她出版書籍的連結。瑪麗昂記錄了有多少研究接受食品行業的資助，而且最終提出支持該行業的結論。在撰寫本書時，最新的數據是一百五十六份研究支持食品行業，只有十二份研究不支持。[7]這絲毫不令人意外，但絕對無法讓民眾更加信任科學！

與研究結果有利害關係，他們就會面臨壓力，非得提出足以登上報章頭版的結論，讓贊助者從中獲益。這一切都是關於錢，不是公共健康。

錯誤的科學

最後，科學研究品質良莠不齊，讓人質疑科學結論是否可靠。除了媒體和業界壓力，科學家並非總是能夠得到所需的訊息，而他們也是人，有時可能會設計無關痛癢的研究。等到進一步的研究結果發表之後，許多先前的研究便被證明是錯誤的。營養科學非常困難，因為礙於營養的本質，設計的研究很難得出適用於每個人的可靠結論。原因如下：

- **研究都得花錢：**總得有人替科學家付帳。如果要進行大型研究，可能必須用到數萬到數十萬受測者，所以實際的研究不能過於複雜，否則花費會太高。受測者變多，成本就會增加。科學家可能只能測量年齡、性別或身體質量指數（body mass index，簡稱 BMI），或者便只能讓受測者自行回報飲食內容，但受測者是一大群人時，回報資料可能會失真。這種受限的研究通常無法提供非常有用的訊息。

為了不超過預算，有人會另闢蹊徑，研究更多的參數，減少受測者人數。這種類型的研究可能會檢查某項飲食干預的效果，比如低脂飲食對低醣飲食。受測者也許只有十人，而且肯定少於五十人，這也使得研究結果可能不太有用，或者無法適用於一大群人。即使是這類研究，通常也沒錢去進行真正的餵食實驗，亦即研究人員提供所有食物，以便直接控制受測者的飲食。受測者通常會被告知該吃什麼，但他們吃東西時沒有研究人員從旁監督，他們可能不知道如何遵循規定的飲食，或者根本沒有照規定進食。如果沒有客觀標準來衡量受測者是否嚴格遵從規定的飲食，研究結論就不可靠。

- **食物很複雜**：想像一下你要進行低脂飲食對低醣飲食的研究。如果你要受測者吃低脂或低醣飲食，他們可能會做自己認為該做的事。然而，要完全控制這些主要營養素（macronutrient）其實非常困難。許多蔬菜同時含有脂肪和碳水化合物，全穀類食物含有脂肪，純肉不含碳水化合物，但肉類只要和別種食物混合，就有碳水化合物。此外，所謂「低」是什麼意思？你可以計算碳水化合物或脂肪克數，但無法隨時控制受測者想吃什麼、他們回報的飲食內容，或者他們認為正確的吃法，除非你把這些人集中在孤立的環境，並且完全控制他們的飲食。然而，這樣做也不是衡量現實生活的良好方法，研究結果可能沒有用處，因為你絕對不可能完全隔離這些營養素。此外，有時研究會針對某些食物提出結論，但是只要檢視受測者實際吃的食物，便會發現問題。例如，許多用老鼠進行的營養研究都是以高脂飼料讓老鼠增加體重，然後宣稱餵食某種「高脂飼料」，但是這類飼料的糖分也非常高。那麼，老鼠體重增加，是因為吃了脂肪還是糖分的碳水化合物？如果老鼠飼料的內容都這般複雜，想想看人類的飲食會有多少變化，簡直會讓人混淆不清。

- **健康和體重很複雜：**長期來看，影響健康的因素很多，體重是其中之一。要隔離個別成份對健康或體重的影響非常困難，如果辦不到就妄下結論，這樣是不負責任的。例如，假使有人吃了低碳水化合物飲食而減重了，能夠確定這個人是因為少吃碳水化合物，還是因為許多因素產生綜效而有了減重效果？能夠從中推斷結論，然後將其套用於大眾嗎？告訴各位一個小祕密，我們通常是無法這樣做的。然而，媒體知道民眾希望聽到有助於減肥的消息，所以他們會歸納訊息或提出假設來報導新聞，縱使科學研究沒有肯定而只有暗示這些資訊。當科學家、科學家所屬機構或媒體做出這類錯誤結論時，主流的健康風潮和政府政策（例如，繪製食物金字塔〔food pyramid〕；請參閱第117頁）都會受到影響，進而危害公共健康。

- **科學日新月異：**科學不只是數字遊戲，可以把它視為一種藝術。愛因斯坦曾說：「構思問題往往比解決問題更重要，因為可能只需要數學知識或實驗技巧便能提出解答。提出質疑或問題，或者從新的角度看待舊的問題，這些都需要創造力和想像力，足以代表科學的實質進展。」[8] 人人都知道，科學曾經「證明」世界是平的，而且太陽是繞地球旋轉。後來，有人膽敢提出挑戰，採用更先進的科學技術來證明前述觀點是錯誤的。

每個人現在都知道地球是圓的，但是我們身為科學家，不認為古代科學家的觀念是「錯誤」的。科學研究很簡單：收集數據，以此建立世界的模型。如果你的數據與你的模型一致，便能說你的模型可能是對的。當然，你也必須承認，其他的模型只要符合數據，它們也可能是正確的。只要模型和數據不一致，就必須更改，或者調整詮釋方法。我們有時說，某項科學研究是正確的，只因為數據證明該模型沒錯，但新的數據可能會顛覆那個模型。這就是科學進展之道。

要明確證明某件事情極為困難。著名的統計學家喬治·博克斯（George Box）曾說：「所有模型都是錯的，但某些模型有用處。」我們知道自己創立的模型都只能趨近事實，但這些模型有助於我們了解事實。

同樣的道理也適用於營養科學。我們對人體營養的知識不斷發展，科學家過去曾竭盡所能證明某些觀念，如今這些觀念已被證明是錯的。這不是因為科學是錯的，而是因為科學會發展和演變，我們偶爾只會調整模型，不見得非得完全推翻模型，而是進一步闡明。我們會根據以前的數據（或者我們先前能力不足，無法發展出模型），提出某種公式，有了新數據，我們有時便能修正或改良模型，使其與新的數據一致。我們相信科學過程（即使並不完整），因為我們總能在已知的基礎上加以改善。

讓我們回頭看看以下的問題：為什麼科學界從來沒有找到適合每個人的完美飲食？許多營養模型（包括素食、低碳水化合物、高脂或低脂飲食）似乎彼此矛盾；其實，如果將某個人（包括他的基因、微生物群系和環境）作為模型的主要參數，看似矛盾的情況便可迎刃而解。其實，各種模型（每個模型都自我宣稱可行）都是正確的，因為不同的模型適合不同的人。這正是我們要改良現有營養模型的理由。

科學界目前尚未了解個體對食物的反應程度。個人化營養學模型沒有反駁以前的模型，只是指出它們不完整。愛因斯坦並沒有反駁牛頓的理論和定律，只是說牛頓定律只適用於某些情況。同理，以前的營養模型都假設有一種適合每個人的飲食，但我們認為，這些模型可能適用於特定的研究群體，但無法符合普遍的科學數據；具體而言，不同的人會對同樣的飲食產生不同的反應，這便證明不可能有適合於每個人的標準化飲食。因此，我們認為，個人化營養學可以替營養科學提供嶄新的統一理論，而這個理論能和不斷出現的科學數據相互符合。

我們正踏上這個未知的新領域，很高興各位能夠一起參與。本書會告訴大家我們學到哪些知識，以及如何修正或反駁曾被認為正確的模型。我們奠定了基礎，要改善以往有礙健康的飲食，希望能提出新的飲食之道來促進人類健康。我們有嶄新的科學模型，等待各位探索，也會告訴大家如何使用這個模型來個人化飲食，讓你立竿見影，改善健康與生活。

Chapter

04

你的營養觀念可能是錯的

如果我們告訴你，你的營養、健康飲食和節食減重觀念都是錯的，你會作何感想？如果我們告訴你，我們雖然是鑽研營養的科學家，但也被人騙了，你又會作何感想？

西格爾博士的故事

我的體重沒有一直維持在標準範圍。大約有十五年，我的體重比現在還重十八到二十三公斤，身體質量指數（BMI）介於二十八到二十九，體重絕對超標，離肥胖只差一到兩點（譯注：根據衛福部國民健康署網站，健康體位的 BMI 要落在十八點五到二十四之間，超過二十七即為輕度肥胖）。這段期間包括我在以色列的大學研讀本科、在史丹福大學攻讀博士、以及在洛克菲勒大學進行博士後研究的時期，還包括我在魏茨曼研究院擔任研究員的前幾年。

你可能以為我不忌口，想吃什麼就吃什麼，沒有遵照飲食建議和普通知識。恰好相反，我很注重健康，甚至有專業和實務知識，因為我讀了很多健康文獻，而且我的太太當時擔任臨床營養師，非常注重健康。她遵循常見的飲食指南，而且無論我喜不喜歡，她也強迫我照做！

在這段時間，我遵照美國膳食營養學會（American Dietetic Association）的建議，吃的都是許多人認為健康的食物。我每天都吃肉，主要吃雞肉。

我通常吃自家料理的食物，偶爾才會上餐館。我很少喝含糖飲料，經常喝無糖飲料。我不會暴飲暴食，通常是有多少胃口吃多少東西。我吃蔬菜，也吃很多低脂食物，包括低脂優格和低脂乳製品。

我偶爾會吃一點甜食（每天很少吃超過一次，而且會節制）。我會注意卡路里，少吃高卡路里和高脂食物，包括堅果和酪梨。我也盡量不吃高膽固醇食物，好比雞蛋和肝臟，每天也吃兩到三份水果。我很注意食物的鹽份以減少鹽的攝取量。

我鍛練體能的時數比現在少得多，但我確實有活動筋骨，大概每週運動一到兩次，譬如跟朋友打籃球。照理說，我的生活非常健康。

實情卻非如此。我過得似乎很健康，卻苦於體重超標，偶爾會想要減肥。我節食了好幾次，有時是遵照營養師妻子詳細擬定的飲食計畫減重。這些節食計畫大多基於少攝取卡路里，不過使用的策略不同。有些把脂肪攝取量降到最低。我也嘗試過連續五天只喝果汁的排毒飲食。有些節食計畫有效，有些則沒效。即使我減重了，後來總是會復胖。

埃利納夫博士的故事

我的家族都超重，所以我大半輩子都在減重。我試過各種節食方法，有些方法有效，但它們通常都會嚴格限制卡路里的攝取。我的體重通常都會因此急劇下降；不過，礙於我的生活方式，我無法長期遵照這些嚴格的節食方法。只要過了幾個月，我就會逐漸鬆懈，最後不但胖回去，甚至還會多長一些贅肉。

我沒有節食時，會遵守大家都知道的「黃金標準」建議：少吃脂肪類食物、多吃水果和蔬菜，以及減少糖分攝取等等。然而，我一直覺得這些飲食規則對我沒效，最後又會按照以前的習慣吃東西。

當西格爾博士和我開始調整「個人化營養計畫」以確保我們的演算法運作正常時，我便自願加入第一批「白老鼠」。當時，我體重超標，覺得當實驗品不會有所損失，說不定還能學到新東西。正如我所預料，即使在空腹期間（早晨第一次量血糖），我的血糖水平大約維持在一百毫克／分升（mg/dL）的「正常偏高」範圍內。（第六章會告訴各位什麼範圍屬於正常、糖尿病前期和糖尿病）。然後，我做一週的試驗，吃了平常會吃的東西，同時嘗試我一直認為「健康」的食物，包括麵包、壽司和各種蔬果。我也吃許多年不碰的食物，譬如塗奶油的麵包、冰淇淋、啤酒和烤馬鈴薯。我很好奇，想知道自己對這些食物會有哪些反應。

那一週結束時，麵包讓我的血糖飆到很恐怖的數值，讓我大為吃驚！某些食物也是如此，其中有些還是我常吃的東西，包括馬鈴薯、辣椒和糖精（saccharin）。我喝很多咖啡，多年來都用糖精代替糖。我當時每天還喝大約一點五公升的無糖飲料。我也很驚訝地發現，塗奶油的麵包竟然「不會」讓我的血糖飆高！我吃冰淇淋和壽司，而且適度喝啤酒（一天不超過一到兩罐啤酒），我的血糖水平幾乎不會改變。

我是個抱持懷疑態度的科學家，所以不斷重複檢驗吃這些食物的結果，結果數據都一樣。從那時起，或者從我們獲得「個人化營養計畫」的結論後，我便開始個人化自己的飲食。我不再吃麵包和糖精，偶爾會吃些冰淇淋和喝點啤酒。在過去的三年之中（這是我記得的最長時期），我都能控制血糖水平和體重，不必刻意忌口，不敢吃某些我喜愛的食物！我希望長期研究以後，能夠提供強而有力的統計數據，證明我做的飲食調整確實是讓我更健康和得以減重的原因，進而讓其他人也能享受同樣的好處。

錯誤的營養觀念如何形成

當然，不只我們誤以為標準的營養訊息都能套用在每個人身上。我們從小就被灌輸基本的營養觀念。這些觀念根深蒂固，沒人敢質疑。不妨想像一個畫面：學生坐滿整間教室，聆聽老師講課。老師面帶笑容，親切和藹，舉起一張海報，展示簡單的彩色金字塔或板塊圖，圖內有卡通版食物圖案，大多是學生認得的東西：一碗義大利麵、麥片粥和米飯，還有麵包和餅乾、胡蘿蔔和萵苣、蘋果和葡萄、一杯牛奶、一片起司、一隻火雞、一塊牛排與一條魚。這些圖片代表吃了會健康強壯的食物。課堂講授的訊息可能如下：「多吃金字塔底部的食物（穀物），少吃金字塔頂端的食物（脂肪和配糖）。」[1]訊息清楚明白：應該吃穀物，少吃脂肪和糖。要適量吃金字塔中間的食物（蔬菜、水果、肉類和奶製品），學生接受的觀念大致如此。

在美國多數地區，學校都是如此不著痕跡地灌輸學生營養知識。美國政府推廣這種觀念，學校當然會加以附和。有些學生接受「前期食物金字塔」（pre-food-pyramid）觀念，認為「食物分為五大類」（譯注：一是穀物類；二是水果類；三是蔬菜類；四是肉、魚、蛋及代替品；五是奶類與代替品），有些人則被灌輸「後期食物金字塔」（post-food-pyramid）觀念，看到的是沒有卡通食物圖的「我的餐盤」（MyPlate）圖片。即便如此，飲食建議多年來從未改變。因為這種建議來自於政府，多數人相信它是基於營養科學，只要遵循建議，便能獲得健康。無論你住在哪裡或者你的飲食習慣如何（常吃自家飯菜，或者常吃速食與加工食品），同樣的觀念仍然適用：主要吃麵包和麵食之類的穀物食物，多吃蔬菜水果，少吃起司和肉類，盡量不吃脂肪和糖。這是人人適用的最佳飲食之道。

許多國家遵循美國的飲食指南（其實美國是借鏡瑞典的食物金字塔概念），連以色列衛生部（Ministry of Health）也採納。這些基本的營養概念早已風行世界，影響深遠。然而，這些飲食建議是好的嗎？更重要的是，它是否是基於科學呢？

這種建議「聽起來」很棒，不是嗎？它根深蒂固，深植人心。許多人就算聽到相反的說法，依舊會深信不疑，認為穀物是好的，脂肪是不好的。即使我們讀到提出反面觀點的研究，而且試著據此調整飲食（例如，遵循低碳水化合物飲食，或者嘗試舊石器時代減肥法），許多人仍然會覺得不對勁，因為相反的觀念早已烙印在我們的腦海。就算低碳水化合物、高脂肪飲食效果很好，讓我們減輕了體重，或者幫助血糖和膽固醇水平恢復到更正常的範圍，我們還是會不斷懷疑，內心會發出細微的聲音：「我是否吃得不健康？脂肪不好，全穀才好。」（最熱衷遵循低碳水化合物飲食的人，有時可能會懷疑培根和不配圓麵包的漢堡（bunless burger）是否全都有礙健康。吃低脂肪食物的嚴格素食主義者即使看到矛盾的證據，指出他們飲食提供的能量不足或者會造成高血糖，他們仍然會有一股安全感，認為自己的飲食最有益健康，因為每個人都知道，低脂肪飲食最好。）

然而，真的是這樣嗎？

真正的答案（如同生命中的許多答案）很複雜。如果要開始建立個人化營養學的觀念，最重要的是拋棄食物有分好壞的想法。只有不武斷認為脂肪、糖或穀物，甚至蔬菜是好是壞時，才能認清事實。既然各位已經拋棄先入為主的成見，現在就來回顧過去幾十年來構成我們營養習慣基礎的飲食指南，看看它們是否基於良好的科學或硬科學。

結論是，它們根本沒有基於良好的科學或硬科學。

具體而言，過去替美國人制定飲食指南時，根本沒有隨機的對照研究（controlled study）（現在仍然如此），將美國政府批准的飲食建議與別種飲食進行比較，或者嚴格評估它對發病率和疾病風險因素的影響。這樣的研究可能會提供更明確的答案。除非我們獲得了答案，否則不能說政府提倡的健康飲食指南可以讓所有人都健康。有些人可能會受益，有些人卻不會，有些人甚至會因此損害健康。每個人都應該吃推薦的五穀嗎？每個人都應該吃推薦的肉類或乳製品嗎？是否所有人都得依照推薦的飲食指南來限制糖和油的攝取量？每個人是否應該每天吃那麼多種水果或那麼多樣蔬菜？我們是否該吃建議的食物，但數量可以不同？可以多吃蔬菜嗎？可以少吃點水果嗎？甚至多吃點或少吃點脂肪、蛋白質或穀物？我們根本無所適從，因為沒有任何支持或反對前述飲食的證據。既然如此，這種觀念為什麼會深植於我們的腦中，如同必須遵守的法律？

如果政府的飲食建議不是根據科學，它們出自於哪裡？某些概念源自於食品工業贊助的科學研究，但研究不夠嚴謹，或者適用範圍有限且不可靠（前一章討論過這點）。此外，提出這些飲食建議的人包括食品工業代表，他們的業務和利益仰賴人們購買和食用某些食物。他們會遊說，讓自家生產的食物納入飲食指南。如同我們先前所說，金錢萬能，足以誘人偏袒自己。各種食物是如何受人歡迎或遭人冷落，這段複雜的歷史說來話長。本書礙於篇幅，無法詳盡討論。讀者不妨參考蓋瑞·陶布斯（Gary Taubes）的《好卡路里，壞卡路里》（Good Calories, Bad Calories）、瑪麗昂·內斯特爾（Marion Nestle）的《食物政治學》（Food Politics），以及丹妮絲·閔格（Denise Minger）的《致人於死的食物金字塔》（Death by Food Pyramid）。

我們必須超越食物政治，不受其煙霧彈和錯誤訊息困擾，真正去了解人們吃了

「個人化營養學」測試

——史帝文（Steven A.）

我是執業的家庭醫生，也是糖尿病前期的患者，總是遵循美國心臟學會食譜（American Heart Association diet），也會向病患建議這套食譜。我住在一個小鎮，超過50％的患者有代謝症候群的徵兆，包括肥胖、血糖紊亂和膽固醇過高。我很少發現病患遵循我推薦的飲食之後，長期下來會有正面的反應。然而，根據我接受的訓練，這種飲食是最好的，我只是轉告病人而已。

多年以來，我發現病患無法嚴格遵循建議飲食而深切自責。後來，我自己需要減肥，便嘗試了相同的飲食，竟然發現問題出在哪裡。我不但沒有更健康，體重也沒有減輕，還發現這些「規則」很難遵守。

當我讀到一篇討論個人化營養計畫的文章時，我很感興趣。我的同事也在討論這件事，而我想知道，這種觀念是否適用於我自己和病人。我發現這個計畫需要測試血糖，所以決定自己先嘗試。我在折扣店買了便宜的葡萄糖感測器（glucose sensor），開始測試我對食物的反應，結果發現我根本不了解自己的身體，這讓我很震驚！我喜愛內容豐富的義大利蔬菜湯（佐料甚多，有益健康；我以前這麼認為），結果它竟然讓我的血糖飆高，但我喝湯時常配的麵包卻不會。事實跟我原先的猜想完全相反！橘子也讓我的血糖破表，蘋果卻不會！

我不禁疑惑：我們是否連最基本的健康觀念都沒有，壓根不知道每個人會對不同的食物產生不同的反應？我要向提出這項重要發現的科學家致敬，希望這種個人化飲食觀念能夠廣為傳揚。到那時，我鐵定會在美國告知病人這種飲食知識。

什麼，以及他們的健康程度。如果你這樣做，就會發現飲食之道有千百種，各種飲食都能讓人健康。舉個飲食兩極化的情況：有些非洲人幾乎只吃澱粉，而有些因紐特人（Inuit people，譯注：美洲原住民之一，分布於北極圈周圍）只吃脂肪。飲食略有差異的例子很多，不同文化有各別的飲食習慣。有些族群似乎比較適應某些飲食。法國人吃很多脂肪，但很少得心臟病。有些族群似乎適應不良。例如，芬蘭人吃很多脂肪，但心臟病發病率高居全球之冠。

到目前為止，沒有任何飲食對每個人都好。有人會告訴你，地中海式飲食、舊石器時代減肥法、亞洲飲食或純素食是最好的，而且有個別的研究證明這些飲食確實有好處。然而，個人化營養計畫沒有研究過這些飲食法。雖然它們對某些人（甚至很多人）有效，沒有一種飲食能夠適用於每個人。

我們的確知道，來自傳統飲食文化國家的人移居到西方飲食流行的國家之後，他們通常會變胖，且會有更多的健康問題。[234]飲食評論家麥可．波倫（Michael Pollan）在他的著作《食物無罪》（In Defense of Food）寫過一句名言：「人類是一種動物，能夠適應各種食物，足以繁衍壯大；然而，無論如何定義西方飲食，人類似乎難以適應這種

「個人化營養學」測試

——瑞琪兒（Rachel K.）

我幾年前被診斷出患有糖尿病。營養師要我只吃某些類型的複合碳水化合物（complex carbohydrate）。我參加魏茨曼的研究之後，發現我每次吃營養師推薦的全穀糙米幾乎都會讓血糖飆高。我非常震撼，開始質疑其他的飲食建議。我逐漸知道食物會如何影響我，決定只吃不會刺激我血糖濃度的食物。我感受到很大的差別。我能夠好好控制血糖水平，終於大量減少服用的糖尿病藥物。我總算開了竅，謝謝你們！

食物。」一根據研究，美式飲食是最糟糕的「西方飲食」，特別容易導致肥胖。[5] 原因可能是我們今天看到的美式飲食源自於政治和利益，而非根據傳統飲食或科學研究。

如果我們以前便能質疑沒有根據全面科學研究而提出的健康建議，食物金字塔和後來的版本，或者任何廣為推廣的飲食指南，都不會如此暗藏玄機。然而，根據研究，人們會遵循對外公布的飲食建議，特別是來自聯邦政府的食物指南。

例如，美國心臟學會和美國糖尿病學會（American Diabetes Association）曾在二〇一二年共同建議：如果要減肥和保健，應該喝無糖汽水，不要喝含糖汽水。下圖顯示，無糖汽水的生產量（我們從這個數據推斷消耗量）逐年上升，即使研究（包括我們的某些研究）已經清楚指出，人工甜味劑會讓人變胖並有害健康。[6][7]

再舉一個例子。美國政府在一九七七年指出，脂肪不好，穀物才好，民眾就減少了脂肪攝取量，多吃五穀類食物。然而，從一九七一年到二〇〇六年，男性的肥胖率從11.9%上升到33.4%，女性則從16.6%上升到36.5%。從碳水化合物獲取的能量（卡路里）從44%增加到48.7%，脂肪提供的能量從36.6%下降到33.7%，從蛋白質獲取的能量從16.5%下降到15.7%。這些變化看似不很小，卻是日常的平均值，幾個月或幾年之後就會累積成很大的數量。例如，某個人一天攝取二千大卡，如果從碳水化合物多吸收5%的卡路里，一天就會從碳水化合物多吸收一百卡路里，一個月就累積三千卡路里，一年就多吸收三萬六千卡路里！在正常體重、超重和肥胖組中，這種趨勢是相同的。在這三個BMI組別中（亦即正常、超重和肥胖），總能量（卡路里）的攝取量明顯增加。[8]

人們相信各種沒有科學根據或無法透過科學驗證的事物，好比鬼怪、外星人、大腳怪（Bigfoot），以及治療嚴重疾病的全面「療

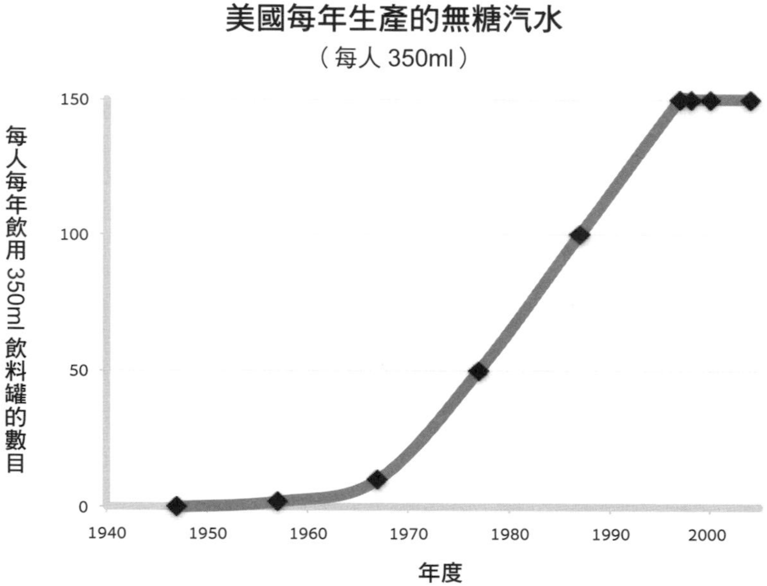

法」……，甚至普遍的飲食規則！許多信念有益於心理、具有娛樂性，或者至少是無害的。某些沒有科學根據的信念甚至可能是真的，但還沒有獲得證實（確實有外星人……但誰能證明？）科學界還得做很多事情，他們還沒有發現或證明許多事情。然而，當多數人相信某些沒有科學根據的觀念（好比特定的飲食教條），而這些觀念卻與科學矛盾（例如，糖是無害的，或使用人工甜味劑是減肥的好方法）或被科學界質疑時，這些觀念就會深切影響民眾的健康和壽命，進而

二十歲到三十九歲成年男性主要營養素攝取量的變化

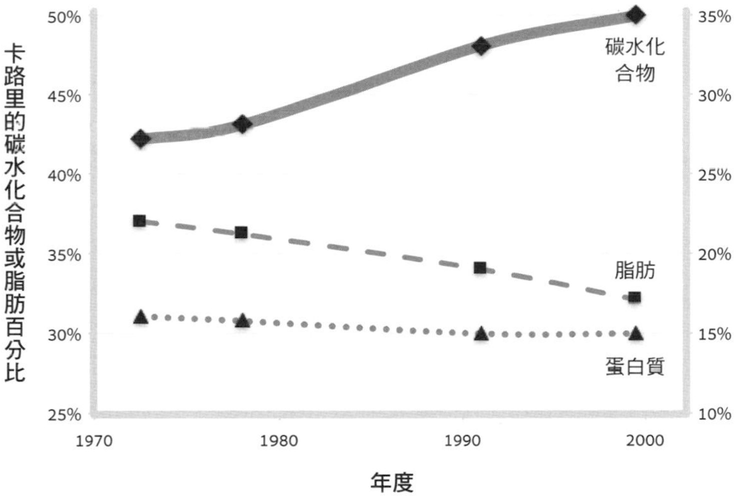

衍生問題，甚至威脅公共衛生。

某些情況如同前述，但影響範圍較小：如果某個人決定遵循閱讀或聽到的健康建議，卻不知其是否屬實，長期下來有可能危害健康。你正在遵循的飲食建議或者正在吃的食物可能會不知不覺傷害你。你認為這些食物有益健康，但恰好相反，它們會讓你更容易生病或變胖。不幸的是，這就是民眾目前的營養觀念——人們讀了某些資料便深信不疑，並且在沒有證據佐證的情況下就遵循相關的觀念。他們四處傳播，讓其他人也相信。結果，人人都遵循果汁斷食（juice-fasting），或者不吃水果或麩質，根本不管有沒有相關的科學依據。我們認為，過去數十年，越來越多人罹患代謝疾病，主因之一就是民眾根據沒有科學證明的資訊改變飲食。

因此在構建新營養模式之前，必須先討論某些常見的營養觀念，並且告訴各位這些觀念為什麼沒有科學根據，或者已經被證明是錯誤的，如此才能解構舊的營養模式。

第一種常見的觀念：卡路里就是卡路里（A Calorie Is a Calorie）

「卡路里」常出現於飲食計畫。嚴格說來，這個詞其實是指大卡，亦即將一公斤水的溫度升高攝氏一度所需的能量。決定食物卡路里的舊方法是在密封環境中燃燒沉浸於水中的食物，然後測量水溫升高了多少。如今，食物的卡路里含量是由專業人員（或透過電腦程式）決定，方法是根據一克蛋白質（四大卡）、一克碳水化合物（四大卡）和一克脂肪（九大卡）已知的卡路里，然後檢查各種食物的主要營養素（定量食物中的蛋白質、碳水化合物和脂肪），以此推斷食物的卡路里。當你在卡路里指南或卡路里計數網站或手機應用程式中查看食物的卡路里含量時，這些資訊來源便是如此獲得食物卡路里的數字。

許多減肥法經常計算卡路里：如果你吃下一百卡路里的食物，然後燃燒掉一百卡路里，就可以「進出相抵」而不會變胖。然而，客觀評估吃特定食物的卡路里與人體消化和利用卡路里的方式完全不同。「吃進卡路里，消耗卡路里」的陳舊觀念仍被當作減肥法（有些人不斷運用這種觀念，讓我們非常驚訝），誤以為所有卡路里在人體內都以同樣方式運作，但科學界早已指出這種觀念過於簡單。

例如，一項隨機臨床試驗指出，受測者遵循高脂肪或高碳水化合物飲食時，都獲得同等的減重效果，以及在代謝症候群的許多方面（比如血糖和膽固醇水平）獲得類似的改善。然而，這項試驗最有趣的一點是，遵循高脂肪飲食的人比遵循低脂肪飲食的人多攝取了許多卡路里。[9]如果無論食物來源如何，卡路里總歸是卡路里，那麼遵循低脂肪飲食的人應該能夠減更多的體重，但結果並非如此。人們總認為，減重只要計算卡路里，但許多研究已經質疑這種觀念，前述試驗只是其中之一。

不同的人會以不同方式消化食物，或者從相同的食物吸收不等量的能量。箇中原因很多，包括：健康狀況、年齡、體重、脂肪量和肌肉量，以及消化系統的健康狀況，好比能否有效製造消化酵素（digestive enzyme）。不同的人有不同消化食物的能量，消化效率也會因人而異。光計算卡路里，無法考量這些個人變數。

微生物菌相也會影響吸收能量的能力。人人都有獨特的微生物群系環境（請參閱第五章），每個人都會以不同方式吸收能量。例如，如果將胖子與瘦子相比，前者微生物群系吸收能量的能力比較高。肥胖的人會比精瘦的人從食物中獲取更多的能量（卡路里）（老鼠試驗證實了這點[10]）。卡路里只是影響體重的部分因素：每餐吃過量的食物（過量的卡路里），日積月累下來，體重就會增加。然而，多數人偶爾吃一頓大餐，體重不會一直增加，而且卡路里並不是影響體重或健康的唯一因素。

我們沒有特別列出碳水化合物，你可能會感到驚訝。雖然你的身體可以輕易將碳水化合物轉化為葡萄糖來獲取能量，但這不是絕對必要的。生長於某些國度的人以及許多人通常只攝取脂肪和蛋白質便能存活，他們很少吃碳水化合物食物。這種飲食方式很難遵循（可能沒必要，除非你想住在完全無法獲取碳水化合物的環境），但在生理上確實可行。

第二種常見的觀念：所有的脂肪都不好（All Fat Is Bad）

最普遍的錯誤觀念可能是「脂肪都不好」。近年來最危害人體健康的就是這種偏差觀念：人們認為，吃很多脂肪就會變胖，但這種觀念是錯的……或者並非「總是」對的。科學界已經證明，在卡路里不變的條件下，脂肪比例較高的食物會比碳水化合

營養：人體所需之物

營養學很複雜：如果這門知識不複雜，我們便知道該吃什麼，然後就萬事妥當。每個人都需要吸收某些營養素，無論吃什麼，都該包含以下的營養素：

- **脂肪**：協助吸收維生素並提供能量。人體缺乏血糖時，也會多費點精力從脂肪獲取能量。
- **鹽**：維持血液的電解質（electrolyte）平衡。
- **蛋白質**：生長與修復細胞和肌肉。
- **纖維**：讓消化系統正常運作。
- **維生素和礦物質**：協助人體執行數百種功能，譬如修復損傷的細胞、生長骨骼和協助器官運作。

物比例較高的食物更能讓人減重。並非百分之百如此，但總體來說，脂肪「平均而言」更能讓人減肥。

最近流行低碳水化合物飲食和舊石器時代減肥法，改變許多人對脂肪的看法（至少讓他們不吃碳水化合物）。儘管如此，多數人依舊認為，吃太多脂肪會讓人變胖，而且更容易生病，特別是罹患心臟病。美國心臟學會如此宣稱，營養師也這樣告訴客戶，超市不斷強調這種觀念，食品公司對自家的零脂肪產品感到自豪。多數人要喝牛奶的話，會喝低脂或脫脂牛奶，不會喝全脂牛奶。如果你在街上隨便問一個人，說吃高脂肪的上等排骨或藜麥沙拉，哪個有益健康。多數人雖然寧願吃排骨，卻會選藜麥沙拉。人們不斷被洗腦，總認為脂肪不好。

在我們的文化中，這種觀念已經根深蒂固。民眾只要讀到相反的證據（這類證據相當多），根本就不會相信，反而會認為這些證據不是真的。人們認為脂肪不好，因為他們打從兒時起就這樣被洗腦。這種觀念深植人心，牢不可破。某些人即使吃低碳水化合物的食物過活，也會感到焦慮。吃這麼多肉和奶油，真的沒問題嗎？日後是否得賠上健康？

事實如下：認為所有的脂肪都不好是不準確的。這種說法過於簡化，也沒有明確的證明。某些研究指出脂肪不好，但你只要研讀內容，便會發現這些研究通常包含其他因素，好比高卡路里或高糖分，沒有完全隔離脂肪成分。許多針對脂肪的研究都是利用老鼠來完成，提出的結論可能無法完全適用於人體。最近有人讓老鼠吃高脂肪飲食進行研究，並在二〇〇七年將結果發表於廣受尊重的科學雜誌。這項研究指出，許多針對脂肪的研究沒有準確描述內容，因為研究者使用的高脂肪飲食包含60%的豬油（lard）、20%的蔗糖（sucrose）和20%的乳蛋白質（milk protein）；這種食物其實是老鼠吃的垃圾食品，含有非常高的糖分和蛋白質。[11]這些研究指出，老鼠吃了脂肪之後，出現認知問題或變胖，甚至有其他的健康問題，但是它們忽略了一件事實，就是蔗糖或乳蛋白質也可能引發這些病症。此外，這些研究的對照老鼠被餵食充滿大豆蛋白（soy protein）的標準老鼠食物，因此該大豆食物中的植物雌激素（plant estrogen）也可能影響對照結果的準確性。更重要的是，這些對照實驗都不好。如果要確實隔離脂肪，餵食對照組的食物必須與實驗組的「高脂肪」食物相同（除了脂肪成分之外）。在這些對照組的食物中，其他的組成分與實驗組的其他組成分並不相同，因此讓人懷疑結果是否準確。這是一種錯誤的科研案例，因為它沒有充分隔離被測試的成分，含有許多混淆因素，讓研究者無法得出關於脂肪的可靠結論。然而，孩童在學校學習營養知識，甚至成人閱讀普通飲食建議時，並不知道這些研究牽涉廣泛，也會有不足之處。人們只是被「灌輸」簡單的觀念，亦即脂肪是不好的。

問題其實更為複雜，因為脂肪有很多種類。如果沒有說明脂肪類型，便說「脂肪不好」或「低脂肪飲食很好」，這是沒有意義的。無論從實質層面或生物化學角度來看，培根的脂肪與芥花油（canola oil）的脂肪不同，也和炸薯條、冷壓橄欖油（cold-pressed olive oil）或椰子汁中的脂肪不一樣。

例如，有很好的證據指出，人造反式脂肪（trans fat，將液體脂肪轉化為固體脂肪的工業過程）會危害健康。[12]但是，其他種類的脂肪（例如，充滿飽和脂肪酸〔saturated fatty acid〕、單不飽和脂肪酸〔monounsaturated fatty acid〕或多不飽和脂肪酸〔polyunsaturated fatty acid〕的牛排、橄欖油、堅果和種子），其結果相當混雜，對人體有好有壞。根據研究，不同種類的天然脂肪與疾病風險有不同的相關性。[13][14]某項研究顯示，額外餵食老鼠豬油或橄欖油，會阻礙老鼠的代謝（譬如肥胖和胰島素抗性），但改餵老鼠椰子油和魚油（主要是多不飽和植物脂肪或中長鏈飽和脂肪酸）之後，不會對老鼠產生負面影響。[15]根據另一項研究，沒有證據可以指出，在研究過程中，飽和脂肪會導致死亡、心血管疾病、腦缺血中風（ischemic stroke）或第二型糖尿病；然而，工業反式脂肪卻可能造成這些疾病[16]（美國食品藥物管理局〔Food and Drug Administration，FDA〕目前禁止將反式脂肪加入食物）。

以脂肪為主的飲食也會對人體產生不同的效果。大量的研究指出，這類飲食效果良好，反而沒有不好的效果。許多研究比較過低碳水化合物（假定為高脂肪）和低脂肪（假定為高碳水化合物）對體重或心臟病風險的影響，結果發現低碳水化合物飲食與低脂肪飲食有「相同的」影響力，或者稍微更加有影響力（不同的研究提出不同的結論）。[17]很少有良好的證據指出，高脂肪飲食與心臟病有關[18]，但大量研究卻指出，低碳水化合物和地中海式飲食（兩者的脂肪含量通常比較高）更能夠協助減重，並且通常能夠改善胰島素抗性與空腹血糖水平。[19]

若想研究這些趨勢，不妨檢視統合分析（meta-analysis）。所謂統合分析，就是分析多項個別研究結果，從中得出廣泛的結論。統合分析基於大量數據且長期進行後續追蹤，比單項研究相目更能提供良好的綜觀概述。經常被引用的長期研究範例，包括「護士健康研究」（Nurses' Health Study）[20]和「法明翰心臟病研究」（Framingham Heart Study）[21]，因為它們包含許多人長期收集的大量訊息。許多這類研究指出，脂肪含量較高的低碳水化合物飲食比低脂肪飲食有更好的減肥效果，並且能夠改善心臟病的風險因素，包括增加高密度脂蛋白膽固醇（HDL cholesterol，已知可降低心臟病風險的膽固醇），減少三酸甘油酯（高三酸甘油酯水平與心臟病風險相關），並且降低罹患心臟病的機率。[22][23]

在流行病學研究中，研究人員沒有發現攝取脂肪與心臟病之間有明確的關聯。因此，脂肪可能沒那麼糟糕。然而，人人都得從美國心臟學會等影響力十足組織聽取建議。他們會告訴你，少攝取脂肪，但要攝取微量的鹽（很快就會討論這點）。我們要讚揚美國心臟學會，因為他們最近修改了飲食建議，推荐攝取某些脂肪，同時不鼓勵人們攝取飽和脂肪、反式脂肪、鈉、紅肉、甜食和含糖飲料。他們還建議民眾食用非熱帶性植物油[24]：這種建議與當前研究更為一致（雖然針對這個主題的研究仍然莫衷一是）。他們正在改變態度，但礙於食品行業的反對，改變的速度非常緩慢，而且步調也遠遠落後於當前的科學研究。

此外，有人宣稱針對脂肪的研究適用每個人，但這種絕對的聲明過於簡化，脂肪可能會危害某些人。有些證據指出，某些種類的脂肪會導致發炎、氧化壓力（oxidative stress，譯注：有機體活性氧成分與抗氧化系統之間平衡失調，細胞正常的氧化還原狀態會受干擾，製造出過氧化物與自由基，進而損害細胞的蛋白質和DNA）、胰島素抗性[25]、心臟病和認知能力下降。[26]另有證據指出，脂肪含量極低的飲食可以幫助某些人逆轉心臟病的進展。[27]然而，這並不表示每個人都能從這種飲食獲益。

這並不表示「脂肪總是壞的」，也不是說「脂肪總是好的」。總體而言，我們可以肯定地說：根據多數研究，脂肪「通常」對「多數」人（或老鼠）沒有負面影響人，但是某些種類的脂肪（特別是過量攝取這類脂肪），「偶爾」可能對「某些」人（或老鼠）產生負面影響。這聽起來有點令人困惑，但你很快就會明白，為什麼這種說法不僅巧妙且準確。

攝取鹽分的重要性

許多人吃高鹽食物時會內疚，因為他們認為攝取鹽會讓血壓上升，增加中風和心肌梗塞的風險。然而，有一項統合分析整合了五十八項探討鈉對血壓影響的研究，指出人只要健康，可以忽略攝取的鹽對血壓的影響。[28]其實，鹽非常重要，可讓細胞正常運作。人體有許多可調節血液以及細胞內部和周圍鈉含量的機制。鈉含量過高，細胞就會排出鹽分；鈉含量過低，細胞就會從血液吸取鹽分。這些過程演化了數十億年，能在複雜的人體內運作。有些人可能會比其他人對鹽更敏感，但絕不能因此便制訂飲食規則，鼓勵全球各地的人少攝取鈉這種重要的礦物質。

第三種常見的觀念：高碳水化合物／低脂肪飲食不好（High-Carbohydrate/ Low- Fat Diets Are Bad）

沒有明確的研究指出，高脂肪飲食對每個人都有害處，同樣也沒有明確的研究指出，高碳水化合物飲食對每個人都有害處。首先，多數食物都會含有某些碳水化合物：糖、水果、穀物和澱粉類蔬菜（starchy vegetable）都含有碳水化合物，甚至非澱粉類蔬菜（non-starchy vegetable）都不例外。我們發現，比較多的研究曾指出低碳水化合物飲食有助於減重和預防疾病，而指出低脂肪飲食能有這種效果的研究則比較少；即便如此，這並不能證明碳水化合物是不好的，只是表示：「某些人」從碳水化合物攝取高卡路里，會不利於減重和預防疾病。即使這種飲食讓「多數人」無法獲益，卻不會讓「所有人」都無法獲益。無論何種研究，都有某些例外的受測者，他們不會跟多數參與研究的人一樣，受到同樣的影響。良好的低碳水化合物研究和低脂肪研究都是如此。

指出低碳水化合物飲食有益處的研究比較多。然而，確實也有指出低脂肪飲食有益處的研究，而這類飲食和典型的美國飲食或其他特定飲食（好比糖尿病飲食

〔diabetes diet〕）相比時，顯得更為優越。有些研究指出：在某些情況下，高碳水化合物飲食可協助許多人減肥，並且改善他們的健康度量指標。有特別令人信服的證據表明，高碳水化合物、脂肪極低的飲食可逆轉某些人的晚期心臟病。單純從減肥的角度來看，高碳水化合物飲食或許無法讓許多人成功減重或難以迅速產生效果，但它卻可能讓某些人產生良好的效果。

更重要的是，確實沒有任何證據指出富含碳水化合物的食物（從整體來看，不區分不同種類的碳水化合物）是有害的。或許許多人食用精製糖和精製穀物會損害健康；然而全穀類、水果和蔬菜也含有大量營養素和纖維，卻很難證明這些食物有損健康。

不幸的是，有缺陷的高脂肪研究不少，也有許多有缺陷的低脂肪研究。例如，許多低脂肪飲食的研究也會限制或減少攝取卡路里。到底是吃低脂肪食物讓人減重或更有益健康，還是限制了卡路里攝取才造成這種效果？不區隔這些元素，便無法確定是哪種元素產生了效果，或者是否兩種元素產生了綜效（低脂肪和低熱量共同產生效果）。然而，我們已經指出，許多研究曾經比較「低脂肪和／或高碳水化合物飲食」和「低碳水化合物和／或高脂肪飲食」，而這些研究顯示出非常相似的結果。某些研究指出，低脂肪或高碳水化合物飲食比高脂肪飲食更有益於減重、穩定血糖和促進心臟健康，尤其罹患糖尿病或葡萄糖失耐（glucose intolerance）的人會有更明顯的效果[29][30]；然而，前一節提過的其他研究卻提出相反的論點。

在某些研究中，低碳水化合物飲食在初期有正面的成效，十二個月後的差異卻大致相同；在某些情況下，低碳水化合物飲食者的膽固醇水平會升高（特別是「壞的」低密度脂蛋白膽固醇水平）[31]，而遵循高碳水化合物／低脂肪飲食的人有時卻能減重，他們的膽固醇、三酸甘油酯和血壓水平也能改善。雖然遵循高碳水化合物／低脂肪飲食的人可以改善健康度量指標，但是三年之後，他們卻會變胖。[32]

其他研究指出，低碳水化合物飲食比高碳水化合物／低脂肪飲食更有益於減重；然而，這些研究沒有使用真正的低脂肪飲食，通常只將脂肪限制在30％左右，接近美國標準膳食的脂肪含量（普遍認為，在美國標準膳食中，50％的卡路里來自碳水化合物，15％來自蛋白質，35％來自脂肪），因此得到結果的可能不如它們真正使用低脂肪飲食得到的結論這麼有說服力。某項統合分析提出「令人驚訝的證據」，指出脂肪含量極低的飲食（脂肪提供的卡路里低於15％）可減少飽和脂肪和膳食膽固醇的水平，也能夠幫助減重。[33]另一項研究更指出：如果用多不飽和脂肪取代飽和脂肪，可以適度改善膽固醇指數；如果大幅減少脂肪攝取，甚至能夠大幅改善膽固醇指數。[34]

那麼，碳水化合物的種類呢？前面說過，水果、蔬菜、穀物、糖和玉米糖漿都含有高碳水化合物，但根據研究，攝取更多膳食纖維可以避免肥胖和糖尿病[35]，攝取太多的糖則更容易罹患心臟病而死亡[36]，食用過多玉米糖漿之類的精製碳水化合物會讓人更容易得到糖尿病。[37]某項研究回顧了現有研究結果，指出根據觀察性研究，攝取全穀物食物通常可以預防疾病，尤其是心臟病、糖尿病和癌症，甚至可以進行體重管理，同時讓消化系統健康；然而，其他研究卻沒有證明這種效果。[38]相當多的研究指出，攝取糖有礙健康。很少證據表明蔬菜或水果會對人體健康產生不良影響（我們知道，蔬果含有許多可保護人體的成份），卻有許多證據指出糖和精製穀物（比如白麵粉）有損健康，讓人更容易得心臟病而死亡[39]，或者讓人罹患糖尿病[40][41]，甚至餵養癌細胞。攝取糖和罹患癌症有關聯，這是老掉牙的理論，目前又逐漸受到重視，因為預防和緩解癌症領域的最新研究重點之一，就是研究血糖和胰島素對癌細胞代謝的作用。[42]

碳水化合物其實很複雜。根據科學文獻，遵循高脂肪與低碳水化合物飲食可以讓許多人減重並改善健康度量指標；然而，有些人遵從低脂肪與高碳水化合物飲食，也能減重和改善健康度量指標。這兩種飲食都有可佐證它們有益健康的證據——從某種意義來說，沒有證據足以證明這兩種飲食有益健康。一切又回歸到我們的理論：檢視平均值時，或許可看出趨勢，但混雜的變異情況則會出現於個體之間：低碳水化合物飲食可能對某些人有用；高碳水化合物飲食也能有益於其他人。

這些主要營養素成效不一，萬一根本無法有任何定論呢？根據我們的研究，似乎沒有人需要特別遵循低脂肪或低碳水化合物飲食。許多前述的研究是針對少數人進行，可能礙於因人而異的差異，所以得到相對隨機的結論，不知哪種主要營養素有哪種效果，也不知哪種飲食方法比較優良。某項研究似乎有利於結果A，另一項研究卻可能認同結果B，只因為參與每項小型研究的人都對食物作出不同的反應。或許，人們只需要確定「哪種」碳水化合物、「哪種」脂肪和「哪種」蛋白質最適合自己。

膳食膽固醇對你有害嗎？

幾年以前，美國蛋業聯會（Egg Board）資助了一項宣傳活動，宣稱消費者可以安心食用雞蛋。雞蛋含有膽固醇，多年以來，時而被人排斥，時而受人歡迎；當然，雞蛋不是膳食膽固醇的唯一來源。多數源自於動物的產品都包含膽固醇。儘管膽固醇是身體器官（尤其是大腦）重要的組成元素，許多醫生（尤其心臟科醫生）卻不斷勸告病患少攝取膽固醇。許多人仍然認為，膳食膽固醇不好，因此會少吃雞蛋與動物性食品，以免攝取過量的膽固醇。然而，這種觀念早已經遭到駁斥。沒有證據指出，膳食膽固醇會影響血液的膽固醇水平。身體會製造膽固醇和調節膽固醇水平，這跟攝取膽固醇毫無關係。或許，我們可以提出許多不吃雞蛋、牛排或蝦子的理由，但是維持血清膽固醇（serum cholesterol）的水平卻不能當作理由。43

第四種常見的觀念：節食確實有效（Going on a Diet Works）

在很多情況下，節食（無論限制攝取卡路里，或者控制主要營養素的攝取，比如遵循低碳水化合物或低脂肪飲食）在短期內會對某些人有效。如果你曾經減肥或節食後感覺更輕盈健康，就能體會這點。然而，你是否能夠一直維持體重？你是否一直覺得自己更加健康？有些證據指出，節食通常效果都不好。你可能會減輕一些重量，但可能會復胖……或者體重幾乎回到跟節食前一樣。下面的圖表顯示一種卡路里極低的飲食、一種標準飲食（非特定性，可以是任何飲食，好比營養師建議的膳食），以及一種搭配運動的飲食。無論採用哪種飲食，體重起初都會下降，但是最終都會回到原本的水平。這種結果令人氣餒。

多數減肥法起初能產生很棒的效果，但幾個月後，效果就會消失。例如，大幅減少食物攝取量（卡路里極低的飲食）通常在初期會展現最棒的效果；然而，幾年之後，使用者的通常都會復胖。

最近有一項廣為人知的研究，該研究追蹤電視節目〈超級減肥王〉（The Biggest

Loser）的參賽者。所有參賽者透過運動與限制攝取卡路里，在錄製節目期間都能大幅減重；然而，根據前述研究，參賽者減重之後，降低了身體的代謝率（metabolic rate），甚至六年之後，他們的新陳代謝仍然非常低，以至於無法像其他體重類似卻從未超重的人吃相同數量的卡路里[44]（這項研究把這種情況稱為「持續的代謝適應」〔persistent metabolic adaptation〕）。

受試者至少完成一年的體重干預計畫之後的平均減重

根據八十項的研究回顧（人數 = 26,455；18,199 人完成計畫〔69%〕）

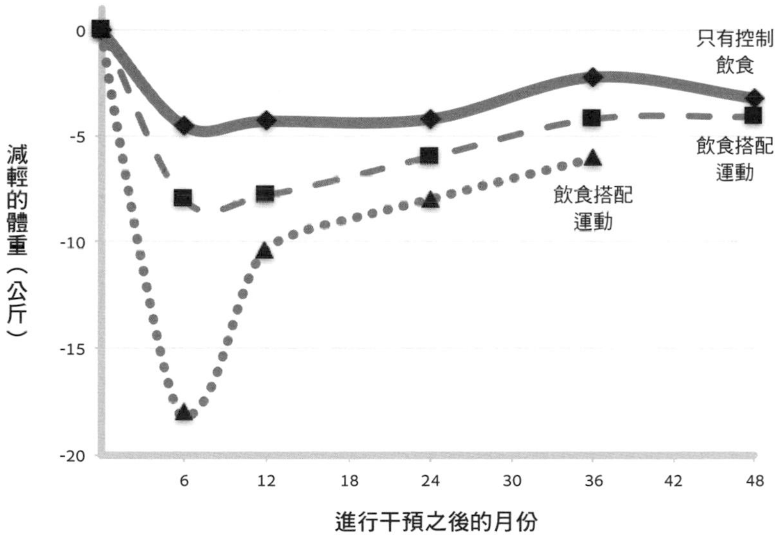

根據其他研究，在許多情況下，節食是最終體重增加（而非減少）的一致性預測指標[45][46]；節食是青少年體重增加的顯著預測指標[47]；越常節食，越可能罹患暴食症（binge-eating）和其他飲食失調／障礙（eating disorder）。[48]

我們最近提出一項驚人的研究，證明減肥者的腸道微生物（微生物群系）「記得」減肥者曾經超重。因此，即使這些人減重之後，微生物群系也不會變成瘦子的微生物群系。這會影響身體對食物的反應，讓節食者更容易復胖。下一章會詳細討論這點。

關於節食的另一項重大誤解是節食者沒有遵循規定的飲食。某些時候確實如此，但是根據我們的經驗和研究，節食者通常會遵守飲食規定，但是他們不是達不到效果，就是體重最終還是增加。許多人不斷嘗試各種節食法，想要找到最適合他們的飲食。然而哪種節食法確實有效？這似乎取決於個人——他們是否能夠忍受節食的痛苦、是否切實遵守節食指南、能夠持續節食多久，以及他們生活方式的改變是否對他們有效。

另一個問題是，許多節食法沒有明確定義。例如，你可以遵循「低碳水化合物」或「低脂肪」飲食，卻仍然常吃加工食品，而且很少吃營養成分高的食物；你也可以遵循「低碳水化合物」或「低脂肪」飲食，但是吃營養豐富的食物。你可以表面上吃素，但每天吃通心麵和起司，或者遵循純素食飲食，但是吃素食餅乾和炸薯條。或者，你也可以吃素，但主要吃富含纖維和蛋白質的植物類食物，好比蔬菜和盡量不加工的全穀物食物，搭配冷壓油和有機水果。

同理，你可以遵循舊石器時代減肥法，但只吃廉價的肥肉和加工椰子製成的甜食，或者採用「阿特金斯減肥法」（Atkins diet，譯注：俗稱吃肉減肥法，就是超低澱粉減肥計畫，吃蛋白質食品並減少攝取碳水化合物來減重），專吃培根、不配圓麵包的漢堡和起司。你也可以把自己的節食計畫稱為「阿特金斯減肥法」，但只吃沒澱粉且營養豐富的蔬菜，以及少量的優質肉蛋白質。

光憑排除某一類食物的節食法，也可能錯誤推斷其內含的主要營養素。例如，舊石器時代減肥法通常被認為屬於「低碳水化合物」飲食；然而，如果它含有大量水果和澱粉類蔬菜，其碳水化合物含量可能會很高。純素食飲食通常被認為屬於「低脂肪」飲食，但它如果含有大量植物油、堅果和酪梨之類的高脂肪食物，其脂肪含量可能會很高。這一切都取決於吃的食物；因此，光憑名稱，任何減肥法都毫無意義。

最後（也是最關鍵的），任何節食法顯然只適用於某些人。有些人專吃脂肪性食物獲取能量，進而順利減重，但這種方法卻不適合其他人。有些人專吃植物性食物，便能順利減重且身體健康，有些人則要吃大量的動物性蛋白質才能獲得這種效果。有些人不需要吃很多東西，有些人則胃口很大，攝取了更多卡路里卻不會發胖。你可以從下圖檢視這點。這張圖顯示一組人對兩種節食計畫的測試結果。第一種節食計畫對任何人都沒有效果。第二種節食計畫對某些人有效果，卻使其他人增加了體重。你無法知道哪種節食計畫對你有用，為了減肥而挨餓，這值得嗎？

從這些錯誤的營養觀念可以知道：營養訊息很有趣，但概括的營養規則並非對人人有效。每當某項扎實的科學訊息與其他扎實的科學訊息相互衝突時，並不是飲食法或食物導致矛盾的結果。這是因為科學界力求找到一種適合所有人的飲食方法，但這是不可能的，因為每個人對不同的食物有不同的反應，而且沒有適合每個人的飲食方法。

然而，這卻是個好消息。對於許多曾經節食失敗的人而言，未來充滿希望。你減重不成功，很可能是你的節食法不適合你。對食物反應和個人化營養學足以解答該吃什麼才能健康與減重的問題。多數節食法解決問題時，是從錯誤的角度出發，亦即著眼於食物和營養素。如果要解決節食的問題，必須檢視個人，找出每個人對食物的獨特反應。讓我們先詳細檢視人體內的運作方式，你就能更加了解，為什麼每個人對食物的反應絕對是獨一無二的。

兩種節食（干預）計畫都有類似的平均效果
但是對個別參與者的影響卻截然不同

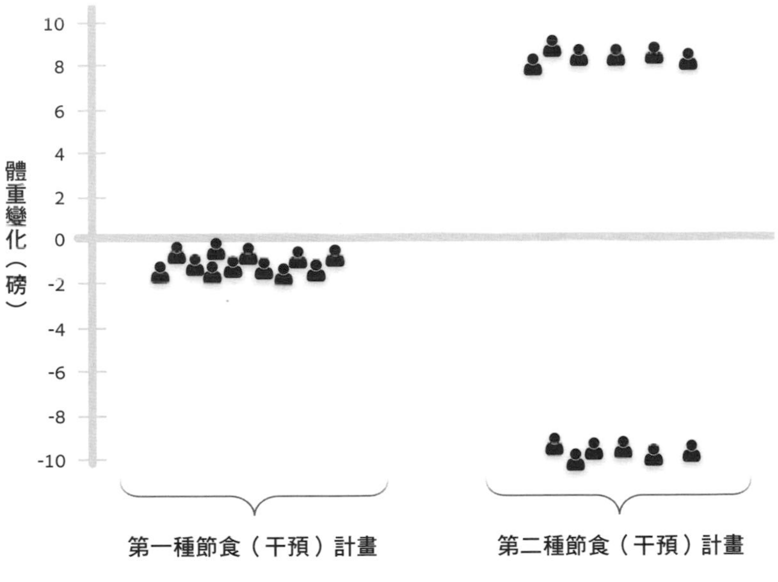

「個人化營養學」測試

——塔米（Tami E.）

我是兩個孩子的母親，費盡心思要讓孩子吃營養均衡的食物。我不斷上網搜尋資料和詢問朋友，並且給我二年級的女兒和讀幼兒園的兒子準備午餐。我的孩子快樂、健康、活躍，但我八歲的女兒跟我家人一樣（她班上有許多孩子也是如此），體重都超重。我和我丈夫認為，這是遺傳造成。然而，我們家族只有上兩代人才出現體重過重的問題。我後來看到一則全國性的新聞報導，報導指出幼時肥胖，長大後會不健康，所以我有點擔憂，覺得該想辦法解決這個問題，連前第一夫人蜜雪兒．歐巴馬（Michelle Obama）也曾投入兒童肥胖防治！但是我不知道該怎麼做。從營養角度而言，我的女兒吃得很健康，而且活動力十足，還是一名足球隊隊員。要求這樣的年輕女孩減肥，似乎並不合適。

我後來從全國新聞中聽到個人化營養學的報導，深深感到共鳴。我開始使用家用血糖監測儀測試體內血糖對食物的反應。令我驚訝的是，我對食物的反應根本和原先料想的完全不一樣。例如，我喝咖啡之後血糖會飆升，但吃燕麥餅乾就不會。香蕉會讓我的血糖上升，番茄卻不會（我讀過某些資料，知道許多人吃了番茄，血糖就會飆升）。我先前讓自己和家人維持健康的飲食觀念，瞬間在我眼前崩潰。

「如果健康食物跟我想的不一樣，不見得會有益於我」，它們對我的家人可能也是如此。我迫不及待想要學習如何使用這種方法來改善我們全家的飲食。

Chapter

05 腸道內的小宇宙：為什麼它如此重要

一八八三年，名叫瑪莉．馬龍（Mary Mallon）的十五歲女孩從愛爾蘭移民美國。她先替許多家庭打雜，然後在一九〇六年被名叫查爾斯．亨利．沃倫（Charles Henry Warren）的富有紐約銀行家聘為廚師，在沃倫位於紐約長島（Long Island）北岸的蠔灣（Oyster Bay）承租的度假別墅工作。從那年夏天到初秋，在沃倫的十一名家庭成員中，有六名不幸感染傷寒（typhoid fever）。當年，傷寒的死亡率約為10%。這麼多人感染傷寒，確實令人擔憂。

這個家族聘請名叫喬治．索柏爾（George Soper）的衛生工程師進行調查。索柏爾起初懷疑蛤蜊是罪魁禍首，但並非每位病患都吃過蛤蜊。他最終找出了真相，並在一九〇六年將調查結果發表於《美國醫學會雜誌》（Journal of the American Medical Association，簡稱JAMA），文中指出瑪莉．馬龍感染傷寒卻只有稍為身體不適，乃是美國第一個記錄在案的「傷寒沙門桿菌」（Salmonella typhi）健康帶原者。

然而，瑪莉認為自己很少生病，否認散播傷寒。她被指控時沒有病狀，根本不認為自己是罪魁禍首。然而，索柏爾確信自己沒錯，指出瑪莉曾在八個不同的家庭擔任廚師，其中七個家庭都有人感染傷寒，造成了二十二起病例，某些病人甚至死亡。

那年，紐約爆發傷寒疫情，約三千人受到感染，瑪莉是引發疫情的元凶。當時沒有抗生素（遲至一九四八年才問世），疫情相當嚴重。索柏爾說服紐約衛生局（New York Department of Health）和警方，強制瑪莉接受糞便樣本檢測。雖然瑪莉試圖逃跑，警方還是逮住了她，取得了她的糞便樣本。果然，樣本呈現陽性的「傷寒沙門桿菌」檢測結果。瑪莉隨後被拘禁於北兄弟島（North Brother Island）上某家醫院附近的小屋，與外界隔離。她曾向法院起訴紐約衛生局卻無功而返，最終被關了兩年。

醫院試圖治療瑪莉。醫生採用輕瀉劑（laxative）、酵母菌和一種稱為「優洛托品」（urotropine，又譯六亞甲四胺）的尿液消毒劑進行治療，但毫無效果。醫院懷疑病菌藏匿於瑪莉的膽囊，想要將其摘除，但瑪莉嚴詞拒絕。在這兩年之中，瑪莉的一百六十三個糞便樣本中有一百二十個檢測後呈陽性反應，但從來沒有人告訴她這點，因此她總認為自己無故遭到拘禁，應該被釋放。

一九一〇年，同情她的衛生局局長釋放了瑪莉，條件是她不可再擔任廚師。然而，瑪莉沒有遵守規定，改名瑪莉．布朗（Mary Brown）後立即在曼哈頓的斯隆婦產醫院（Sloane Maternity）掌廚。在短短的三個月之內，她又讓醫生、護士和工作人員在內的二十五人感染病菌，其中兩人死亡。當她再度被揭發之後，人們將她戲稱為「傷寒瑪莉」（Typhoid Mary），報紙漫畫也大肆批判她，讓她身敗名裂。瑪莉還被遣送回北兄弟島，在後續的二十六年一直被隔離，直到她於一九三八年去世。

瑪莉死亡時，紐約衛生官員早已發現另外四百名被認定為傷寒沙門桿菌的「健康帶原者」，但被強制隔離的，只有瑪莉。總之，「傷寒瑪莉」讓一百二十五人感染傷寒，並且造成五人死亡。[1]

這個事件令人悲傷，卻讓我們了解：腸道細菌會深切影響你的生活，以及你和身旁人的健康。有些細菌會傷害你，有些則不會。多數細菌是有益的，能夠與你和諧共處。它們不屬於遺傳，乃是搭便車，靠你維持生命。然而，你可以調整體內的微生物群系，幫助好菌生長，阻止壞菌繁殖。

壞菌

在二十世紀初，罹患致命傷寒的病人高達數萬，如今衛生條件有所改善，傷寒病例已大幅減少。美國每年的傷寒病例不到四百，其中多數病患都曾去過比較落後地區，比如墨西哥、南美和印度。[2]

傷寒如今可能不是嚴重的疾病，但我們還得解決其他的細菌感染問題。最恐怖且傳染性最強的細菌是「困難梭狀芽孢桿菌」（Clcstridium difficile，簡稱 C. diff）。在住院患者中，這種細菌會嚴重感染腸胃，導致腹瀉、腹部劇痛和發燒，病情嚴重者可能死亡。

二〇一一年，僅僅在美國就有二萬九千人罹患「難養芽胞梭菌」而死亡。

即使病患沒有死亡，惡意取代這種細菌的菌種也可能嚴重影響他們的生活品質。有人會得到結腸疾病，譬如克隆氏病（Crohn’s disease，又稱局部性迴腸炎）和其他炎症性腸病（inflammatory bowel diseases），也有人會罹患結腸直腸癌（colorectal cancer）。老年人或服用某些藥物（比如廣效抗生素〔broad-spectrum antibiotic〕）的人，更是高風險族群。然而，任何人都可能感染「難養芽胞梭菌」。醫生可用抗生素治療這類感染，但偶爾細菌會非常頑固，抗藥性極強，根本難以殺死。科學界目前正在積極尋求更好的治療辦法。

誰住在你的腸道內？

你的腸道住著四十兆微生物細胞，以及高達一千種的微生物物種。腸道細菌的細胞數接近身體的細胞總數。如果用細胞數目來計算人體，你大概只能算半個人[3]，因為人體細胞數目只有三十兆。[4]

這些體內微生物主要包括細菌，也有病毒、真菌、寄生蟲和其他擁有DNA的微生物，基因數大約是人體基因數的二百倍。[5]人體基因約有二萬五千，細菌基因則大約為五百萬！科學家花費大量時間研究人類基因，但人體攜帶的遺傳物質非常多，人類基因只占其中的1%。我們還不知道多數微生物基因的作用，這是令人興奮的新研究領域。（我們仍然不知道許多人類基因的作用，但科學界已經長期研究它們。每個人都攜帶了數百萬的細菌基因，我們現在才要開始研究它們的性質和影響。）

微生物存在於體內和體外，只要人體與外界接觸的地方，都有它們的蹤影，包括皮膚、口腔、腸道、呼吸道和泌尿生殖系統。我們將這個系統稱為「微生物群系」，前述的身體部位都有微生物群系。然而，一直到一九九〇年代後期，科學界才普遍認可微生物群系。[6]在體內的微生物群系中，腸道微生物群系最為多樣複雜，在生理上扮演重要的角色。除非微生物能藉由傷口感染人體，某些體內系統（血液系統和臟器）通常缺乏微生物，或者至少缺乏大量的微生物，所以經常被認是無菌的。

微生物群系的發現

指出微生物是人類系統的部分科學證據率先出現於一八八〇年代中期。當時，奧地利小兒科醫生希爾德．埃希查爾（Theodor Escherich）在健康與腹瀉兒童的中腸道菌群中發現一種細菌（日後稱為大腸桿菌〔Escherichia coli／E. coli〕）。

著名的諾貝爾獎得主和現代免疫學創始人之一的埃黎耶．梅契尼可夫（Élie Metchnikoff）早期熱衷於研究微生物群系。在十九世紀末的某一天，梅契尼可夫用原始的光學顯微鏡觀察新鮮的糞便樣本，驚奇地發現無數的活菌在其中爬行。他認為這個「世界之內的世界」可能對人類的生命至關重要。梅契尼可夫開始每天都喝一杯酸乳，認為這樣可能會改善體內的腸道微生物。他甚至出版名為《壽命的延長：樂觀的研究》（Prolongation of Life—Optimistic Studies）的書籍，書內推斷這些微生物會讓人延年益壽。

糞便內的物種

近年來，DNA序列分析技術日新月異，讓我們得以研究微生物群系。如果要分析微生物群系中的細菌，其遺傳物質的來源是糞便樣本，因為糞便的固體成分通常是細菌。在你的一生之中，你的微生物群系中的細菌會不斷繁殖、成長和死亡。腸道微生物每天都會流失10％，隨著糞便排出體外，因此研究糞便是獲取細菌遺傳物質的好方法，也能夠隨時確定腸道微生物菌相。

典型的糞便大約有75％的水和25％的固體物質，包括：

- 未消化的纖維和消化液固化成分（30％）；
- 益菌和壞菌（30％）；
- 脂肪（10％到20％）；
- 無機物（10％到20％）；
- 蛋白質（2％到3％）。

然而，當時無法研究梅契尼可夫觀察到的微生物。微生物學界當時專注於對付「壞的」致病細菌，直到一個世紀之後，亦即一九九〇年代末期，微生物群系才被公認為人體重要的組成部分，或者對健康很重要。

大約近十年以來，科學家才能運用先進的基因技術廣泛研究人體細菌。許多細菌受到「呵護」，因為它們無法存活於人體之外，需要非常特殊的條件才能繁殖和生長。例如，有些是絕對厭氧菌（anaerobe，又譯嫌氣菌），

探討「微生物群系」的科學論文

（PubMed 搜尋引擎）

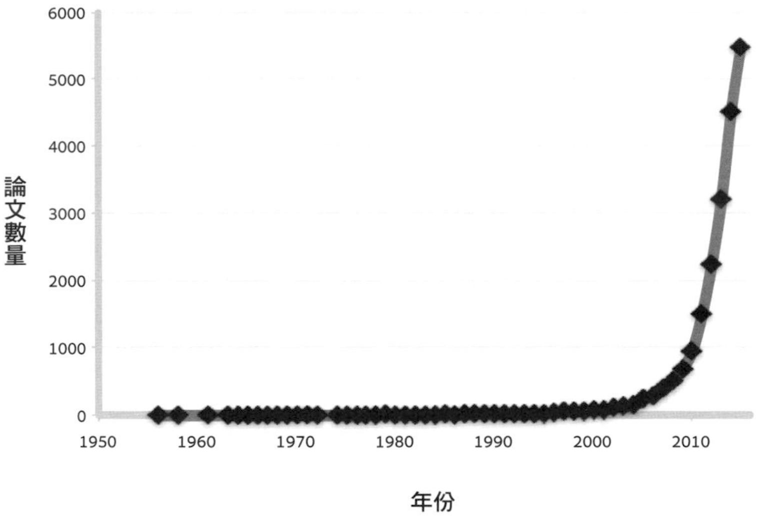

表示正常濃度的氧氣便能殺死它們。我們不知道如何能在人體外培養這些細菌。大約在二〇〇六年到二〇〇七年之間，DNA 序列分析技術有所進展，讓我們得以從糞便樣本中確定整體腸道菌相，並對其進行定序，從而識別人體的微生物群系，不必在人體外培養微生物方能進行研究。如此一來，微生物群系成為最令人興奮的新研究領域之一。近來牽涉微生物群系的新研究大幅增長（見右圖），我們當然也恭逢其盛。本章將指出我們已在數個關鍵領域有所斬獲，同時發表了研究成果。這些領域受到微生物群系的影響，你可能會因此感到驚訝。它目前非常火熱且日益增長，投身其中的不只有我們，許多科學家正在研究微生物群系的各種層面、質量、功能和影響。

最令人興奮的是，我們逐漸揭開微生物群系的致病層面，不是只有找出它們與許多常見疾病的關聯。換句話說，我們正在研究哪些東西會直接影響微生物群系，以及微生物群系會導致什麼情況，不僅只是知道某些情況會和某些微生物並存。人類遺傳學也取得類似的進展（知道致病層面，而非只知聯結層面）；然而，令人振奮的是，遺傳學和微生物群系有所差別：我們不能改變自己的基因，卻能調整體內的微生物群系。我們正逐步發掘促進人體健康的關鍵因素。

腸道微生物菌群系的作用

知道體內充滿細菌可能會讓你心生厭惡，但別擔心，這些細菌和你有共生關係，可大幅改善你的生活。例如，微生物群系能發揮以下的作用：

- **能量：**人體大約有10%到20%的能量不是由身體分解食物而獲得，而是由細菌分解食物來提供。你的微生物群系會產生身體所需的消化酵素（digestive enzyme）和維生素，也會決定你能從食物攝取多少能量。[7,8]
- **必須維生素：**微生物群系會生產身體所需卻無法自行製造的必須維生素，比如維生素K（甲萘醌類〔menaquinone〕）、維生素B12（鈷胺素〔cobalamin〕）、維生素B9（葉酸〔folate〕）和維生素B2（核黃素〔riboflavin〕）。[9]

維生素B12特別重要，可維持神經細胞的健康，協助製造DNA和RNA（人體遺傳物質）。食物的維生素B12幾乎來自於畜產物（animal product），特別是貝類、甲殼動物和牛肉；然而，如果素食者有健康的微生物群系，尤其體內含有大量的雙歧桿菌（Bifidobacterium）和乳酸菌（Lactobacillus），可能就不會缺乏維生素B12。最著名的維生素B12製造菌種是羅伊氏乳桿菌（Lactobacillus reuteri，又譯洛德乳桿菌），它是人體腸道中的常見細菌，隸屬體內微生物群系。[10]

維生素B9（葉酸）也非常重要，通常存在於未煮熟且未冷凍的新鮮蔬菜。葉酸跟維生素B12一樣，可以由腸道中乳酸菌和雙歧桿菌[11]之類的乳酸細菌製造。

- **免疫力**：微生物群系有助於調節免疫系統[12]。如果健康免疫系統要能正常發展，其實需要仰賴微生物群系。微生物群系可協助抵抗入侵物，避免身體自我攻擊（自體免疫病〔autoimmune disease〕），也能協助建立抵禦病原體（pathogen）的屏障，可決定人體會對哪些東西過敏，以及不會受到哪些過敏原的影響。[13]
- **健康**：微生物群系也能決定我們的健康狀況（無論好壞）。在過去十年，我們已經更加了解微生物群系與健康之間的關係，同時發現它們會牽涉各種疾病，包括肥胖[14,15]；氣喘、過敏和自體免疫病[16,17,18,19,20,21,22]；憂鬱症[23,24]和其他精神病[25,26]；還有炎症性腸病，包括克隆氏病和潰瘍性大腸炎（ulcerative colitis）；神經退行性疾病（neurodegeneration）[27,28,29]；癌症；以及血管病（vascular disease）。[30,31]該如何操控微生物來控制這些疾病，仍然得先完成許多研究。

- **嬰兒健康**：母親微生物群系的細菌（稱為寡醣／低聚醣〔oligosaccharide〕）會透過母乳傳給嬰兒，使嬰兒具備健康的微生物群系[32]，這是支持餵母乳的論據。當嬰兒通過產道時，微生物群系也可能順道從母體傳遞給嬰兒（這是目前熱門的研究領域）。我們認為，這種演化方式相當神奇，因為源自母體的物質會形塑下一代的微生物群系。這又足以證明，

人體微生物群系的菌相和功能遭受破壞後衍生的病症

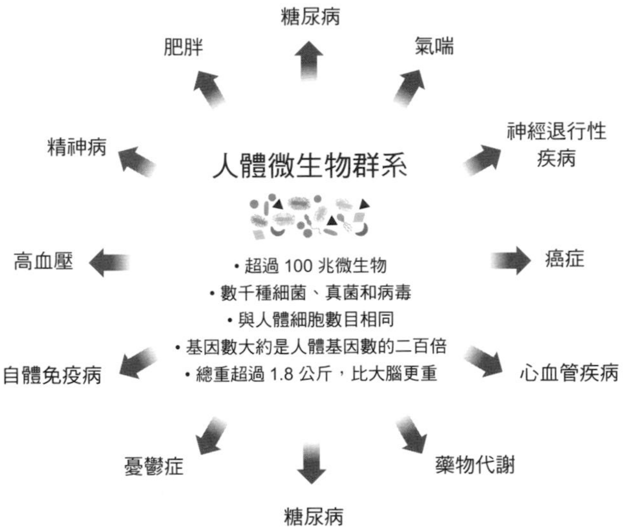

為何人類在演化時，微生物群系非常重要。而這也可說明人體和細菌是共同演化的。我們與體內的微生物一起進化，我們如今得仰賴它們才能生存（反之亦然）。

「個人化營養學」測試——薩萊雅（Saleyha A.）

我總覺得食物對我的影響不同於對我姐妹的影響。我們晚餐吃同樣的食物，但我胖乎乎的，她們卻很苗條。如果我要跟她們一樣瘦，就得少吃麵包、米飯和義大利麵。根據最新的飲食觀念，碳水化合物對人體不好。

我也發現，自己只要吃東西，就會感到疲累。我不是講我精力下滑。我說的是，「我吃東西之後就想躺下睡覺」。我想也許自己只是懶惰，但我不明白的是，其他人跟我吃同樣的食物，他們卻很清醒。我聽過一個理論：「吃東西之後，血液都會流向胃來消化食物。」我以為這就是我用餐後會倦怠的原因。

我當實習醫生時，擔心用餐後精力會下滑，所以巡房時就不吃午餐，但我到了傍晚就會非常餓，總得在護理站吃點感恩的病人提供的巧克力或餅乾。當然，我吃了這些東西之後會想睡覺。「血糖低點」很快就會出現，我只好吃更多的甜食來「充電」，藉此熬過剩下的工作時間。我在家會吃葡萄、番茄、沙拉和鮪魚。我幾乎不吃麵包，吃冰淇淋時也會感到很內疚，認為不該如此放縱。

當英國廣播公司（BBC）《我是醫生，請相信我》（Trust Me, I'm a Doctor）的節目製作人問我是否想參加「個人化營養計畫」並加以報導時，我很感興趣，卻不期望能夠學到很多東西。我認為自己已經四十四歲了，老早就知道自己的身體會如何回應食物。

沒想到我竟然錯到離譜。根據我的腸道菌相和血糖測試，葡萄和番茄都會讓我的血糖值飆升，冰淇淋卻不會。最令我驚訝的是，塗奶油的土司根本不會讓我的血糖上升。

我根據參與研究時學到的知識來調整飲食，徹底改變了體質。我的皮膚更光滑了，整天精力充沛（包括飯後和傍晚）；最重要的是，我瘦了不少，食量跟以前相同，但體重還一直下降。我感覺很棒，這是我健康和生活的重要轉折點。

好的微生物群系變壞時會出現何種情況

每種微生物群系都含有各種細菌，某些會導致疾病，特別是體內環境適合這類致病細菌繁殖。如果你的微生物群系失去平衡，可能會發生下列情況：

- **老化：**微生物群系與老化關係密切。微生物喪失多樣性後，更是會讓人衰老。[33]多樣化的微生物群系會有活力，更能發揮功效；然而，細菌多樣性喪失之後（物種變得較少），身體就會虛弱，認知功能也會降低，譬如罹患癡呆症。我們發現已開發國家的民眾常有這種現象，因為他們可能遵循西方飲食，食物內容變化少，糖分較高，纖維較少，體內的微生物群系便喪失了多樣性。使用老鼠的研究[34,35]指出，如果採用更為西式的飲食和食用較少的纖維，三代到四代之後，某些微生物就會消失，即便後來恢復高纖維飲食，仍然無法讓這些細菌復甦。人體的消化酵素不會消化纖維，所以纖維會直接進入腸道供細菌食用。若要恢復消失的菌種，必須添加這些細菌（透過密集的益生菌療法，但不一定會見效），以及／或調整飲食，遵循含有更多樣食物成分的傳統飲食。換句話說，要多吃未加工的天然食物，以便補充某些消失的細菌，並且攝取更多的纖維來餵養更大量和更多樣化的菌體。

- **出現更多（或更少）代謝症候群：** 最多研究指出，微生物群系與肥胖、糖尿病、高膽固醇血症（hypercholesterolemia）和脂肪肝有關。同一名病患經常出現這類病症，因此總稱為「代謝症候群」。這些疾病是全球常見的疾病，可謂上一個世紀的嚴重流行病。患者也經常出現許多致命的併發症，譬如心臟病、中風、動脈阻塞和腎臟病。第六章將討論正常血糖水平的重要性，屆時會詳細說明代謝症候群。許多因素會導致代謝症候群，可能與現代人腸道微生物群系的改變有關。其實，微生物群系可能不僅牽涉代謝症候群，也可能導致許多跟代謝症候群有關的徵兆，包括肥胖、糖尿病和高膽固醇血症。微生物群系會改變免疫系統、調節荷爾蒙系統、改變從腸道分泌到血液的小分子（代謝物〔metabolite〕）[36]，甚至影響神經系統來改變人體的新陳代謝。例如，根據齧齒動物的研究，只要某種稱為「醋酸鹽」（acetate）的代謝物增加，便會激發名為「副交感神經系統」（parasympathetic nervous system）的周邊神經系統（peripheral nervous system）的分支，而這個分支系統又會讓受血糖刺激的胰島素加速分泌。如此一來，稱為「飢餓肽」（ghrelin）的飢餓賀爾蒙便會增加而導致肥胖。其他研究[37]顯示，細菌生產的另一種代謝物（稱為琥珀酸鹽〔succinate〕）有助於改善葡萄糖代謝，而細菌發酵膳食纖維時會產生大量的琥珀酸鹽。因此，吃更多的纖維可讓細菌產生更多的琥珀酸鹽，進而改善葡萄糖代謝，有助於逆轉或預防代謝症候群。

有趣的是，如果從纖瘦健康的人採集糞便的微生物樣本，然後將其移植到葡萄糖不耐症患者的體內，這些病患可以逐漸提高胰島素敏感度（insulin sensitivity，譯注：胰島素敏感度下降，就稱為胰島素抗性）。這些影響只是短暫有效，幾週之後便會消失，但這就證明腸道細菌可影響導致代謝症候群的病症，有可能解決這種疾病。[38]

- **對紅肉出現反應：**根據某項有趣的研究，吃紅肉會引發心血管疾病，可能是由於體內微生物群系會對紅肉產生反應[39]。這項研究指出，不是所有人都以同樣的方式消化紅肉，部分原因是每個人有不同的微生物群系。紅肉含有「左旋肉鹼」（L-carnitine）。「左旋肉鹼」會先被微生物群系透過一系列步驟分解，然後再

吃紅肉可能引發心臟病，其物質轉換機制仰賴微生物群系的中介作用

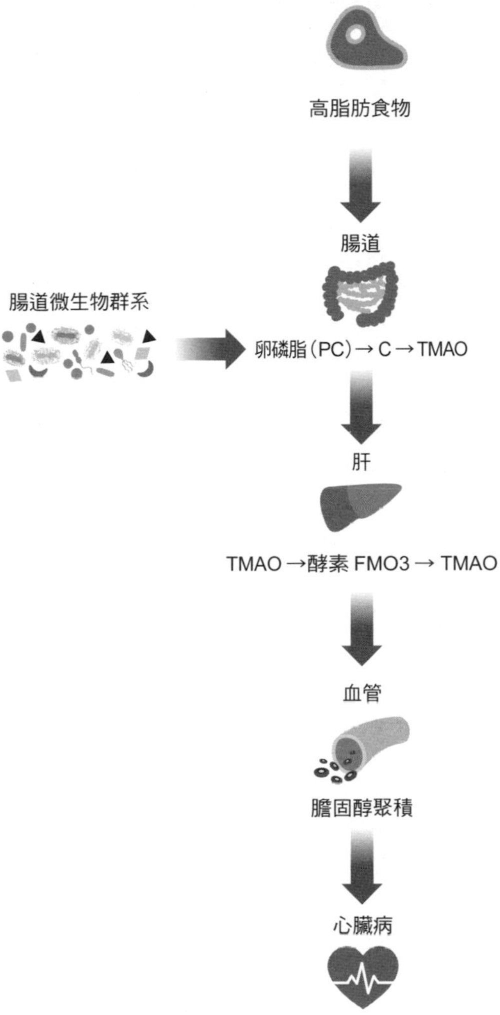

獨特的微生物群系特徵

多數人的體內有同樣的細菌（被認為是微生物群系的「核心」），有些細菌可能源自於遺傳[42]。然而，有許多細菌會在你的體內以特定方式組成，形成屬於你的微生物群系「特徵」。跟陌生人相比，你和親戚可能會有比較類似的微生物群系，但你體內的細菌仍然是獨特的。例如，同卵雙胞胎通常比雙胞胎有更類似的微生物群系，雙胞胎又會比兄弟姐妹有更相似的微生物群系，而兄弟姐妹又會比沒有血緣關係的人有更類似的微生物菌相。然而，同卵雙胞胎的體內微生物仍然不會一模一樣。你的微生物群系是你個人的動態特徵，會依照你的生存環境不斷發展，也會根據你的飲食、健康和生活而改變。無論如何，人體的微生物群系絕對保有個人元素，會隨著宿主調整飲食或生活方式而緩慢改變。

被宿主分解，轉變成「氧化三甲胺」（trimethylamine N-oxide，簡稱 TMAO）。這種物質會改變膽固醇的代謝，使其從血液中被清除的速度變慢，進而聚積在動脈壁上。

有趣的是，要將「左旋肉鹼」轉化成 TMAO，需要一種中介物質，以及只能由腸道細菌完成的處理步驟。只要體內沒有可將「左旋肉鹼」轉化成 TMAO 的合適細菌，膽固醇積聚在動脈壁上的風險就會降低。吃素者的體內通常帶有較少這類細菌，所以不會跟吃紅肉的人一樣，將「左旋肉鹼」轉變成 TMAO。這當然是個大新聞，因為它會鼓勵民眾改吃素，雖然吃素的人通常不吃紅肉。[40][41]這個例子也說明每個人會對不同的食物產生不同的反應：吃紅肉會損害某些人的健康。在這種情況下，個人化因素似乎是由微生物群系所決定。

微生物群系和體重的關聯

如果你想減肥，可能急於想知道微生物群系能否幫上忙，或者微生物群系是否就是讓你變胖的原因。我們現在知道體重和微生物群系有關聯，但仍在詳細研究這些關聯如何運作。我們通常是研究肥胖老鼠來獲得相關的知識。具體而言，我們知道肥胖老鼠的微生物群系與正常體重老鼠的微生物群系有所不同。

與正常老鼠相比，肥胖老鼠會從相同的食物吸收更多的卡路里。當然，肥胖老鼠的糞便被移植到「無菌老鼠」（經過消毒而沒有微生物群系的老鼠），亦即將前者的微生物群系移植到後者，無菌老鼠也會變胖。[43]這點顯示微生物群系會深切影響某些人，使其體重超重。

將肥胖者的微生物群系轉移至無菌老鼠時，也會發生這種效應。將一對同卵雙生女性（一位肥胖，一位纖瘦）的微生物群系轉移到老鼠時，接受肥胖者微生物群系的無菌老鼠也變胖（參見下圖）。接受纖瘦者微生物群系的無菌老鼠則沒有變胖。[44]這個研究的另一項有趣發現指出：圈養的老鼠通常會吃彼此的糞便轉移彼此的微生物群系，但讓這些老鼠（分別接受肥胖和纖瘦雙胞胎微生物群系的老鼠）共同生活時，牠們（接受纖瘦者微生物群系的老鼠）卻沒有變胖。在這種情況下，老鼠先有了微生物群系（不同於將微生物群系轉移到無菌老鼠），其體內微生物群系會與外來糞便的微

將一胖一瘦的同卵雙胞胎的微生物群系移植到老鼠時會同時轉移肥胖表型

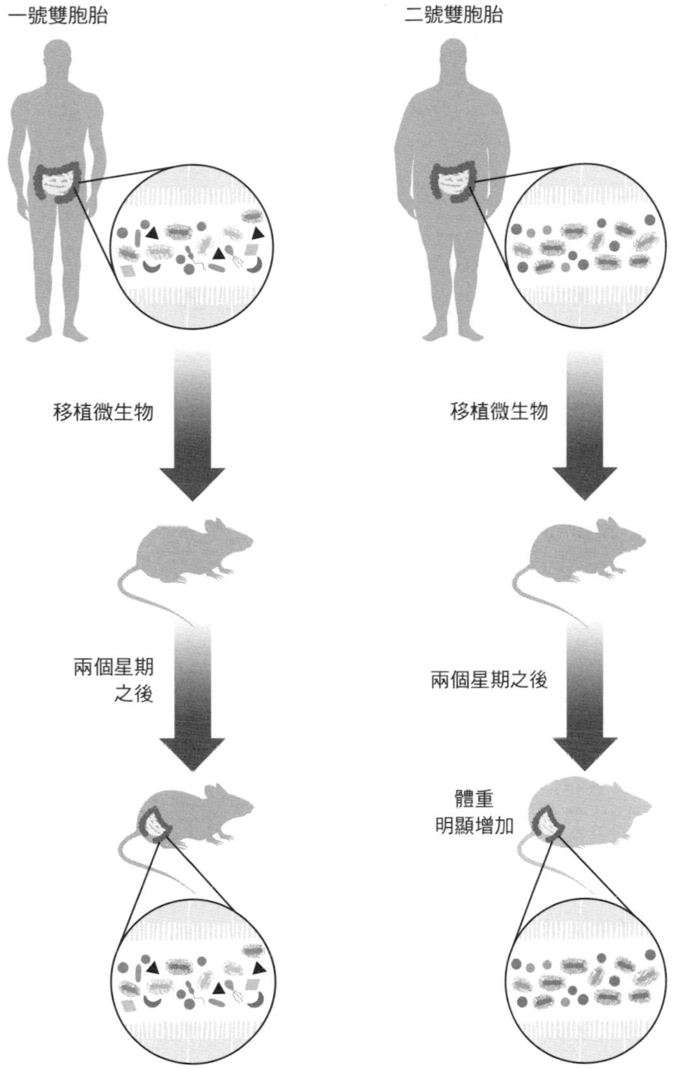

生物競爭，從而抵消克服任何肥胖效應。這點足以證明，某些微生物可以讓人不變胖。

這項研究指出，微生物群系至少是導致肥胖的因素，可能會在許多層面影響體重。然而，更有趣的是，微生物群系會如何影響我們「控制」體重的計畫。

科學家如何研究微生物群系

科學家會以各種方式研究微生物群系，其一是研究老鼠，因為能從中建立因果關係；換句話說，研究老鼠很容易便能確定某件事是否導致另一件事。體內微生物被消滅殆盡的無菌老鼠就像乾淨的紙張，可以將特定的微生物移植到這些老鼠來研究後續情況。科學家可以觀察表型（phenotype）的變化（所謂表型，就是可從有機體觀察或測量的外觀或成分，比如體重、葡萄糖耐量〔glucose tolerance〕、胰島素抗性和血液化學〔blood chemistry〕），藉此證明微生物群系是否發揮了作用和影響。

科學家研究微生物群系的另一種方式是通過人體觀察性研究。這樣可以更準確地建立關聯性：例如，微生物群系菌相是否與肥胖或糖尿病之類的可觀察性狀／表徵相關。然而，這種觀察性研究無法證明特定的微生物群菌相會導致肥胖，只能說明兩種模式同時存在。要評估因果關係仍有辦法。進行研究時，可以多次檢視同一個人（稱為增加縱觀維度〔longitudinal dimension〕）。這可能有助於確認哪個率先出現：微生物群系的變化，或者表型（肥胖或糖尿病）的變化。雖然這類研究沒有明確證明因果關係，卻足以讓我們提出假設，然後進一步驗証。

研究焦點：微生物群系對溜溜球節食和體重的影響[45]

人們紛紛想要減重，而我們感興趣的是：為什麼許多人節食減重之後又會復胖？他們可能會減輕約兩公斤至二十三公斤（或者更多），但最後都會胖回去。更糟的是，大多人每次結束節食週期之後，不僅會回復到節食前的超重體重，甚至會多長些肥肉。每經歷一次節食和復胖週期，這些人的體脂肪（body fat）比例會增加，更加容易代謝失調，罹患成年發病的糖尿病、脂肪肝和其他肥胖導致的疾病。

節食過的人都知道這種復胖現象，無論是親身經歷或看到別人復胖，人總會擔心自己是否也會如此。統計減重失敗的數據有千百樣，而根據我們的研究，大約80%的減重者都會復胖，偶爾甚至會胖更多。對於想節食減重的人來說，成功機率實在太低。前述現象偶爾被稱為復發性肥胖（recurrent obesity），更常見的說法是「溜溜球節食」（yo-yo dieting）或「溜溜球肥胖」（yo-yo obesity）。

減重似乎非常困難，但有些事會讓想控制體重和維持健康的人沮喪。我們想知道為什麼會這樣。我們推斷人會復胖，代表身體鐵定「記住」以前的超重狀態，從而營造出某種體內環境，讓身體恢復到先前狀態。然而，這種趨勢或記憶儲存在哪裡？基因活動有可能導致這種情況，或者人變胖後經歷免疫或生理層面的改變，而減重之後，這些改變卻無法完全回復到以前纖瘦時的狀態。如此一來，身體要維持減重後的纖瘦狀態就更為困難。

我們也懷疑，這項「記憶」可能儲存於微生物群系。畢竟，我們知道微生物會不斷回應我們的飲食和其他不斷改變的身體狀況。根據我們先前的研究和他人的研究，人如果發胖或體重持續增加，體內的微生物群系會明顯變化，而微生物群系只要改變，就會導致代謝紊亂。例如先前提過，人變胖之後，微生物群系就會從相同的食物中攝取更多的能量（卡路里）。

人發胖之後，微生物群系就會改變。如果這些微生物群在減重之後「沒有」恢復（或完全恢復）到先前身體纖瘦時的狀態，會發生什麼情況呢？如果人瘦下來了，但體內微生物依舊維持在肥胖時期的菌相，要維持減重後的體重是否會更困難呢？從菌種角度來看，這會是什麼樣的情況？從未有人提出這點，而我們投入了精力和資金去研究。果然，我們辛苦總算沒有白費。

我們依循這種思路，利用老鼠去研究「溜溜球肥胖」。我們首先餵食一組老鼠，使其變胖，再讓牠們減肥（讓老鼠的體重恢復正常到與同年齡、同性別老鼠一樣）。接下來，我們餵食兩組老鼠（年齡和體重都相同）一樣的食物，使牠們都變胖。其實，我們是讓曾經減重和不曾變胖的兩批老鼠增重。有趣的是，雖然餵食的食物相同，先變胖再被迫減重的老鼠和從未變胖的對照組老鼠相比，增加了更多的體重。

當我們讓這個「溜溜球肥胖」組進行另一輪減重計畫，然後又讓牠們經歷第三輪的復胖過程，這些變胖過的老鼠的體重會增加更多。看來每次復胖都會比上一次復胖時增加更多體重。這種情況就像人們的「溜溜球節食」，不斷節食瘦身，卻也不斷復胖。

為了確切查出「溜溜球肥胖」老鼠如何維持體內的「記憶」並儲存於何處，我們首先比較兩組老鼠（一是從肥胖減到正常體重的老鼠；二是從未變胖的老鼠）的許多臨床參數：葡萄糖代謝、體脂肪、胰島素敏感度、肝功能和其他評量指標。我們沒有發現顯著的差異……然而，他們的微生物群系卻例外。

在實驗的主要階段，亦即當老鼠第一次變胖時，牠們體內菌相確實變得不同於纖瘦老鼠的菌相。然而，當老鼠節食後恢復正常體重時，其肥胖狀態下的「肥胖」微生物群系卻仍然

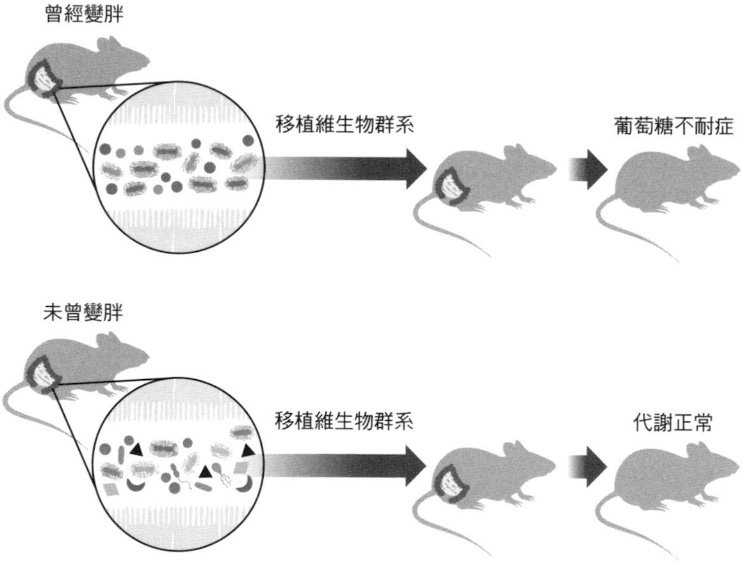

沒有改變，從而支持了我們的理論：亦即肥胖「記憶」儲存於微生物群系。老鼠和人類變胖之後，體內的微生物會從食物中吸收更多的卡路里，這就是「溜溜球肥胖」老鼠如何「記住」肥胖體質，讓身體一直傾向於從食物中攝取更多的卡路里（參見下圖）。

此外，當我們繼續餵食變胖過的老鼠正常食物時，牠們需要花費數個月（換作人的話，可能要花費數年），身體和體內微生物才能恢復到先前纖瘦時的狀態。一旦微生物群系確實完全恢復到原本狀態，老鼠就算經歷第二輪增胖過程，體重也不會急遽增

先前肥胖之後，腸道微生物菌相會改變，使得節食後體重增加更多。

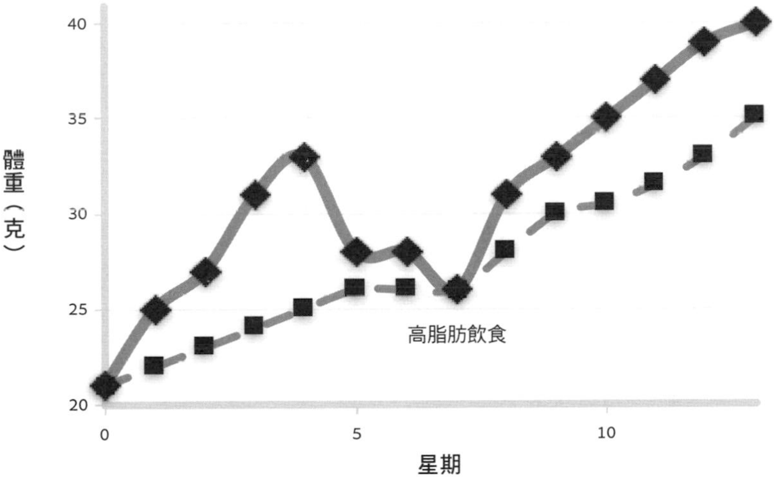

加。牠們已經重新擁有纖瘦老鼠的微生物菌相，但這得花很長的時間才能辦到。

如果將這項研究推估到人類身上，可以說人只要超重，可能要花費好幾個月到好幾年，才能讓體內微生物恢復到身體纖瘦時的狀態。而變胖後減肥的人可能無法跟一直纖瘦的人一樣，吃相同數量的食物就能維持減重成果。

然而，到目前為止，我們只有發現關聯，沒有找到因果關係。我們還無法證明微生物群系是否會讓人變胖。我們非得想個辦法來證明老鼠的微生物群系（而不是其他因素）確實會讓牠們變胖。我們需要利用抗生素來消滅或重新啟動老鼠的微生物群系。如同我們的預期，使用抗生素殺死老鼠的微生物之後，消除了以前看到的增胖效果！變胖過的老鼠只要接受抗生素治療，就不會再比對照組的老鼠增加更多的體重。

我們希望打破沙鍋研究到底，便接著利用無菌老鼠測試我們的理論。老鼠被置在無菌隔離箱，確保牠們接受實驗之前，體內沒有任何腸道細菌。我們將變胖老鼠的糞便樣本轉移到無菌老鼠體內。轉移之後，這些無菌老鼠確實會明顯增加體重，好像牠們先前確實變胖過。這點證明我們的理論沒錯（至少適用於老鼠）：微生物群系是導致節食後體重增加和「溜溜球肥胖」的原因。

結束這項研究時，我們已經能夠以數百項個人化的微生物群系參數（比如：微生物群系包含的微生物，以及這些微生物的作用）為基礎，發展出一套機器學習（machine-learning）演算法（規則），藉此精確預測每隻老鼠（無論變胖過或一直纖瘦）會從高熱量、高脂肪的飲食中攝取多少熱量。

如果這個故事（和研究）就這樣結束，豈不有點令人沮喪。這不是一項針對人類的研究。各位是否還記得我們說過：千萬要謹慎小心，不可簡化研究結論。話雖如此，你可能會試圖提出結論，認為人跟老鼠一樣，只要變胖，就不能遵循正常飲食來維持瘦身結果，要不然就得長年嚴格節食。然而，我們是否可以採取簡單的方法來緩和這種增胖效應呢？這就是我們接著要探討的問題，所以我們開始比較肥胖老鼠和纖瘦老鼠，看看牠們的微生物有哪些不同。有可能找到可用的資訊嗎？

我們注意到一點：「溜溜球肥胖」老鼠的類黃酮（flavonoid）水平（特別是洋芫荽黃〔apigenin〕和柚配質〔naringenin〕分子）明顯低於一直纖瘦的老鼠。類黃酮的功能很多，其一是協助脂肪細胞燃燒卡路里。我們推斷，在體重循環增減的過程中，較低的類黃酮水平可能會讓先前變胖的老鼠更傾向於從食物中攝取更多的卡路里。

我們想知道：如果餵食「溜溜球肥胖」老鼠充滿類黃酮的飲食，將會發生什麼情況？蔬菜、漿果、水果、堅果、豆類和香料通常含有類黃酮，所以無論食物或補充品都可廣泛提供這種化學物質。我們發現這種「後微生物」（postbiotic）療法能夠讓老鼠「不再明顯復胖」時，感到非常振奮。

「後微生物」

我們發明「後微生物」（postbiotics）這個術語，以便描述（應該）由細菌產生的代謝物，這些代謝物能夠影響人體細胞，並且可以利用補給品來加以控制。如同包含益菌和益生元纖維的益生菌補給品，我們也能針對不足的微生物群系來補充「後微生物」。我們能夠證明，只要調整「後微生物」水平（亦即向宿主提供細菌產生的分子），便可影響細胞過程和生物條件，例如避免過度復胖。如此一來，我們便能從全新層面來影響微生物群系和宿主之間的相互作用。

別急著花錢去買類黃酮補給品。各位必須知道，這種益處尚未在人體中顯示出來。

老鼠研究雖暗示了這點，卻無法證明人體也會以同樣的方式產生反應。然而，在節食期間與節食之後，不妨多吃富含類黃酮的蔬菜（特別是含有許多洋芫荽黃和柚配質的蔬菜）。洋芫荽黃的來源包括洋甘菊茶、洋蔥、橘子、葡萄柚、芹菜、香芹和香菜，還有紅酒和啤酒，而柚配質的來源包括柑橘、柑橘汁、杏仁、開心果，以及紅酒。這些食物營養豐富，多吃無害。

我們正在進行類似的人體研究，希望能夠找到可協助反轉人體腸道中不良微生物「記憶」的特定化合物，讓人在成功節食後可以維持正常體重。請各位留意我們未來發表的資訊，這些資訊應該非常實用，可以用來開發有效調整微生物群系變化的療法。

微生物群系發出的訊息

人體腸道內的微生物群系不是孤立的。它們會透過神祕的方式與身體「溝通」，但我們才剛開始探索這個領域。根據我們實驗室的研究，腸道微生物群系會與身體部位溝通，比如脂肪組織（fat tissue）、肝臟、胰臟、心血管系統、肺和大腦。這可能會影響人體細胞的行為讓人生病，比如容易（或不容易）變胖的體質、胰島素抗性、肝病、糖尿病、心臟病、過敏、氣喘，甚至行為問題。這也會影響細胞和基因的運作。

微生物群系的影響

我們已經知道節食和暴飲暴食會如何影響微生物群系。人或動物身處於新的環境，也會影響體內的微生物，好比親吻別人、撫摸貓狗或海泳；此時，人體的微生物菌相會受到影響。你有獨特的微生物群系特徵，但它會不斷變化——不會完全走樣，但足以改變你的微生物群系功能，進而影響你的健康和生活。某些影響微生物群系的因素來自於遺傳或發生於許久之前，有些則是發生於當下，如下所示：

「重大的影響」

- **進化：**動物吃的食物與其祖先不同，體內會有適應新飲食的微生物群系。[46][47][48][49]
- **年齡：**人出生時都是無菌的（體內沒有微生物），會從父母獲取第一批微生物，比如通過產道出生、第一次吸母乳，以及接觸週遭環境。嬰兒的微生物群系和成年人非常不同。當嬰兒開始吃固體食物時，體內的微生物群系會逐漸變得跟普通成人一樣。[50][51][52]這個過程通常在三歲時結束，此時孩童的微生物群系會大致與成人雷同。

- **傳統與現代生活方式：**遵循傳統生活方式的人（獵人或採用傳統農業技術的農民）會比過現代生活的人擁有更多樣的微生物群系。[53][54]（微生物群系越多樣越好，身體通常會更健康。）

「中度的影響」

- **使用抗生素：**抗生素是二十世紀最偉大的醫學發明之一，能夠有效消滅傳染病（曾是最凶狠的人類殺手），進而大幅促進人類健康和延長人類壽命。然而，人類也為此付出了代價：抗生素會長期影響微生物，譬如減少多樣性，每個人對抗生素會有不同的反應。[55][56][57][58]因此，沒有在醫生指示的情況下使用抗生素（例如，用抗生素治療感冒或濫用抗生素），或者從食用接種的牲畜吸取了抗生素，這些都可能改變人體健康的微生物群系。

- **攝取纖維：**食用較多的纖維，體內的微生物群系會更為多樣。然而，只要改採高纖維飲食，至少可以稍微恢復微生物群系的多樣性。
- **服用藥物（抗生素除外）：**許多人經常服用某些藥物，比如乙醯胺酚（acetaminophen，譯注：「解熱鎮痛」的藥物，普拿疼的成分），氫離子幫浦抑制劑（proton-pump inhibitor，譯注：減少胃酸分泌的強效藥物）和二甲雙胍（metformin，譯注：治療第二型糖尿病的藥物）。這些藥物會改變微生物群系並產生副作用。[61,62,63,64,65]，最近有人提出，不同的人會對相同的藥物產生不同的反應，可能是他們的體內微生物群系不同。這可以解釋為什麼抗癌藥物只會對某些人有用。（個人化藥物是當下熱門的研究領域，包括個人化癌症治療。[66]）
- **遺傳：**如同先前所述，同卵雙胞胎沒有完全一樣的微生物群系，但他們的微生物群系卻比異卵雙胞胎更為類似。某些細菌群可能來自遺傳。即使這些微生物在你祖先輩的體內不斷演化，也可能會比你近期（比如你的一生之中）獲得的微生物更能讓你身體健康。[67,68,69]然而，目前仍然不清楚，人體的基因組成如何決定體內的微生物菌相，而這是目前科研人員（包括我們）鑽研的主題。

- **運動**：運動員與同性別、年齡和體重的人相比，會擁有不同的微生物群系。兩者微生物群系會有差異，可能是因為雙方的飲食不同。然而，根據老鼠的研究，單靠運動也能影響微生物菌相。[70][71][72]
- **室友和寵物**：共同生活的人會共享微生物特徵。寵物也影響飼主的微生物群系，但比較容易影響皮膚微生物而不是腸道微生物。[73]

「次要但仍屬重大的影響」

- **短期改變飲食**：當你短期改變飲食、出外旅行或在其他情況下臨時調整飲食時，都會影響體內的微生物群系。然而，只要你恢復正常的飲食，微生物群系也會逐漸恢復。[74][75]這點類似於我們在麵包研究中看到的情況：將微生物的短暫改變與長期食用麵包者的長期微生物改變相比，兩者其實是相同的。

糞便微生物移植：尖端科學或危險實驗？

你能想像將別人的糞便移植到你的腸道下半部嗎？信不信由你，這是一項創新技術，可有效治療嚴重的腸道疾病，幫助罹患復發性「難養芽胞梭菌」的病人。這種療法正如其名稱所示：將健康者的糞便植入病人的直腸，理論依據是病患可以從捐助者獲得益菌，進而排出有損健康的壞菌。還有其他的糞便微生物移植（fecal microbiota transplantation，簡稱 FMT），譬如讓病人服食藥丸；然而，一般的療法是直接將糞便移植到病人的結腸。

這種療法用於治療抗生素抗藥性「難養芽胞梭菌」（antibiotic-resistant C. diff）患者時，超過90％的病例在幾週內便可改善。這點令人驚訝！醫生也用這種方法治療某些潰瘍性大腸炎（ulcerative colitis）的病人。這點非常重要，因為「難養芽胞梭菌」疾病是全球性的問題，雖然可用抗生素進行第一線治療，許多病人的病菌卻有抗生素抗藥性，而且不斷復發。如果遇到這種情況，FMT 已成為新一波的療法，而且似乎非常奏效（儘管目前只用於治療「難養芽胞梭菌」感染）：曾有人患有這種疾病數個月且生命垂危，接受這種療法後竟然康復。

類似療法已經用來嘗試治療其他疾病，比如潰瘍性大腸炎、糖尿病、克隆氏病、炎症性腸病（IBD），甚至先前提到的代謝症候群。這些實驗涉及慢性疾病，得到的成效不一。甚至有人建議，不同的人會對FMT有不同的反應！有些人對於捐助者的糞便反應較好。這點顯示（下面章節會更詳細討論），微生物群系會深切影響人體，使不同人對食物和療法產生不同的反應。

糞便微生物移植是一種規範嚴謹的過程：醫生必須獲得使用該治療的許可，截至目前為止，它只被批准用於治療「難養芽胞梭菌」感染。然而，越來越多人投身於這個領域。有一家名為OpenBiome的公司，專門收集和儲存健康者捐贈的糞便樣本。該公司已經向全美和六個國家的七百多家醫療中心的臨床醫生提供超過一萬六千個治療方案。然而，這仍然不是標準療法，目前也無法證明FMT鐵定會成功，或者能持續發揮療效，治療「難養芽胞梭菌」感染以外的其他疾病。不過，許多人都希望這種療法能夠廣為運用，而這是目前熱門的研究領域。

話雖如此，請不要在家裡嘗試FMT！它是以非常積極且粗暴的方式（有時候會難以控制）來調整體內的微生物群系。聽說有人自行使用這種方法，但是他們無法確認捐助者的糞便樣本內含什麼，有可能會因此感染病菌；此外，就理論而言，這些人甚至會將捐助者患病的趨勢轉移到自己身上。舉例來說，有位女性將肥胖女兒的糞便移植到體內，順利治好了「難養芽胞梭菌」感染。不料她接受治療後，體重馬上增加十四公斤，變成了胖子。是否 FMT 直接讓她變胖，這點有待觀察。至少從目前為止公布的研究來看，將糞便樣本從纖瘦捐贈者轉移到肥胖者所產生積極效應都非常短暫。

想到有朝一日，FMT 可能會徹底解決腸道感染疾病並治療肥胖，不禁令人感到振奮和充滿希望，但目前科技尚未進展到如此。如果要真正了解和控制 FMT 的效應，我們必須更加了解其運作之道，需要進行更多研究與累積實務經驗。掌握這類知識，便能憧憬美好的未來，可以移植特定的微生物或其產品，不必非得移植某個人的整個腸道微生物群系。

研究焦點：晝夜節律[76]

晝夜節律紊亂是現代科技導致的惡果，足以影響人類健康。已有證據指出，值夜班的人比較容易變胖[77]以及罹患心臟病[78]和乳癌。[79]某項二〇一一年的研究甚至表明，只要值夜班十年以上，罹患第二型糖尿病的風險會增加40％。[80]然而，輪班工作與疾病之間有何關聯，數十年來仍然無法確認。在許多行業中，數千萬人得輪班工作（歐洲有超過二千二百五十萬人，美國有一千五百萬人），長途飛行的旅客也會經常跨越時區，數百萬人更有長期的睡眠障礙，這些人的晝夜節律很可能紊亂。我們認為，應該更加了解這個重要的問題，而我們也有興趣進行研究。

基因活動與晝夜節律活動有關。我們已經深入研究微生物群系，認為基因活動若劇烈改變，絕對會影響體內的微生物。晝夜節律牽涉光照，但體內的微生物是生存於黑暗的腸道之中，所以你可能認為，微生物群系不會和晝夜節律有所牽扯。然而，我們推測，細菌是直接仰賴人吃的食物來繁殖，而食物攝取通常在晝夜之間會有變化，所以晝夜節律才會和微生物群系有所關聯。我們通常是白天進食，晚上睡覺，而人體的消化過程在這些時段是不同的，所以這樣也可能深切影響微生物群系。我們認為這種說法似乎很合理，所以決定進行研究。我們不確定能否有所發現，但這就是研究令人興奮的原因之一：做實驗來研究從未有人試過的事物。結果，我們挖到了金礦，發現極有用的資訊。

我們驚訝地發現，人類微生物群系會遵循身體的晝夜節律，而這個節奏受到體內的生物時鐘以及人的飲食時程和模式控制。細菌知道這種節奏，其反應與人體的反應一致。具體而言，我們發現某些微生物在早上時會湧現更多，表示它們當時正在生長繁殖，而其他微生物則在夜晚時會增生繁殖。如果有機體改變了睡眠／甦醒週期（進而改變進食週期），體內的微生物群系是否隨之改變呢？

為了找出答案，我們利用老鼠進行了一項實驗。一開始便讓老鼠「上大夜班」，不讓牠們在正常時間睡覺，就是讓老鼠經歷八小時的「時差」。老鼠是夜行性動物，所以我們必須讓牠們白天清醒、晚上睡覺。

透過這種人工誘發的時差，我們發現老鼠的微生物群系明顯變化，因此處在菌叢不良（dysbiosis）的狀態，表示其體內的微生物群系無法正常運作，老鼠的健康狀態出現可測量的改變。我們發現微生物的菌相和功能都有變化；因此，老鼠的細胞生長、DNA修復、解毒功能等方面的效率下降，而且老鼠也變胖，出現葡萄糖不耐症[81]，這一切都跟值夜班工人一樣。我們也將經歷時差老鼠的體內細菌移植到無菌老鼠體內，結果接受移植的老鼠不但變胖，也出現了葡萄糖不耐症。

當然，要透過人體實驗來驗證這個理論困難得多，但我們也研究了少數在世界各地旅行的人，包括搭飛機往返美國和遠東地區的旅客。這種飛行會導致了大約八小時的時差，類似於我們對老鼠誘發的時差。（我們提供學生免費往返美國的機票，要求換取他們的糞便樣本，此舉廣受學生歡迎。）我們在兩週內對這些人的腸道細菌進行三次採樣，捕捉了時差主要階段的菌相，結果發現他們與老鼠一樣，體內微生物的改變方式極為類似。此外，我們將經歷時差飛行的人的細菌移植到無菌老鼠體內，清楚發現人體時差最嚴重時的腸道細菌最能夠讓老鼠變胖並出現葡萄糖不耐症。

旅客的腸道微生物在飛行兩週後恢復正常，而且把他們那時的腸道細菌移植到老鼠之後，不會再讓老鼠變胖且現葡萄糖不耐症，這點令我們鬆了一口氣。我們認為，我們的研究至少可為流行病學觀察提出解釋，指出值夜班的工人更容易罹患代謝症候群。有趣的是，我們透過後續研究，發現微生物群系的晝夜節律與宿主的節律息息相關。我們最近發現，如果改變老鼠體內的微生物晝夜節律，便可影響其肝臟等器官的晝夜功能，從而影響老鼠分解化學物質和藥物的能力。[82]

晝夜節律紊亂的影響顯而易見，但是拒絕收入豐厚的夜班輪值，或者不跨越各大洲長途飛行，甚至改成日出而起、日落而息，這些都不切實際，因為這樣就無法享受現代生活的樂趣。然而，越了解微生物如何受到晝夜節律的影響，就越能了解該如何透過其他方式來減緩這些效應，根本不必嚴格恢復昔日出而起、日落而息的生活型態。

研究焦點：人工甜味劑[83]

我們已經稍微介紹過人工甜味劑與體重增加有何關聯。我們已經做了具體研究，探討人工甜味劑對於微生物群系的影響。如果你仍在喝無糖汽水或想要了解更多訊息，請參考我們的研究。

有人曾經指出，食用無卡路里人工甜味劑（noncaloric artificial sweetener，簡稱NAS）跟輪班工作一樣，會讓人變胖和得糖尿病。這根本違反直覺，因為甜味劑沒有熱量，不少減肥者和國家組織也宣稱，食用人造甜味劑可以減少卡路里攝取量來減重。我們想要知道，為什麼這麼多的研究會支持以下的觀念：零卡路里的產品會讓人增加體重並造成血糖紊亂。我們都知道，許多超重的人都會喝無糖汽水，但大多數人可能認為，這樣做可以減肥，不會讓人超重。

我們開始研究之前，做了一些背景調查。如同先前所述，美國心臟協會（American Heart Association）和美國糖尿病協會（American Diabetes Association）對於無營養甜味劑（non-nutritive sweetener）的官方聲明支持人們使用這種食品，在二〇一二年時發表了以下內容：[84]

- 使用無營養甜味劑替代糖，將其加入食品和飲料之中，可以幫助人們達到並維持正常體重——只要這個替代物不會讓人日後額外吸收卡路里作為「補償」。
- 對於糖尿病患者，可以單獨或在食品和飲料中使用無營養甜味劑。只要使用得當，便可控制血糖。
- 使用無營養甜味劑替代糖，將其加入飲料和其他食品之中，可能會幫助人們達到並保持正常體重，並且幫助糖尿病患者控制血糖。

我們可以理解這種聲明背後的理由。多數低卡路里人工甜味劑的增甜效果至少比普通的糖強上一百倍，因此這些代糖的用量其實不多。因此，只要少量使用代糖，便可滿足甜食的渴望，進而吸收較少的卡路里。既然少吸收了卡路里，體重就不會增加那麼多，減肥也可以減更多，不是嗎？

除了阿斯巴甜（aspartame，又譯雙肽甜味料）之外，無卡路里人工甜味劑不能被人體分解，所以才會被稱為「無卡路里」。我們的身體無法從這些代糖獲取能量。它們提供我們渴望的甜味，通過我們的身體系統時卻不會被消化。這些東西怎麼可能會深切影響人體呢？

然而，我們就是基於這種論點來提出假設，所以才會研究人工甜味劑和微生物群系有何關聯：食物和營養素（比如纖維和人工甜味劑之類的化學物質）只要未經過胃的消化，就會以未經消化的形式被「微生物」吸收，表示這些東西可能會讓微生物在沒有準備好的情況下受到影響。微生物群系習慣於吸收未消化的纖維，將其當作食物（纖維是一種益菌質〔prebiotic〕，譯注：指無法消化的食物原料，可刺激腸道益菌的生長和活性，讓宿主更加健康）。然而，微生物會如何處理人工甜味劑呢？我們懷疑這種代糖可能對細菌有毒，甚至會殺死益菌。某些腸道微生物或許會消化一些人工甜味劑，產生不尋常的代謝物，從某種層面影響宿主的健康。無論其中機制如何，從來沒有人想過這個問題，所以我們決定自行找出答案。

我們在老鼠的飲用水中添加了三種最常用的人工甜味劑（阿斯巴甜、蔗糖素

﹝sucralose﹞和糖精﹝saccharin﹞），添加的代糖量很高（但不高於美國食品藥物管理局﹝FDA﹞目前允許的量。我們是比照人體重量和老鼠體重之後，換算出對應的量）。幾週之後，我們驚訝地發現了一種顯著現象：多數老鼠罹患了葡萄糖不耐症，表示牠們代謝葡萄糖的能力已經大幅降低。（葡萄糖不耐症是糖尿病的前期症狀。）

竟然沒有人曾經發現人工甜味劑和葡萄糖不耐症之間有所關聯，這點讓我們很驚訝。我們是抱持懷疑的科學家，起初不敢相信看到的結果。我們要學生再做一次實驗，但還是得到相同的結果。如果要誘發老鼠的葡萄糖不耐症，最簡單和最直接的方法，似乎就是餵牠們人工甜味劑！

我們發現了有趣的事情，因為在這個受控的實驗環境之中，人工甜味劑顯然會妨礙代謝。

我們希望更詳盡地研究這種令人驚訝的現象，並且專注於研究三種常用甜味劑之一的糖精。我們使用糖精重複進行實驗，受測的老鼠具有不同的基因，餵食的食物也不同，還是得到相同的結果。我們逐漸減少老鼠食用糖精的量。然而，即使糖精用量很低，老鼠還是會出現葡萄糖不耐症。會引起這種副作用的糖精最低用量，相當於無糖汽水或咖啡的正常人工甜味劑含量。

我們仍然不明白，為什麼人工甜味劑會有這種副作用，所以我們決定進一步做實驗。我們接著去驗證一種假設，亦即腸道微生物群系會參與這種現象。我們認為，由於老鼠（人體）不會將人工甜味劑視為食物，所以細菌可能會對這種代糖起反應而導致葡萄糖不耐症。我們首先使用抗生素消滅老鼠體內的微生物：這樣做竟然「翻轉了人工甜味劑對葡萄糖代謝的影響！」這種現象率先有力證明了微生物群系確實會參與葡萄糖的代謝，但是我

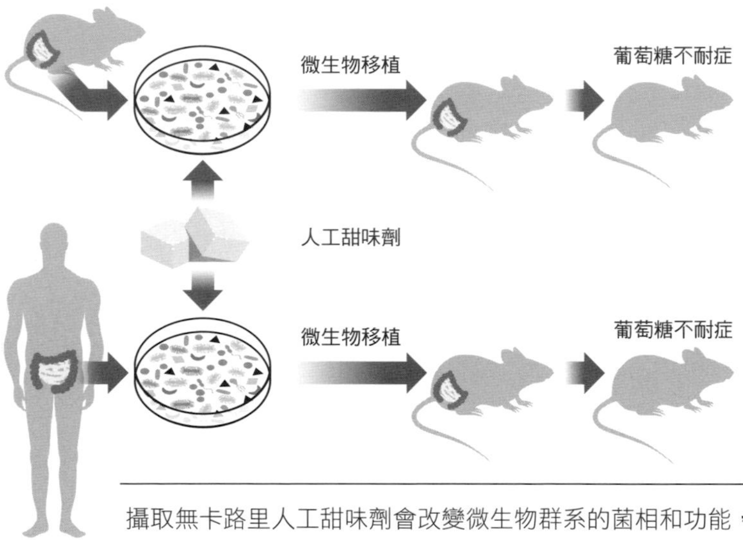

攝取無卡路里人工甜味劑會改變微生物群系的菌相和功能，也會誘導老鼠或人類宿主罹患葡萄糖不耐症

們仍然不滿足。

其次，我們將食用人工甜味劑老鼠的微生物群系移植到「無菌」老鼠，葡萄糖不耐症就完全轉移到受體老鼠身上。這就確切證明人工甜味劑有害處，會改變腸道細菌。

最後，我們做了終極實驗：把從未食用過人工甜味劑的正常老鼠的微生物群系取出來，使其存活於瓶子裡。此時，微生物是存活於老鼠體外，而且我們讓它們只接觸人工甜味劑，藉此消除任何其他因素的影響。然後，我們將這些在外部生長的微生物移植到無菌老鼠體內。我們想知道，這些沒吃過人工甜味劑的老鼠會發生什麼事情？這些無菌老鼠同樣也出現了葡萄糖不耐症。我們越來越相信，人工甜味劑會對腸道細菌產生負面的影響！

我們仔細檢查這些老鼠之後，發現老鼠的菌相大幅改變，包括出現已知會讓人和老鼠變胖、罹患糖尿病和併發症的微生物情況。

這些結果令人驚訝，但我們仍然不滿足。我們想知道，人體是否會出現這種效應，所以進行了一項小規模的對照實驗。我們請一群通常不食用人工甜味劑的志願者使用一週這類代糖。我們開始進行研究時，替每位參與者採取了微生物樣本，同時測試他們的空腹血糖水平。然後，這些人使用我們開發的手機程式把吃過的東西記錄下來，包括人工甜味劑。一週之後，我們重新檢驗了每個人的微生物群系和血糖水平。研究結果顯示，大約一半志願者即便食用 FDA 目前允許的人工甜味劑用量，一星期之後就出現葡萄糖不耐症！這種現象令我們吃驚，必須更積極檢驗這種添加劑是否安全。此外，請各位注意，有一半人會對人工甜味劑產生劇烈的反應，但另一半的人卻不會。

他們的腸道微生物菌相可以解釋為何會有不同的反應：我們發現了兩種不同的人類腸道菌相，一種接觸到人工甜味劑時會誘導葡萄糖不耐症，另一種似乎無視於人工甜味劑。我們還發現，可以根據受測者在食用人工甜味劑之前的微生物群系樣本，推測哪些人會對人工甜味劑產生負面反應。

根據我們的研究，那些出現葡萄糖不耐症的人，其腸道的某些細菌遇到化學甜味劑時會分泌代謝物，進而引起發炎，如同某些人大量吃糖後會發生的反應。這樣就會使人體運用糖的能力出現可測量的變化。雖然人工甜味劑不是糖，也不含卡路里，但微生物似乎會把它視為糖。這些代糖就算沒有熱量，也會跟糖一樣對微生物群系產生類似的效應。

這項研究受到廣泛的國際關注。由於研究結果非常肯定，我們認為應該進行大規模人體試驗，重新評估官方機構對於人工甜味劑的聲明，而試驗結果可能會讓人重新評估是否該像目前一樣，毫無節制地使用添加人工甜味劑的產品。

我們自己也會喝添加人工甜味劑的咖啡和無糖汽水，從來不曾想過這些代糖有礙健康，以為這些添加物是有益處的。然而，看到這些驚人的實驗結果之後，我們決定不再使用人工甜味劑，而許多人讀了我們的研究之後也不再使用這些代糖。（此處要提醒好奇的讀者：甜菊〔stevia〕不是人工甜味劑，所以我們沒有研究它。）

我們也認為，少數人的腸道細菌對人工甜味劑沒有反應，所以這項研究也再度證明必須提倡個人化的營養觀念，尤其要考慮每個人的獨特微生物菌相。目前有愈來愈多的公司提供民眾便宜的檢測服務，告知他們體內的微生物菌相，所以各位很快便能知道自己是否能夠容忍人工甜味劑。然而，在此之前，我們認為多數人還是少用代糖為妙。除非你知道人工甜味劑不會破壞你的新陳代謝，最好別再喝無糖汽水，泡咖啡和茶時也不要使用這些添加劑，更不要吃加入代糖的食品。（千萬別再用糖，糖會以不同的方式傷害身體！寧可喝水，也不要喝汽水，這樣才會更安全和更有益健康。）

我們仍然得進一步研究微生物群系，尤其是我們可以如何操控這些細菌來促進健康。我們已經知道纖維有助於培養健康的微生物群系，也知道人工甜味劑和某些生活方式可能會妨礙體內的微生物。我們握有證據，可指出類黃酮或許可以防止復胖，但我們仍然不確定益生菌補給品是否真的能發揮功效。該學的東西還很多。除了多吃纖維和少吃人工甜味劑，我們仍然無法確認其他的事情。我們相信，只要能夠更加了解微生物及其代謝物對疾病的作用，便能設計更有針對性的干預措施，藉此消滅某些細菌或引入其他益菌來促進健康。有朝一日，或許人類就可以服用膠囊來補充身體所需的微生物。直到那天來臨之前，我們還有另一個更容易測量的方法，可從中了解每個人及其微生物群系對食物與生活方式的反應。這種測量方法就是量血糖。

Chapter

06 血糖：終極的食物回饋反應

謝伊（Shay）是飛定期航班的機長，多年以來不斷重覆例行工作。他每天會在同樣的時刻駕機前往相同的地點，然後當天返航。整個飛行旅程要耗費數個小時，所以他值班時總會帶些點心。謝伊飛抵目的地之後，會吃同樣的點心（一個三明治），但回程時總是感到疲倦。當然，他對此感到不安，因為飛行員必須隨時保持警覺。只要疲憊不堪，就很難保持警覺。他睡眠充足且經常運動，不知道自己為什麼出現這種現象。他希望自己沒有生病，因此成為我們的研究對象。

我們的研究要追蹤血糖，所以謝伊便照做，試驗結果卻令他驚訝：他只要吃麵包，血糖都會飆升。不是每個人吃了麵包，血糖就會升高。然而，我們現在知道（請參考第一章），不同的人可能會對「不同種類的」麵包有不同的反應。有些人吃麵包或特定種類的麵包，血糖只會輕微上升；有些人吃了麵包，血糖卻會飆升，謝伊就是這種人。因此，麵包似乎是讓他下午疲勞的罪魁禍首。謝伊決定把三明治換成標準的飛機餐。這種機上餐點通常是澱粉類食物，比如白飯或麵條，不會有麵包。他調整飲食之後，午後的疲勞感竟然「完全消失」。

把麵包換成麵食或米飯，這麼簡單就可以讓人消除午後疲勞嗎？如果要問得更準確，應該說：把麵包換成麵食或米飯，這麼簡單就會顯著影響血糖水平嗎？當然，確實是如此。

血糖是個人營養的重要成分，足以影響人的精力多寡和疲勞程度（如同謝伊的情況）。血糖一旦不穩定（時而飆高，時而降低）也會有損健康。然而，血糖究竟是什麼？為什麼血糖這麼重要？我們為什麼要討論血糖，還要把它當作研究重點？以下是你必須知道的事情。

血糖：人體的燃料來源

身體和大腦都得仰賴血糖來運作，你可能會認為人需要很多血糖。然而，如果你的血糖值正常，全身大約只有五公克的血糖：換算一下，只等於一湯匙的量！即使血糖量這麼少，對人的生命卻至關重要。正常血糖值是八十毫克／分升（mg/dL）。血糖值低於六十毫克／分升就偏低，亦即處於低血糖狀態。血糖值低於四十毫克／分升（約半湯匙的量），人可能會頭暈並感到虛弱。如果血糖再降低，就會昏厥，不立即施救便可能死亡。反之，如果有糖尿病，血糖會飆升到三百至四百毫克／分升（大約二十五公克或五湯匙的量）的危險水平，可能因此損害健康，罹患急性或慢性疾病。

如果想了解飲食會如何影響體內血糖，我在此告訴大家：一罐十二盎司的含糖軟性飲料內含四十公克的糖分，等同於八湯匙的量，足以讓人體血糖飆到遠高於糖尿病血糖值的範圍。你只要身體健康，便能忍受瞬間吸收的大量糖分；然而，如果你每天都大量攝取好幾次糖分，體內血糖值就會失衡而紊亂，進而損害健康。

吃碳水化合物的食物時（無論是塊狀糖果、麵包、麵食、米飯、水果或蔬菜），身體會將碳水化合物轉化為葡萄糖，藉此提供燃料，供肌肉、臟器和大腦使用。血糖水平處於健康範圍對於身體功能至關重要。人體有複雜的機制來嚴密控制血糖，使其保持在某個狹窄且有益健康的範圍，以便提供足夠的能量：不會太低（低血糖症〔hypoglycemia〕），以免讓人精神紊亂、頭暈、顫抖、焦慮、痙攣和昏迷；也不會太高（高血糖症〔hyperglycemia〕），免得導致極度口渴、過度排尿、身體虛弱、精神紊亂、致命的血液酸鹼值不平衡，以及神經受損，甚至引發糖尿病昏迷和導致死亡。

血糖控制是一種微妙的平衡行為，牽涉許多的身體系統。以下說明這個過程：

1. 人體攝取含有碳水化合物的食物時，胃酸和消化酵素會分解糖和澱粉，將其轉化為葡萄糖。
2. 葡萄糖抵達小腸時，稱為微絨毛（microvilli）的微小毛狀突起物會迅速吸收葡萄糖並將其導入血液。血液有多少葡萄糖，要看你吃了多少食物以及吃了什麼。如果大量吃某種食物，或者吃某種類型的碳水化合物，血糖值可能會高於正常水平，超出身體試圖維持的狹窄範圍。這就稱為進食後（postprandial，亦即餐後〔postmeal〕）高血糖，或者我們所謂的血糖飆升。
3. 一旦大腦偵測到血液中存在過量的葡萄糖，就會向胰臟發送訊號。「胰島」（islands，胰臟內的微小細胞群，稱為蘭氏小島〔islets of Langerhans〕）有種特殊細胞，稱為β細胞（beta cell）。這種細胞可以「感覺」血糖水平。它們會整天少量分泌胰島素（insulin），而只要餐後血糖激增，就會釋放大量胰島素。

這些β細胞非常重要，會產生足夠的胰島素穩定血糖。罹患胰島素依賴型（insulin-dependent）或第一型糖尿病的幼童，體內的蘭氏小島嚴重發炎，最後會損壞而無法運作。第一型糖尿病患者若想活命，必須終身注射胰島素，藉此替代胰臟β細胞的損壞功能。胰島素是關鍵物質，可讓細胞吸取葡萄糖。如果人吃了大量的食物，或者食用了某些碳水化合物，讓血糖飆高，身體可能反應過度而分泌過多的胰島素。這樣會讓血糖過低（低血糖症），其中一個症狀是：用餐後應該會有

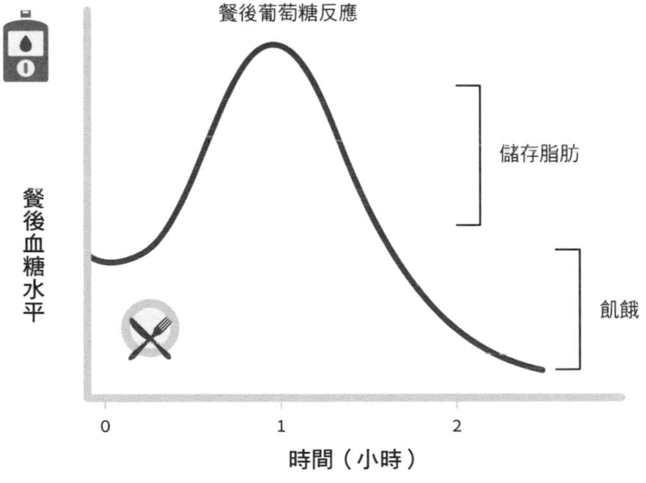

飽足感，卻會感到非常飢餓。（下一節會告訴各位，如何利用飢餓水平追蹤血糖值。）

4. 當胰臟控制胰島素的分泌時，其他器官（主要是肝臟和肌肉）會使用胰島素消耗血糖來獲取能量。例如，肝臟會多吸收葡萄糖，將其轉化為肝醣（glycogen）。（肝醣儲存量相當有限。運動員也只能儲存大約三千卡路里的肝醣。）未被細胞或肝臟（如果血糖過高，這些糖分會在體內徘徊）以及其他臟器（肌肉、心臟或大腦）使用的血糖就會被轉換為脂肪，儲存於脂肪細胞內。這就是血糖飆高會導致肥胖的過程——如果血糖值一直偏高，超過身體所需，多餘血糖就會轉變成富含能量的脂肪，儲存於脂肪細胞內。血液中的糖分越多，累積的脂肪就越多。

5. 一旦血糖降低之後，身體又會覺得需要更多的燃料（血糖），所以你又會感到肚子餓。這種情況通常發生在前一餐結束後大約三到四小時之內，正好是你該吃飯的時間。再次進食之後，前述週期又會重新開始。

血糖過高

如果你身體健康，而且食用演化的身體系統可以掌控的食物，你的血糖控制功能應該會正常。只有極少數情況下，血糖控制功能才會失常，例如第一型或幼年糖尿病。然而，如果吃得太多或吃錯誤食物的時間太久，血糖控制系統就會被干擾，導致血糖偏高，促使身體分泌過多的胰島素，這種失衡現象會衍生一連串的健康問題。

一、胰島素抗性

長期血糖水平過高會給身體帶來壓力。如果你的家族有血糖控制異常和／或第二型糖尿病的病史，情況更是如此，最終可能導致胰島素抗性（insulin resistance），因為你的身體對胰島素的效果變得不敏感。只要出現這種情況，身體就得比以前分泌更多胰島素才能讓血糖從血液進入細胞。這種破壞過程不會導致任何症狀，所以被稱為「沉默殺手」（silent killer）。[1]你可能在健康受損後多年之後，才會驚覺自己罹患這種病，因為非得等到血糖水平被極度干擾，才會出現症狀。起初，胰臟會多分泌胰島素來因應升高的血糖值。過量的胰島素會將多餘的血糖送進細胞，稍微讓血糖水平恢復到正常範圍。然而，胰臟如此劇烈運作，β細胞就會日漸疲累。胰臟最終將無法提供必要的胰島素讓血糖水平恢復到可接受的範圍，此時胰島素抗性就轉為成年發病的糖尿病，或稱第二型糖尿病。

我們喜歡拿恆溫器和空調當作比喻。有恆溫器的空調可讓你的家庭保持固定的溫度，只要溫度低於某個水平，空調就會關閉，而溫度超過某個水平時，空調就會啟動。然而，如果前門開著或白天非常炎熱，空調狀況就算再良好，也不得不連續運轉，房間也無法維持恆溫，空調最後就會損壞。同理，身體有控制血糖的機制，但飲食和生活方式若阻礙了這些機制（亦即「打開大門」），這個機制就會失常而損壞。

二、產生胰島素的 β 細胞死亡

我們仍然無法完全了解慢性成年發病的糖尿病如何殺死β細胞，但高血糖水平很可能導致這種惡化的情況：

- 某項研究指出，在葡萄糖耐量試驗（glucose tolerance test）之後兩小時，受測者的血糖值只要上升到約高於一百毫克／分升，便能檢測出β細胞出現功能異常。如果每兩小時都能測出血糖值約略上升，β細胞功能異常的情況就更為明顯。[2]

- 根據另一項研究，對於血糖值略高於正常的人而言（空腹血糖介於一百一十毫克／分升到一百二十五毫克／分升），β細胞會平均減少40％。[3]
- 還有一項研究指出，老鼠接受β細胞移植之後，老鼠的血糖值若低於一百五十毫克／分升，這些細胞存活得更好。如果血糖值高於一百五十毫克／分升，會有更多β細胞死亡。

三、代謝症候群

在許多情況下，患有胰島素抗性的人也會同時出現幾種病症，包括肥胖（尤其腰圍）、高血壓、高三酸甘油酯、高膽固醇，以及肝細胞累積脂肪（脂肪肝）。這些症狀總稱為代謝症候群。約有40％的美國成年人有代謝症候群的一種或多種徵狀。雖然患者可能不會「感覺到」任何症狀，但這種危險情況可能讓他們罹患嚴重的疾病，比如糖尿病或心臟病。第二章說過，上個世紀危害人類的代謝症候群可能與現代化導致的許多營養攝取和生活方式的改變息息相關。我們在許多方面改變了生活方式，因而深切影響腸道微生物群系，逐漸對全身產生漣漪效應。

四、糖尿病前期

如果身體需要比正常情況花更長的時間控制血糖，也需要額外的胰島素才能達到目的，你可能已經處於糖尿病前期。所謂糖尿病前期，就是正式診斷的空腹血糖水平介於一百毫克／分升到一百二十五毫克／分升。這種情況很嚴重，因為只要處於糖尿病前期，很可能在幾年內罹患第二型糖尿病。這也是一種常見卻未能診斷出的病症。根據估計，到了二〇三〇，西方世界將有四點七億人處於糖尿病前期[4]，許多人可能必須罹患糖尿病之後，才知道自己早已處於糖尿病前期。你無法察覺到這種病症。患者可能沒有明顯的症狀，往往未能被診斷出有這種疾病。

五、第二型糖尿病

一旦血糖達到某個水平（例如，兩次或兩次以上的測試顯示，空腹血糖水平高於一百二十六毫克／分升），便可診斷為第二型糖尿病。第一型糖尿病是因為胰臟發炎而破壞細胞，不是由飲食和生活方式所引起。第二型糖尿病則不同，主要是因為飲食和生活方式而發病（通常可以靠改變飲食和生活方式來治療，特別是處於糖尿病前期階段）。兩者有很重要的差別：只要有效調整飲食來降低血糖值，便可預防或減緩，甚至逆轉第二型糖尿病。

可透過三項測試來正式診斷出第二型糖尿病：空腹血糖測試（前晚不進食，隔天早晨測量血糖值）、葡萄糖耐量試驗（喝下純葡萄糖溶液，測試血糖反應）和醣化血紅素（hemoglobin A1c／HbA1c）測試（一種血液測量，可顯示過去兩到三個月的平均血糖水平）。

一旦患有第二型糖尿病，可透過數種療法來控制血糖。你可以服用醫生開的藥物（比如磺醯尿素〔sulfonylurea〕），讓功能低落的β細胞分泌更多的胰島素。你也能服用其他藥物（二甲雙胍之類的藥品），讓肝臟和周邊器官吸收更多的血糖。你還可以注射胰島素來補充體內疲勞胰臟減少分泌的胰島素。某些糖尿病患者可能不需要補充胰島素，但如果不加以治療，他們日後可能需要注射胰島素。

六、醣化血紅素：長期的血糖水平

HbA1c是一種測試，可檢測在血紅素之中，有多少百分比被糖化（glycated，亦即連接一個葡萄糖分子）。正常結果通常為5%左右。較高的百分比就表示太多的血紅素與葡萄糖分子結合。這個測試很有趣，因為檢查空腹血糖值只能顯示檢測當下的血糖水平，但HbA1c測試卻可顯示長期的圖像：指出人在過去兩到三個月的平均血糖水平。如果你的血糖值經常上升，HbA1c百分將可反映出這種情況。

好幾項研究指出，即使受測者沒有糖尿病，異常的HbA1c水平也會和罹患心血管疾病的風險有關聯。根據一項研究，如果非糖尿病患者的HbA1c水平低於5%，罹患心血管疾病或死亡的風險都比較低，但是HbA1c水平在5%之後每增加百分之一，死亡的風險就會增加，即使修正其他可能影響結果的因素之後（比如體重過重、高血壓、高膽固醇水平，以及心血管疾病史），情況依舊不變。[5]另一項研究指出，HbA1c水平可以預測血糖正常者的心臟病發作機率。[6]因此，這種有用的測試可分析血糖傾向，診斷出人是否處於糖尿病前期或罹患了糖尿病。

我們認為，人體的症狀千奇百怪。你可能某天正常健康，隔天卻處於糖尿病前期或出現糖尿病症狀。人體是逐漸陷入疾病的魔掌，通常會歷經好幾年，不知不覺便生病了。病人可能知道（或不知道）自己有胰島素抗性或處於糖尿病前期。他們可能不知道自己有代謝症候群，而且通常不知道自己有糖尿病。老實說，醫生目前診斷代謝症候群、糖尿病前期和糖尿病的確切檢驗結果有些武斷。醫界提出正的式數值範圍都指向健康不佳的情況。它們有一個共同點：血糖控制不佳。

知道有這麼多人沒被診斷出疾病，可能令你不安，但這並不令人意外。人無法查覺自己患有糖尿病。如果你超重，醫生可能會懷疑你有糖尿病，因為肥胖是血糖控制出問題的風險因素；然而，並非所有的糖尿病患者都超重，而且不是所有的胖子都有糖尿病。

如果你提出要求，醫生可能會在年度體檢中檢測你的血糖值，但可能只是測量空腹血糖水平，你無法得知自己每天是否能順利控制血糖。

有種衡量標準更能反映血糖控制的問題：它可以預測你是否容易發生胰島素抗性或代謝症候群，甚至是否容易處於糖尿病前期，進而罹患第二型糖尿病。這個標準被稱為「餐後血糖反應」（postmeal blood sugar response）。

本書先前提過餐後血糖反應，這是我們先前研究的一部分。這個衡量標準現在與你有切身的關係。根據研究，進食後的血糖反應不但與罹患糖尿病有直接的關係，也與心臟病、癌症和其他慢性疾病有直接的關聯。[7][8][9] 這種「進食後葡萄糖反應」（postprandial glucose response）就是餐後血糖反應，它與空腹血糖測試、葡萄糖耐量試驗或 HbA1c 測試相比，更能精確（或更能早期）指出受測者是否處於糖尿病前期，或者已經罹患糖尿病。你能自行做這項測試。下一章會指出這是個人化營養學的研究重點。當你開始進行本書的計畫時，這也會成為你的重點，因為根據你進食後的血糖值，便能直接衡量你吃的食物會如何危害你的健康。你多久吃一次有害食物，就能預測你罹患糖尿病的風險。

應該控制血糖的其他原因

血糖控制不良和血糖過高，不只會得到糖尿病。只要血糖值長期偏高，或者進食後經常血糖飆高，也會容易出現以下的病症或狀況：

- **體重增加和囤積多餘的體內脂肪：**研究指出，如果進食後血糖水平沒有大幅上升，脂肪燃燒（脂肪氧化）會增加；相較之下，如果進食後出現高度的血糖反應（至少某種程度上是胰島素的合成代謝〔anabolic〕效應所造成），脂肪儲存會增加。[10]根據老鼠實驗，餐後較高的血糖反應會導致體重增加，較高的胰島素反應（高葡萄糖反應引起）會增加體內脂肪。[11][12]換句話說，如果吃的食物會讓體內的血糖大幅上升和下降，人就比較容易儲存脂肪而增加體重；如果吃的食物能讓血糖穩定，就比較不會出現上述情況。
- **飢餓、想要進食和低能量水平（精力不足）：**當血糖飆高而刺激身體大量分泌胰島素時，可能會讓血糖下降到血糖基線以下（進食前的血糖水平，或者起床時的血糖水平）。這會讓人非常飢餓，特別想吃糖或澱粉類食物，進而暴飲暴食，陷入「進食—飢餓—進食」的惡性循環而損害健康。許多病人說道，他們感到非常疲勞且體力不濟，但體內的血糖值飆到很高，胰島素也大量分泌。
- **整體死亡率增加：**如果我們指出，人只要飯後血糖升高，就更容易死亡。這種說法似乎非常極端。然而，有一項為期三十三年的研究曾經檢測超過兩千名健康人士（沒有罹患糖尿病），而該研究指出：只要用餐後一小時血糖上升，即使血糖水平仍處於「正常」範圍，仍然可藉此精確推測受測者因各種因素而死亡的機率。[13]高血糖本身並不會置人於死，但它會造成其他的健康問題，讓人面臨更早死亡的風險。

• **心臟病：**我們知道高血糖通常會導致心臟病。許多研究早已證明這點。某項研究明確指出，進食後的高血糖水平與心血管疾病之間有顯著的關聯。此外，根據這項研究為期十四年的後續追蹤，受測者若有高血糖傾向，通常更容易因其他原因而死亡。[14]換句話說，這項研究暗示，如果進食後出現高血糖，會更容易因心臟病發作或其他因素而去世！

另一項研究指出，受測者即使沒有罹患糖尿病，進行葡萄糖耐力測試（glucose challenge test，模擬進餐情況）後一小時若出現高血糖，就會有各種可能導致心臟病的指標，比如發炎、脂質比例異常（abnormal lipid ratio）和胰島素抗性。[15]還有一項研究指出，停經婦女若沒有糖尿病，其空腹血糖值和動脈粥樣硬化（atherosclerosis，供應心臟、大腦和周邊器官的主動脈變窄，會導致心臟病發作和中風）毫無關聯；然而，葡葡萄糖耐力測試之後的高血糖值和動脈粥樣硬化的進展（惡化）有著密切的關係，而後者是造成缺血性心臟病（ischemic heart disease）和多數中風病例的主因。[16]此外，根據某項研究，高血糖會讓低密度脂蛋白膽固醇（「壞」膽固醇）「更加粘稠」，使其更容易附著於動脈壁，增加罹患冠狀動脈心臟病（coronary heart disease，簡稱冠心病）的風險。有更多證據表明，不只膽固醇水平異常，連血糖值異常都是危害健康的風險因素。其實，這兩者會共同讓人的心血管健康惡化。[17]

這些導致心血管問題的因素（你會發現它們層出不窮）全都與「餐後血糖反應」有關，牽涉到的並非只有空腹血糖反應、是否診斷出糖尿病，或者其他典型的血糖相關風險因素。[18]在診斷出任何疾病之前，「餐後葡萄糖反應非常重要」，而個人化飲食恰好能夠控制這種餐後葡萄糖反應。下一章會告訴大家，我們為什麼會選擇這項衡量標準來進行研究。「第二部分：個人化飲食計畫」也會告訴各位，我們為什麼會要求你依據這個標準來自我測量。

- **癌症：**沒有任何直接證據指出餐後高血糖會導致癌症。然而，根據一些有趣的研究[19][20][21][22][23]，餐後血糖飆升和空腹高血糖值會讓腫瘤變大。這種現象稱為「瓦氏效應」（Warburg effect），最早於一九二四年由德國生理學家和諾貝爾獎得主奧托・瓦爾堡（Otto Warburg）發現。根據瓦爾堡的某項重要發現，癌細胞有迥異於正常細胞的新陳代謝方式。癌細胞極度依賴血糖來存活和生長，而且與健康細胞相比，會高速新陳代謝。這項研究發表之後，「糖會餵養癌症」的觀念多年來一直存在，但通常只流傳於整體健康（holistic health）領域。當癌症遺傳學成為研究的熱門領域之後，糖會導致癌症的觀念就被打入冷宮，但癌症研究人員最近又開始重新關注這種現象。腫瘤確實有可能在富含葡萄糖的環境中繁殖和生長（仍需進一步研究）[24,25]，而且當葡萄糖供應受限時，腫瘤細胞的生長可能會受影響，但這仍屬初步推論。我們非常看好這個研究領域。還有一些研究指出餐後高血糖與癌症有關，或者表明空腹高血糖與癌症有牽連，有一項報導甚至指出，除去膳食的碳水化合物可以減緩癌症的進展。如果要確認這些關聯性，必須進一步進行人體研究。

- **失智：**只要家庭成員出現癡呆現象，大家都會盡量避免自己也罹患這種退化性大腦疾病。管理好血糖值可能是有效的預防之道。有一種理論指出，長期血糖水平過高可能會損害血管，包括大腦血管。大腦血管受損之後，就會阻礙血液流向大腦，讓癡呆惡化。許多研究指出，第二型糖尿病是造成癡呆的危險因素。失智症和糖尿病具有多種共同特徵，例如葡萄糖代謝受損、胰島素抗性、氧化壓力（oxidative stress）和類澱粉變性症（amyloidosis，大腦生成澱粉樣蛋白斑〔amyloid plaque〕，這種物質偶爾會讓老人罹患癡呆症）[26]。兩種疾病一起發生時，會讓彼此更加惡化。[27]有趣的是，至少有一項研究表明，如果血糖水平高於平均值，就算不足以被診斷為糖尿病，也會增加罹患癡呆的風險。[28]另一項令人不安的研究更指出，即使沒有糖尿病，血糖水平若處於正常高值，可能會導致認知損傷（cognitive impairment），同時增加腦萎縮的風險（特別是海馬區的萎縮〔atrophy of the hippocampal region〕），使人衰老和癡呆。[29]目前公認的正常血糖水平或許還是太高了。

- **神經損傷：**神經損傷是慢性糖尿病常見的併發症。然而，研究指出，即使沒有糖尿病，只要進食二小時之後血糖值仍然偏高，就有可能造成神經損傷。[30]另一項研究指出，糖尿病患者的大神經纖維會損傷，餐後血糖較高的非糖尿病患者

（或處於糖尿病前期的人）則會出現可測量的輕微神經纖維損傷。[31]

告訴各位，血糖值會改變，通常都是人體對食物產生反應，所以飲食對於管理血糖十分重要，血糖控制得當，便可控制體重和促進健康。選擇吃什麼食物，不能只看卡路里和營養素。如果吃的東西能讓血糖穩定，就比較不會變胖和罹患代謝疾病，而且更能精力充沛和頭腦清醒。

造成血糖水平異常的原因可能很簡單（你每天吃的三明治會讓你的血糖上升），或許更為複雜，乃是許多有損健康的食物選擇和生活習慣共同造成（第二部分會探討這點）。

問題在於，多數人不知道他們的血糖值有多高。前面提到的謝伊參加了我們的研究，才會知道麵包會讓他的血糖飆高。幸好，還有辦法讓各位測量自己的血糖值（不必參與我們的研究也能知道）。第二部分會告訴大家，如何使用簡單的儀器來監測血糖。

如何改善血糖控制

告訴各位一個好消息：在人體功能失調的過程中（從餐後血糖飆升到胰島素抗性，最終發展成糖尿病），只要隨時調整飲食或改變生活方式，便可減緩血糖上升的幅度，讓血糖值更能落在正常範圍，從而扭轉病症。飲食是影響血糖的最主要因素。只要悉心挑選食物，便能嚴格控制血糖水平。問題在於我們應該做出什麼不同的選擇？

很多理論探討如何控制血糖。我們知道運動有效，特別是短暫的

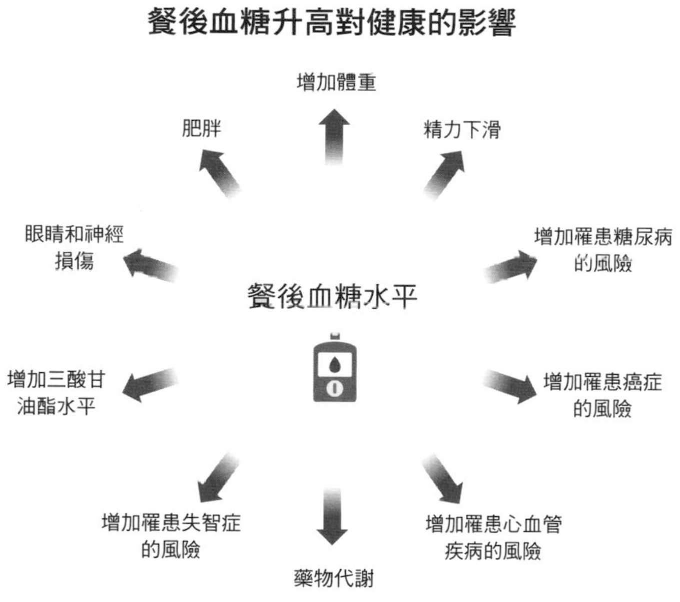

高強度運動[32]，中等強度的運動也能發揮作用。[33]我們知道低碳水化合物飲食有助於某些人控制血糖[34][35]，低脂肪飲食似乎也能幫助某些人[36]，純素食飲食對某些人有益[37]，而全穀物飲食也能奏效。[38]美國糖尿病協會建議民眾吃比較不會影響血糖的食物[39]，某些研究也支持這個論點[40]。然而，其他研究指出，這樣其實無法降低罹患糖尿病或心臟病的風險。[41]探討該如何血糖控制的研究汗牛充棟，彼此卻相互矛盾。因此，我們認為，日後如何控制血糖的證據都將牽涉高度的個人化。讓我們仔細檢視一種號稱能夠控制血糖波動的方法：吃較低「升糖指數」（glycemic index，縮寫為GI）的食物。這種方法是否能夠幫助所有人控制血糖呢？

生活方式如何影響血糖

飲食可能最容易影響血糖水平，但與飲食無關的生活方式也會深切影響血糖值，讓人更容易得到糖尿病。總體而言，生活方式如同飲食，可從各種層面雙向影響血糖水平：

- **高強度運動：**進行高強度運動時，體內的血糖水平會上升，因為身體正在分解肝醣來供肌肉細胞使用。然而，血糖短暫飆升有益健康，可以提高胰島素敏感度（與胰島素抗性相反，這是身體的自然狀態）和改善血糖控制，而高強度運動的效果可持續三天。
- **睡覺：**根據研究，睡眠不足會損害葡萄糖代謝，迫使身體多分泌胰島素[42]，進而導致肥胖和糖尿病。
- **壓力：**壓力和血糖飆升和高血糖值有關。就算沒有糖尿病，高血糖會讓人出現嚴重的健康問題，特別那些經歷過創傷或生過重病的人。[43]然而，某些人會因為壓力而導致血糖過低。
- **藥物：**不少藥物會讓血糖上升，包括避孕丸（birth control pill）、助孕素（progestin）、菸鹼酸補充劑（niacin supplement）、某些充血消除劑（decongestant，譯注：去鼻塞劑）、巴比妥酸鹽類（barbiturate，譯注：安眠藥）、皮質類固醇（corticosteroid）、抗精神病藥（antipsychotic）和利尿劑（diuretic）。[45]某些藥物卻會讓血糖過低（低血糖症），包括某些抗生素、β阻斷劑（beta blocker，又譯乙種腎上腺阻斷劑），以及治療糖尿病的藥物，譬如二甲雙胍和胰島素。[46]

- **抽菸：**吸菸會增加出現胰島素抗性的風險[47]，讓血糖水平上升。
- **荷爾蒙波動：**某些女性在月經期間會出現較高的血糖值。[48]這種現象跟個人有關。
- **禁食：**長期不吃東西會導致血糖過低。[49]
- **人工甜味劑：**我們的研究指出，人工甜味劑會改變某些人的腸道細菌，進而破壞葡萄糖代謝機制。[50]

從這些因素可以清楚發現，遵循健康的生活方式（睡眠充足、妥善管理壓力、戒菸，以及少吃人工甜味劑）將可穩定血糖水平。即使你從未測量過血糖值，也應該過健康的生活，這樣做不會損害健康。然而，要確定什麼東西會影響你的血糖以及如何有效讓血糖正常，最好去量血糖。

升糖指數

升糖指數（GI）是根據食物對血糖的影響程度來對食物進行分級的系統。它分成一到一百的等級。不含碳水化合物的食物（橄欖油或牛排）沒有GI值，因為它們沒有任何碳水化合物，不會直接影響血糖。純葡萄糖的GI值為一百，因為它會比其他食物更能讓血糖（血液中的葡萄糖）上升。食物只要含有碳水化合物，GI值都會介於一到一百之間。這聽起來很合理，健康文獻廣泛推崇低GI值食物，吃這類食物也蔚為風潮。理論上，吃高GI值的食物導致血糖上升，吃低GI值的食物可讓血糖穩定。如果確實知道哪些食物會刺激（或不會刺激）人體的血糖，便能知道該吃什麼才能促進健康。

問題在於，GI值無法揭露這種訊息。你從書籍或網絡上看到的多數GI值都是基於某家公司進行的實驗（官方機構不做這種實驗，也不會禁止民間公布食物的GI值）。這種實驗會讓少數受測者喝純葡萄糖，然後測量他們的血糖值。然後，這些人會吃各種食物，他們的血糖值會被記錄下來，平均之後的數值最終會落在一到一百之間。[51]截至目前為止，一切差強人意。然而，別忘了平均值會有盲點。如果每個人吃特定的食物（比如香蕉），都會出現非常相似的血糖反應，平均值便可被認為是多數人對這種食物作出反應的可靠指標。然而，如果每個人對某種食物（比如蘋果）的反應差異極大，有些人反應激烈，有些人卻反應遲緩，反應的平均值對受測者就不具任何意義。GI值只是中間值，無法從中得知自己是否會對食物反應激烈或反應遲緩。

例如，下圖顯示了一組受測者對香蕉和蘋果的血糖反應。他們對香蕉的反應非常相似。這些數字的平均值都位於六十五左右，對多數受測者來說是準確的。然而，他們對蘋果的反應範圍大約從四十五跨越到接近九十。受測者對蘋果的反應平均值也是六十五，跟他們對香蕉的反應一樣，但每個人對蘋果的反應可能落在四十五到九十之間的任何數值（甚至落在這個範圍之外）。你很可能會跟這項研究的受測者一樣對香蕉有相同的反應，但你對蘋果的反應卻不會跟他們一

兩種食物都有相同的升糖指數（平均值），
但個體對它們的反應卻差異很大

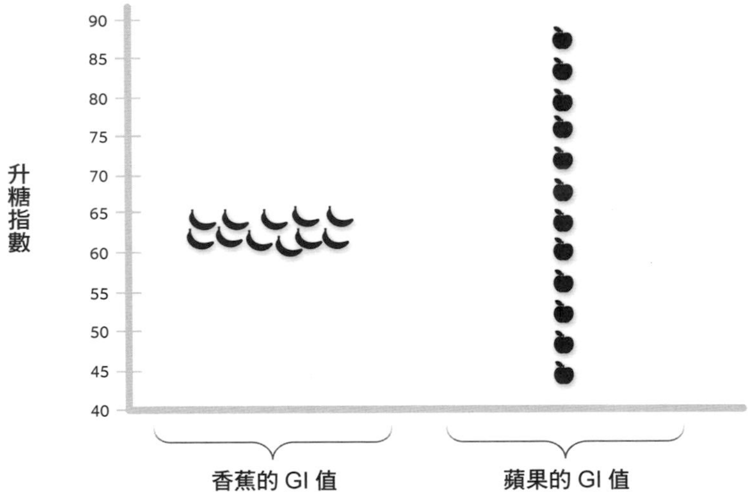

樣。如果光看GI值，你不會知道蘋果是否會讓你血糖飆升，或者你是否適合吃蘋果。因此，知道香蕉的GI值可能對你有所幫助，但知道蘋果的GI值可能毫無助益。GI指數本身並不能透露哪些數值與你對食物的反應相互匹配。

GI值還會衍生其他的問題：

- GI值只能適用於測量過的食物和膳食。無法根據測量過的食物GI值來推斷未測量過食物的GI值。
- GI值無法累加，不能測量花椰菜的GI值，然後將它與胡蘿蔔的GI值相加，就能明確知道含有花椰菜和胡蘿蔔的膳食有多少GI值。人們通常不會只吃某一種食物，所以只要食用含有各種食物的膳食，個別食物的GI值就毫無意義。
- 無法知道每餐添加的成分有何影響，而這些成分可能都還沒有測量出GI值。誰也不清楚自製的奶油或起司醬中到底含有多少花椰菜和胡蘿蔔。
- GI還用於評估升糖負荷（glycemic load，縮寫為GL），以及測量某種食物的碳水化合物含量與其食用量中碳水化合物含量之間的關係。例如，烤馬鈴薯的GI值是一百一十一，五盎司烤馬鈴薯的GL值就是三十三。很難搞清楚這些數字代表的意義，而且如果把奶油和發酵乳酪加入烤馬鈴薯，或者烤馬鈴薯的重量是八盎司而不是五盎司，誰也不知道這些數字會如何改變。如果不考慮GL值，食物對血糖的影響不是線性的。無法確知GI值會如何根據吃的份額多寡來改變。

- 使用GI可能會出現問題，而調查基於GI的飲食效果的研究證實了這一點。某些研究指出，含有高GI值食物的飲食可能會提高罹患糖尿病和心血管疾病的風險，但某些研究則指出這兩者毫無關聯。看到這些研究，我們不禁懷疑是否能依據GI值來找到合適的降血糖食物。針對GI值有效性的研究提出了各種對立的結論，所以最好知道自己的血糖反應，才能知道吃哪些食物才能穩定你的血糖。如果你沒有參加制訂GI值的實驗，你永遠不會知道自己的餐後血糖值。其實，你的反應可能會非常不同，甚至與那些受測者的反應剛好相反（他們的反應值已經被平均了）。

你的血糖反應是獨一無二的。它們或許偶爾會與標準的測量值（比如GI值）相契合，但並非總是如此。你無法確定自己的血糖值是否會因暴飲暴食或持續吃高碳水化合物或高脂肪飲食而不穩定。你也不能確定從別人測量的血糖「規則」是否適用於你。

計算碳水化合物

許多人試圖用更簡單的方法控制血糖（醫生經常向糖尿病患者推薦這種方法），就是計算碳水化合物的公克數。你只要試過低碳水化合物飲食，就會熟悉這個概念。由於高碳水化合物飲食通常（平均而言）會導致較高的餐後血糖水平，計算碳水化合物似乎是評估餐後血糖升高的合理方法。

下一章會介紹我們研究的結果（參與研究的人大約總共吃了五萬份膳食）。根據這些結果，我們發現碳水化合物含量與餐後血糖反應之間有顯著的關聯。然而，例外情況不少：有些人吃了碳水化合物含量低的餐食後血糖會飆升，有些人吃了碳水化合物含量高的餐食後，血糖只會稍微上升。多數人吃了高碳水化合物餐點之後，血糖會升高，但這不代表人人皆如此；其實，許多人不會有這種反應。計算碳水化合物就如同GI，可能會指出你對食物會產生何種反應，但無法讓你確認到底是米飯、麵包、餅乾或冰淇淋會讓你血糖飆升，進而有損你的健康。

◎其他研究指出，計算碳水化合物的效果不佳[52]，原因有兩個：

1. 根據我們的研究，不同的人對碳水化合物有不同的敏感度。有些人反應激烈，有些人反應遲緩。因此，賦予定量碳水化合物單一的數值，無法預測所有人的反應。

2. 膳食內容非常複雜。有些人會多吃脂肪或蛋白質，減緩餐後血糖上升的程度（並非總是如此）。環境也很重要。如果在運動前或運動後用餐，或者在不同的時間吃飯，這些因素也會造成影響——亦即兩餐的卡路里若相同，但脂肪或蛋白質的含量卻不同，用餐時間有多接近運動時間或者在何時用餐，這些都會影響不同的人，使其出現不同的血糖反應。因此，只針對碳水化合物含量的模型無法準確預測每個人對食物的反應。

◎糖尿病患者對碳水化合物的計算

第一型糖尿病患者因胰臟發炎而導致β細胞死亡，必須注射胰島素。這些人經常被要求計算飲食的碳水化合物，以便確定用餐後需要注射多少胰島素才能穩定血糖。

然而，根據科學文獻，這種方法成效不彰。患者經常回報，說他們根據碳水化合物計算結果來決定胰島素劑量時，偶爾會注射不足的胰島素，使得餐後血糖水平仍然過高，或者他們會注射過多的胰島素，結果血糖低到危害生命，此時他們就得補充糖份，將血糖值拉到安全的水平。這往往會造成惡性循環。

我們認識一位患有第一型糖尿病的朋友，他向我們說明了這個問題。他告訴我們，很難根據碳水化合物的計算值來預測他的血糖水平，因為他的血糖值偶爾會根據不同的時間而有所改變，也會根據他前一天是否運動而改變，而其他與餐點中碳水化合物含量無關的因素也會影響他的血糖值。他非常沮喪，因為每天都得做這件苦差事，不斷估計他對食物的反應來控制血糖水平。我們研究的長期目標是為糖尿病患者提供更好、更準確且更安全的方法，讓他們能確定該施打多少胰島素。我們目前正在針對這個令人興奮的新概念進行研究，受測者包括罹患幼童糖尿病（第一型）和成年發病的糖尿病（第二型）的人。

你現在就可以找出哪些食物會影響你的體重、精力和健康。可以立即檢測你剛吃完飯的獨特血糖反應。你可以測量自己血糖值，立即知道剛吃下的食物會如何影響你。

這種做法跟你透過網路尋找GI值列表來探索可用的資訊是不一樣的。你可以用簡單的方法來準確測量血糖，從中了解你對特定食物的獨特反應。

我們選擇血糖作為研究重點，同時把它當作主要的測量標準，幫助我們確定哪些食物會對人產生正向的血糖反應，以及找出哪些食物會導致有害的血糖飆升。這項實驗引人入勝、令人驚訝、具有啟發性，而且會導致典範轉移（paradigm-shifting，譯注：科學領域中翻天覆地的理論），足以讓每個人知道該如何以個人化的方式進食，以及告訴他們根據自身的血糖測試結果來設計個人化飲食之後，將會發生什麼事情。

Chapter

07 個人化營養計畫

唐娜（Donna）和家人來自美國，已經在以色列生活了幾年。他們搬家之前，認為只要將標準的美式飲食改為「地中海式飲食」，全家人都可以更健康。他們聽說這個地區的人吃得很健康。然而，唐娜全家在此生活一段時間之後全都變重了。唐娜和丈夫查理（Charles）不禁擔憂，為什麼他們在這種環境中還是會增加體重呢？為什麼他們的孩子也會變胖？於是他們參加個人化營養計畫，不僅可以替科學界做出貢獻，還可以順道了解自己的體質。他們根本沒有想過這會改變他們的生活。

唐娜和查理報名參加我們的研究，開始追踪他們對食物的血糖反應。他們首先學到跟漢堡有關的資訊。他們最喜歡吃漢堡，但總是邊吃邊帶著內疚，因為他們認為漢堡是「垃圾食品」（junk food）。這兩夫妻非常驚訝地發現，他們對這種食物有極為正常的血糖反應。然而，許多唐娜和查理認為有益健康的食物，比如燕麥片、皮塔餅和米飯，卻會刺激他們的血糖，使其飆升至異常水平。雖然他們對食物還是有不同的反應，卻發現許多食物對他們都有好處（而這些往往不是他們預料中的食物）。研究結束之後，他們利用共同的「良好」食物來調整家庭飲食，以便遠離「不良」食物。雖然孩子們沒有接受測試（這項研究只接受十八歲以上的人），但夫妻倆知道他們有很多相同的測量結果，希望孩子會跟他們一樣，對食物出現類似的反應。如同所料，他們都逐漸變瘦，孩子們也不例外，每個人也都發現自己更有活力。最大的孩子加入了當地的足球隊，唐娜和查理很快就發現（並且轉告朋友），他們終於找到合理的方式，以符合個人的生活和飲食偏好來改善全家的健康和精力。

光從直覺判斷，每個人應該對食物有獨特的反應，因為人人都不同，有不一樣的遺傳因子和生活方式。我們近年來發現，每個人都有不同的腸道菌相。這些因素導致人人具有不同的酵素、不同的基因、不同的細菌基因，或許還有其他尚未發現的獨特因子。難怪我們會對同樣的食物產生不同的反應。針對所有人的飲食和飲食建議，絕對無法適合每一個人。這應該是我們最初的假設：不同的人會對麵包、餅乾或丁骨牛排做出不同的反應，也會對漢堡或燕麥片產生不一樣的反應。如果我們的反應都相同，那才應該令人驚訝。

廣為遵循的飲食會對每個人產生不同的效果，即使缺乏科學證據，這點也是很有道理的。然而，我們尚未以令人信服的方式來證實這點。提供飲食建議和指導的政府機構和政策制定者目前並沒有這種觀念。

我們想要改變這種觀念。我們研究過一千名以上的受測者，規模龐大，前所未見，早已有效證明一點——如果要造福大眾，必須推廣個人化營養學。

建立研究

我們需要新的方法來了解並預測每個人的餐後血糖反應。我們還從升糖指數的不足處知道，對於想控制血糖的人來說，參考平均數據根本沒用。我們的首要目標是去證明，即使食物的量相同，不同的人還是會對食物產生不同的反應。我們先前說過，選擇血糖作為主要評量指標是因為：

- 餐後血糖會即時指出人對食物的反應。

・血糖波動足以反應體重和健康問題。

・目前已有良好的血糖監測技術。

我們可以在一整週之內，每五分鐘便替研究對象測量一次血糖水平，因此得到了大約五萬份餐點和點心的血糖反應資料。

我們首先募集了一千名健康的志願者。很多人都渴望報名參加，表示他們想要了解自身的體質或該吃什麼，也想知道體內的微生物菌相以及／或如何減肥。

受測者介於十八歲到七十歲之間，而且不能罹患成年發病的糖尿病（這是我們的要求，因為我們想要研究非糖尿病患者的血糖反應）。大約一半的受測者體重超標，其中約四分之一是肥胖，大約接近我們在以色列、美國和已開發國家進行研究時的非糖尿病病患的體重分布。

首先，我們收集了每個受測者的資訊：用餐間隔、生活方式與疾病史。我們還測量他們的身高、體重和臀圍，以及做了血液測試，甚至取得糞便樣本來大致了解他們體內的微生物群系。

接下來，我們讓每個受測者配戴一個葡萄糖感測器，連續一週追蹤他們的血糖水

為什麼要包含微生物群系？

在我們所有的研究測量標準中，腸道細菌可能是最新穎且最令人好奇的因素。以前人在研究血糖時，從未有人這麼做，為什麼我們要納入微生物群系？如同第五章所述，科學家才剛剛發現，微生物群系會深切影響體重、健康和血糖反應。我們也從自己的研究發現，每個人都有獨特的微生物群系「特徵」，所以我們想要知道這種特徵是否與每個人獨特的血糖反應有關聯。我們先前的微生物群系研究有啟發性，因此我們認為必須找出微生物群系是否會深切影響個人化營養，而本章將會告訴你，確實是如此。

平（目前只有糖尿病患者才能使用這種技術，下一節會用血糖儀〔blood sugar meter〕來達成類似的效果）。在那一週之中，受測者利用我們開發的應用程式記錄飲食內容（我們也替本書讀者量身調整這個程式）。我們讓受測者吃他們常吃的東西，但我們也希望在不同的受測者之間規定一頓標準膳食。因此，我們會替每個人提供早餐，包括白麵包、抹奶油的麵包、用水沖泡的果糖粉，以及用水混合的葡萄糖粉，要他們早上輪流吃這些食物。我們知道，這些早餐沒有特別美味豐盛，卻可讓我們準確比較受測者對相同飲食的各種反應。總之，我們收集了將近七千份早餐數據，以及每位受測者各五十份的膳食資料。大約從這一千人收集到五萬份飲食資料，記錄了一千萬卡路里的熱量，以及與健康有關的龐大數據。

這些參數的結果是：我們可參考前所未有的大量具體數據，而這也使我們的計畫成為迄今為止針對餐後血糖反應的最大型研究。

在研究的第二階段，我們運用這些大量的數據，創建了一種演算法，讓我們得以根據簡單的健康評量標準和微生物群系樣本，從中推測沒有參與最初研究的人對多數食物會出現何種餐後血糖反應。

我們的發現

我們分析逐步收集的數據之後，得到令人震驚的結果：一切都是關於個人的。換句話說，對於本研究中提出的每一項醫學或營養調查結果，許多人的結果是極為不同的。例如，某些食物（比如皮塔餅）通常會導致很高的餐後血糖反應，有些人對它的餐後血糖反應卻很低。同理，某些食物（比如巧克力，可能是由於它富含脂肪）通常只會引起很低的餐後血糖反應，有些人對它的餐

在我們的研究中，受測者對不同食物的平均血糖反應

根據平均反應來排序。長條圖代表 25%—75% 的反應

請注意，不同人對各種食物的血糖反應差異極大。

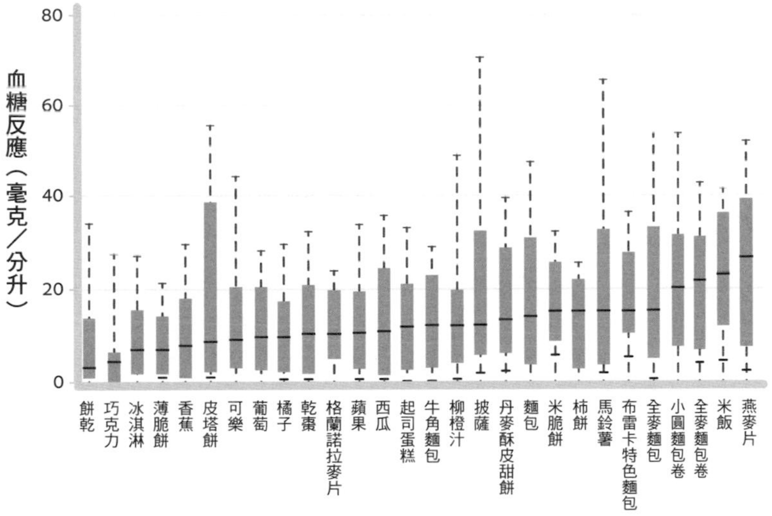

後血糖反應卻很高。

前頁圖顯示不同的食物有不同的平均值。例如，巧克力和冰淇淋的平均餐後血糖反應很低，但長條圖卻顯示受測者的「實際」（而非平均）變化。從中可以看出，對於餐後平均血糖反應較高的飲食，也有人吃了之後，會比反應低的人出現更低的反應。

在討論我們研究的變異性和個人化層面之前，先來討論我們研究發現顯著的非個人化趨勢。說得嚴謹一點：這些是「普遍」趨勢，你的個人反應可能與多數人不同，但很可能會有類似的反應。血糖測試可以證實這點，但你在嘗試之前，必須考慮以下某些因素，而它們影響了許多（偶爾是多數）受測者的血糖波動。後面幾頁描述幾種趨勢，前四種與食物有關，其餘的則與食用者有關。

第一種普通趨勢：碳水化合物含量

前一章指出，碳水化合物含量與餐後血糖反應有顯著的關聯。碳水化合物越多，血糖反應通常越高。許多受測者對碳水化合物非常敏感，表示他們對膳食葡萄糖的反應與碳水化合物含量息息相關。一般而言，如果這些人要追求健康卻缺乏具體資訊，或許可以計算碳水化合物，甚至參考升糖指數（GI）值。

然而，我們也發現許多人對碳水化合物比較不敏感。對那些人來說，食物的碳水化合物含量與餐後血糖反應幾乎沒有關聯。這種現象令人驚訝，卻是很確定的。不少人處於這兩種極端之間，他們對碳水化合物的敏感度從極高分布到極低，而他們對富含碳水化合物的食物反應也非常不同（例如，當他們飲用果糖溶液和吃白麵包，或者吃冰淇淋與餅乾，會對這兩種食物出現高／低或低／高的血糖反應）。

碳水化合物趨勢：膳食中碳水化合物含量較高，平均會有較高的血糖反應。

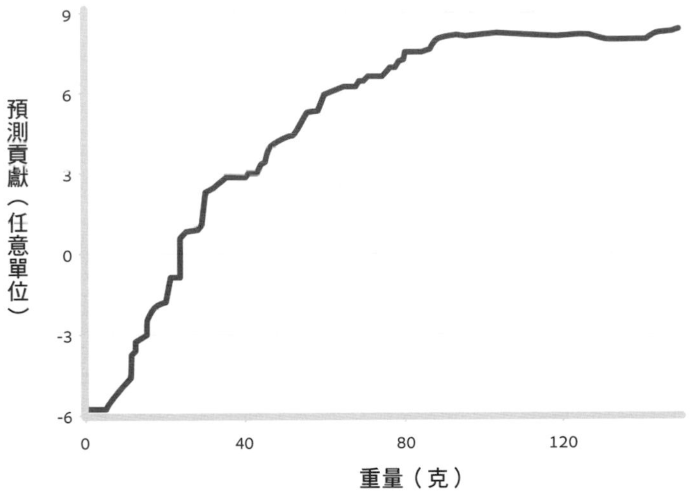

總體而言，只計算碳水化合物無法準確預測任何人的餐後血糖反應，但整體的相關性確實存在。

第二種普通趨勢：脂肪含量

一般而言，膳食的脂肪越多，餐後血糖反應越低，這似乎令人驚訝。然而這其實跟以前的研究結果一致，先前研究指出，在膳食中添加脂肪，可降低餐後血糖反應。[1]話雖如此，情況會因人而異，所以對大眾而言，添加脂肪並不可靠。許多受測者在餐點中加入脂肪之後，餐後血糖反應會降低，但有些

脂肪趨勢：膳食中脂肪較高，
平均會有較低的血糖反應

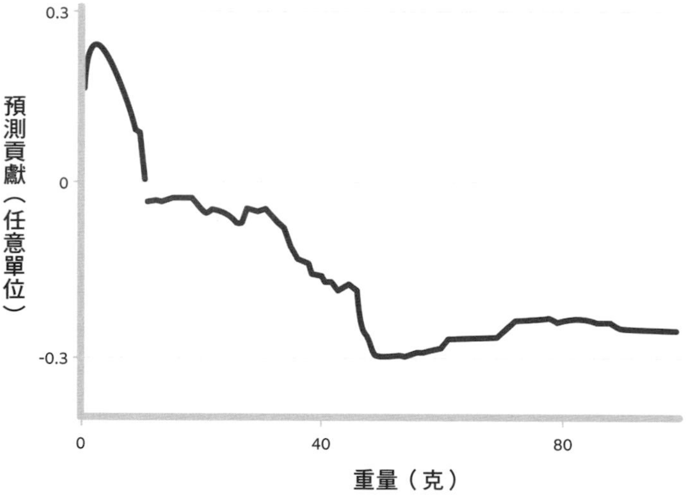

人這樣做，幾乎沒有任何效果。如果你發現自己吃富含碳水化合物的食物（好比麵包）之後血糖會飆升，不妨在食物中加點脂肪（比如塗奶油）來扭轉這種現象。

第三種普通趨勢：纖維含量

關於纖維的趨勢有趣卻複雜。

一般而言，纖維含量較高的膳食應該會刺激餐後血糖反應，但長期下來卻能避免血糖上升。換句話說，多數人吃高纖維食物，餐後血糖反應會比較強烈，但是餐後經過二十四小時，血糖反應卻能得到改善。

纖維趨勢：膳食中纖維含量較高，
平均會有較高的血糖反應

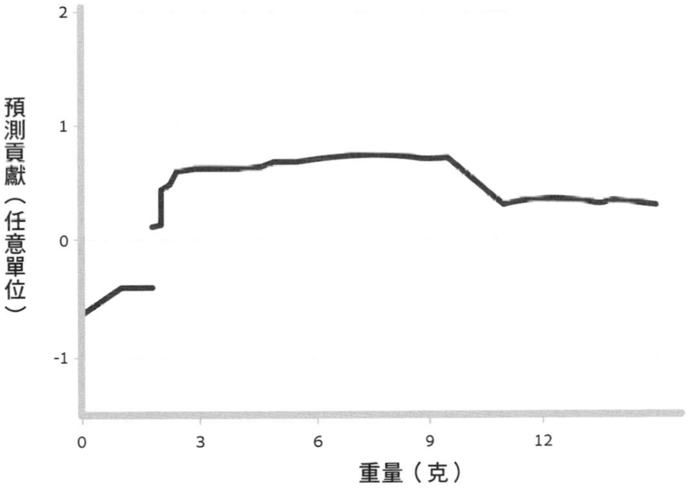

人體僅能透過腸道細菌來消化膳食纖維，所以我們懷疑會出現這種延遲降低餐後血糖反應的積極作用，可能因為腸道細菌對纖維的反應有輕微改變。

我們發現，纖維會暫時對很多人產生不良影響，但長期下來卻有益於他們。然而，有些人或許能從纖維同時獲得短暫和長期的正面效應，有些人卻可能會受到纖維短暫和長期的負面影響。我們根據取得的個人化證據，預期了這種結果，但仍需深入研究。第二部分會讓各位知道，高纖維食物是否會讓你出現正面或負面的反應。

第四種普通趨勢：鈉和水含量

一般來說，食物有較高的鈉含量，餐後血糖反應會比較高；反之，食物有較高的水含量，餐後血糖反應會比較低。先前說過，有證據指出多數人不需要限制飲食中的鹽分。根據我們目前的研究，鹽偶爾可能會對某些人的餐後血糖有負面的影響，但並非人人如此。鈉不會刺激某些受測者，使其餐後血糖反應更為激烈。

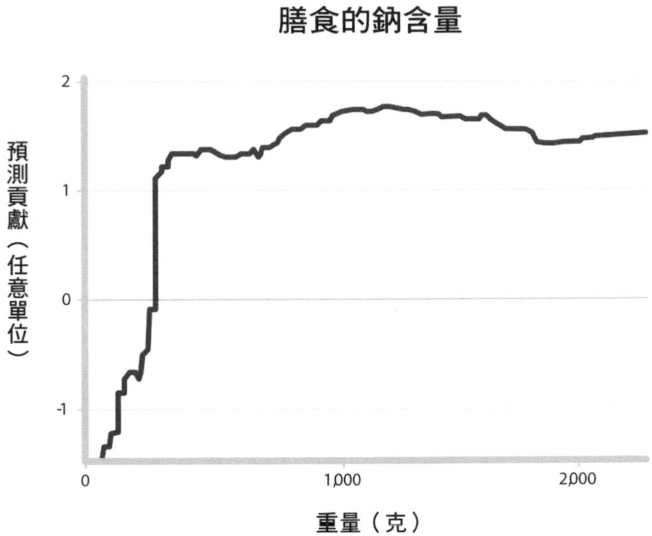
膳食的鈉含量
預測貢獻（任意單位）
2
1
0
-1
0
1,000
2,000
重量（克）

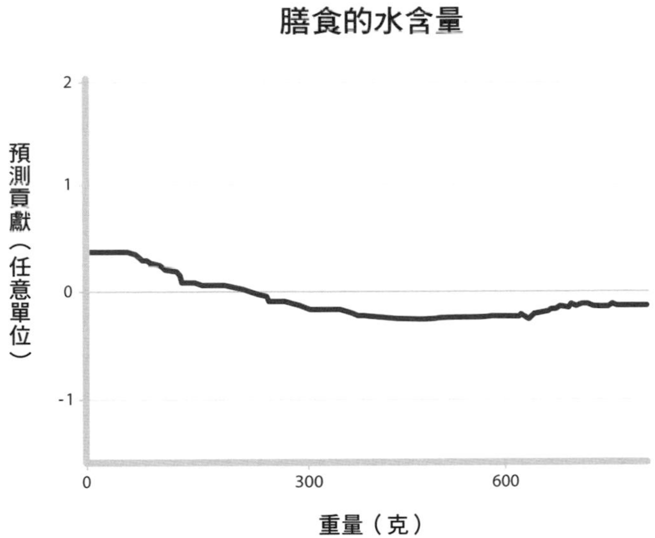
膳食的水含量
預測貢獻（任意單位）
2
1
0
-1
0
300
600
重量（克）

第五種普通趨勢：飲食時間與甦醒時間的關聯

人醒來後越久，餐後血糖反應會越高，所以早餐的餐後血糖反應通常低於晚餐的餐後血糖反應。然而，這個通則不適用於每個人。有些受測者會出現完全相反的情況——他們早餐的血糖反應比晚餐還高。當你在第二部分測試血糖時，便會知道你是早晨或晚上才會出現更高的血糖反應。

第六種普通趨勢：健康風險因素

我們的數據顯示某些明顯的趨勢。如果你有以下的健康風險因素，

醒來之後的時間

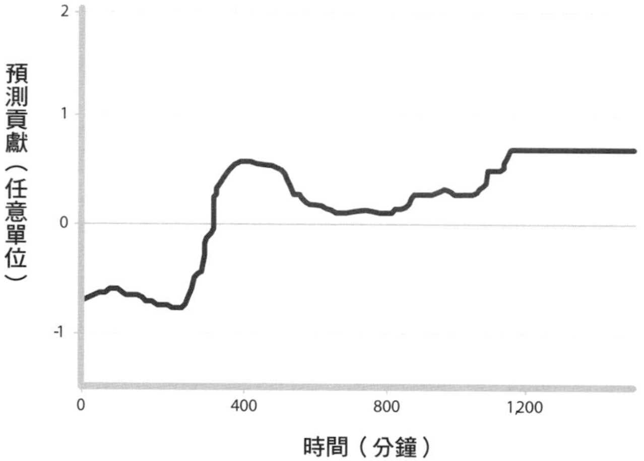

餐後血糖反應通常會比較高：

- **身體質量指數（BMI）**：這種身體脂肪評量指標是基於身高與體重的關係（譯注：計算公式是以體重〔公斤〕除以身高〔公尺〕的平方。從網路可找到許多 BMI 值計算器）。[2] 我們的研究明確指出，BMI 值越高，餐後血糖反應就越可能高於平均水平。

然而，BMI 值與餐後血糖反應的關聯並非固定不變。某些人有很高的 BMI 值，其餐後血糖反應卻比較低，其他人卻剛好相反。

如果 BMI 值較高，血糖反應也會比較高

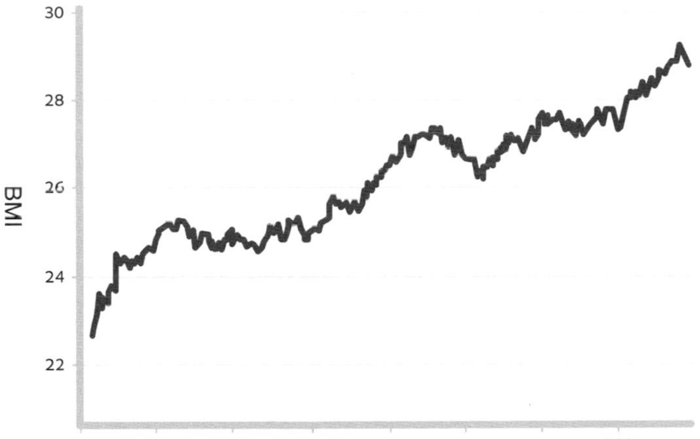

- **醣化血紅素（HbA1c）**：前一章討論過這種評量指標。它反映過去三個月的平均血糖水平，是診斷糖尿病或糖尿病前期的檢測方法。正常水平應該介於4%到5.7%，但糖尿病患者必須將數值維持在7%以下。[3]在我們的研究中，HbA1c百分比越高，餐後血糖反應通常較高。當然，還是有例外。
- **空腹血糖**：早晨起床後立即測量血糖值是檢測糖尿病的主要方法。正常水平通常介於七十到九十九毫克／分升（三點八

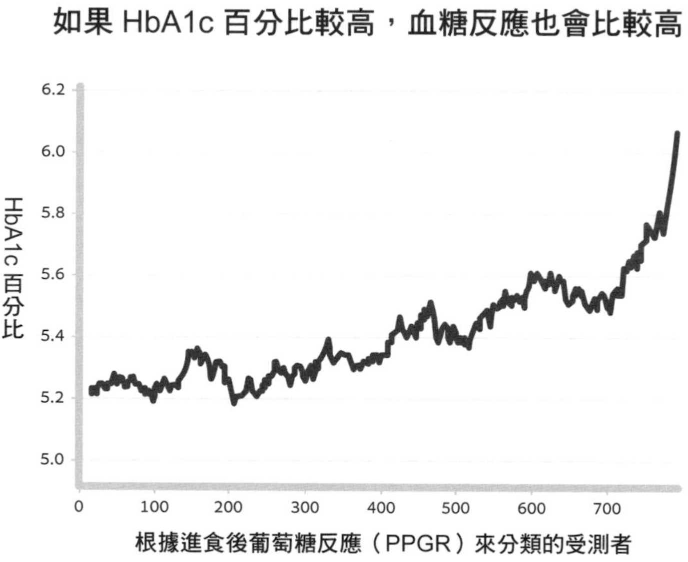

到五點五毫莫耳（mmol））。如果空腹血糖維持在一百零一到一百二十五毫克／分升（五點六到六點九毫莫耳），就會被診斷為處於糖尿病前期。如果空腹血糖始終為一百二十五六毫克／分升（七毫莫耳）以上，就會被診斷為患有糖尿病。[4]在我們從研究中發現，空腹血糖值與餐後血糖反應之間有很強的關聯性，即使如此，這點仍不適用於所有受測者。

如果空腹血糖值比較高，血糖反應也會比較高

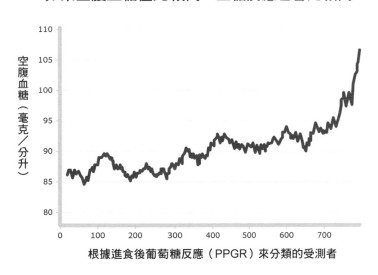

- **收縮壓（Systolic blood pressure）**：這是標準血壓讀數中最頂端或第一個數字，另一個較低的數值稱為舒張壓（diastolic blood pressure），對健康的各種層面也同樣重要。低於一百二十的收縮壓是正常的。許多人的收縮壓越高，餐後血糖反應就越高。（我們也測試了舒張壓，但關聯性似乎並不明顯。）
- **丙胺酸轉胺酶（alanine aminotransferase，簡稱 ALT）活性**：通過驗血來測量這些數值，可以判斷肝臟是否健康。ALT 水平較高（與肝損傷相關），餐後血糖反應通常（但並不一定）會比較高。如果你的 ALT 水平偏高，表示你有脂肪肝，而肥胖者或糖尿病患者通常會出現這種現象。
- **C反應蛋白（C-reactive protein，簡稱 CRP）**：這個評量標準可以指出體內某處正在發炎，被認為是疾病或感染的非特異性標記。它通常與餐後血糖反應呈正向關係，但並非總是如此。
- **年齡**：當然，人無法控制這點，但我們確實發現，年齡與餐後血糖反應有關聯。年紀越大，餐後血糖反應會越高。然而，老話一句，並非人人如此。

有趣的是，前述趨勢並非只限於極端情況。例如，不是只有病態肥胖者或 HbA1c

值已經達到糖尿病程度的人，其餐後血糖反應才會升高。即使BMI值落在正常範圍之內（譯注：十八點五到二十四之間），數值較高的人（比如數值二十四的人與數值二十二的人相比），餐後血糖反應通常會比較高。因此，就算沒有出現嚴重的健康風險因素，血糖反應依舊會受到影響。總體而言，人無論是健康或生病，或者處於中間的任何階段，血糖反應「通常」都會受影響。

第七種普通趨勢：微生物群系

多數人不知道自己的微生物菌相。這種針對消費者的測試非常新穎，僅在近期才能進行（請參閱第351頁。DayTwo公司可替客戶的腸道細菌進行DNA定序，該公司根據我們的研究來提供個人化營養諮詢服務和微生物菌相測試）。不久之後，你將能知道自己的微生物菌相。當我們測試參與者時，發現許多有趣的趨勢都與微生物群系中特定細菌有關聯。例如，體內若有較多的吉氏副擬桿菌（Parabacteroides distasonis），餐後血糖反應會比較高；如果有較多的多氏擬桿菌（Bacteroides dorei），餐後血糖反應會比較低。

某些細菌和血糖控制不良以及肥胖、胰島素抗性和血脂比例異常（比如高膽固醇）等風險因素有關。[5]這些關聯性通常與我們的研究結果相符。例如，直腸真桿菌（Eubacterium rectale）可以發酵膳食碳水化合物和纖維，產生對人體有用的代謝物[6]。這種細菌通常與較低的餐後血糖反應有關。某些細菌和肥胖有關，譬如前面提到的吉氏副擬桿菌[7]和多形擬桿菌（Bacteroides thetaiotaomicron）[8]，通常會與較高的餐後血糖反應有關。

此外，如果體內有某些細菌，有可能吃了特定食物（比如白麵包或果糖）餐後血糖反應會更高，但對其他食物則不會。其中涉及許多腸道細菌的複雜交互作用，某些作用和普遍的認知（特定細菌是有益或無益）符合，其他的則屬於新發現，顯示出我們先前不知的關聯性。越研究微生物群系，就越能揭露其中奧祕。

第八種普通趨勢：離群值

正如本章所示以及我們的推測，每一種趨勢都有離群值（outlier）。無論真假，總有人不會有預期或如同多數人的反應。他們的反應不盡相同，不僅會針對體重或血壓、高碳水化合物或高鈉之類的趨勢，還會針對特定食物，比如香蕉和餅乾。下面兩張圖是兩名受測者的結果，顯示他們對「葡萄糖溶液對上麵包」以及「香蕉對上餅乾」的反應。請注意，他們對這些高碳水化合物食物的反應恰好相反。一位受測者吃了餅乾，血糖沒有上升，但吃了香蕉，血糖卻上升了。另一位受測者的情況恰好相反。

這些相反的反應是研究最有趣的部分。我們的數據組（data set）非常龐大，而且我們的分析也極為全面，因此這些結果影響深遠。它們能比以往更明確表示，通用的普遍營養策略根本無法奏效。我們相信，人對食物的反應是非常個人化的，不會遵循任何衡量標準（亦即碳水化合物、糖、脂肪），所以必須針對每個人量身規劃飲食，以便穩定血糖來促進健康。我們認為，這也能解釋為什麼當前追求最佳飲食的營養典範根本有缺陷。沒有適合所有人的最佳飲食，大家對食物都有獨特的反應，飲食也必須是個人化。然而，我們研究的不僅如此。

兩名受測者對葡萄糖和麵包的血糖反應恰好相反

（上方受測者對葡萄糖的反應較高，對麵包的反應較低）

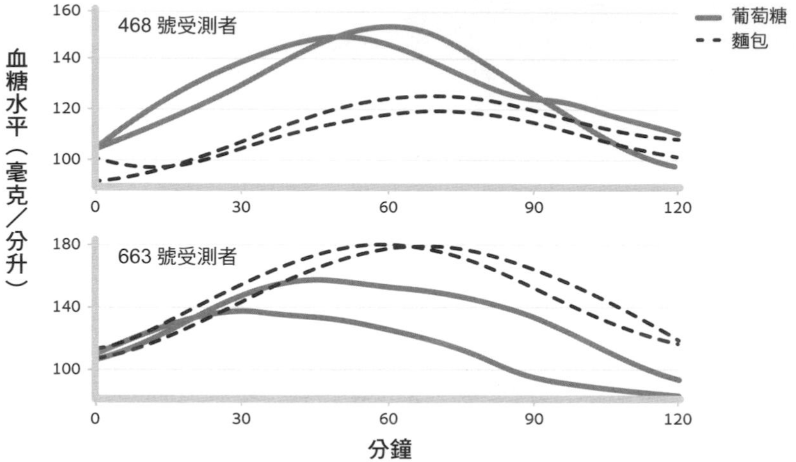

兩名受測者對香蕉和餅乾的血糖反應恰好相反

（上方受測者對香蕉的反應較高，對餅乾的反應較低）

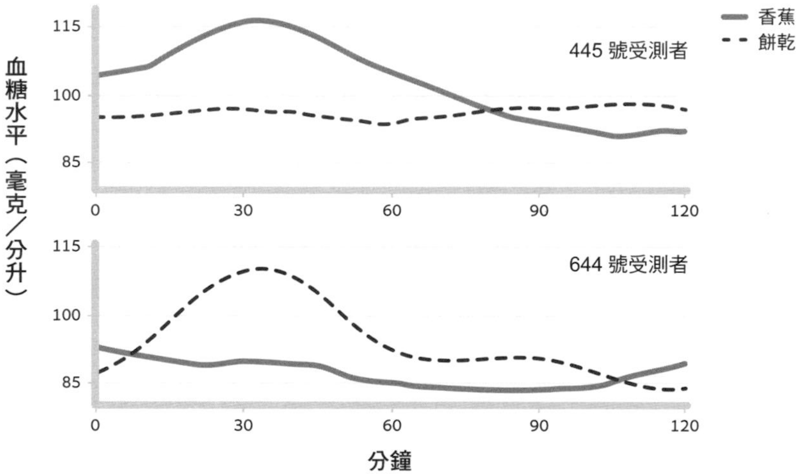

「個人化營養學」測試
——西格爾博士的故事：吃冰淇淋而不吃米飯？

我的妻子可人（Keren）是臨床營養師。當我向她出示研究數據時，她大為震驚。其中一個例子是，我們發現某些人吃了米飯之後血糖不會飆升，吃冰淇淋反而會；可是有些人吃了米飯（甚至糙米）血糖會飆升，吃冰淇淋反而不會，這點完全出乎她的意料。其實我們發現，「吃米飯之後血糖會飆升的人比吃冰淇淋血糖會飆升的人還要多」。

可人身為營養師，一直被教導要遵循一般的飲食指南。因此，她會告訴許多剛被診斷出處於糖尿病前期的患者，先戒掉冰淇淋之類的甜食，改吃糙米等更為複雜的碳水化合物食物。

當她看到我們的數據時，她發現自己的飲食建議不但無法幫助多數患者，甚至可能會讓這些人更快罹患她想幫他們預防的疾病！現在，她會根據我們發現的趨勢來提供建議，請病患測試自己的膳食血糖反應，看看他們適合吃什麼食物。

創建演算法

我們收集數據之後，接著就要確認是否能將其轉成有用的訊息，因為這些數據差異極大，顯然無法套用於普遍的模式。我們決定將其納入演算法，這種複雜的公式可讓電腦根據個人訊息（研究初期收集的訊息，包括血液測試和微生物群系樣本），明確推測哪些食物最有可能讓某個人用餐後血糖飆升。

為了發展演算法，我們運用微生物群系資訊和收集的臨床數據，設計先進的子演算法，藉此自動找出預測每個人餐後血糖反應的規則。例如，如果你已經五十多歲，體內有某種細菌，那麼你對香蕉的血糖反應就會很高。然後，我們將所有的數據都匯入一種超級演算法，該演算法會統合從數據中自動推導出的數萬條規則。從下面兩張圖可以看出，我們的演算法能夠比計算碳水化合物更準確預測餐後血糖反應。

我們的演算法類似於亞馬遜等網站推薦書籍的演算法，只是我們是將它應用於推斷人們對食物的反應，結果非常成功。我們將它應用於一百位沒有參與研究的人。我們非常努力，才能有今天的成果。這對我們來說是一項重大考驗，我們渴望看到預期的結果。因此，看到我們的演算法能夠適用於任何人（甚至起初沒有參加研究的人），精準預測出他們對膳食的個人化血糖反應，我們感到非常振奮。這點證明了我們的演算法能藉由與個人化血糖反應相關的參數找出規則。

有了可預測個人化反應的演算法，我們不禁想問：它能否協助設計個人化飲食，讓人將血糖值維持在正常範圍？

最後，我們又招募了二十六位受測者並評估了他們的身體狀況。我們發現這些人大多處於糖尿病前期（這樣很有意思，他們的症狀很常見，透過正確的飲食習慣便可改善）。我們利用演算法替每個人設計兩種飲

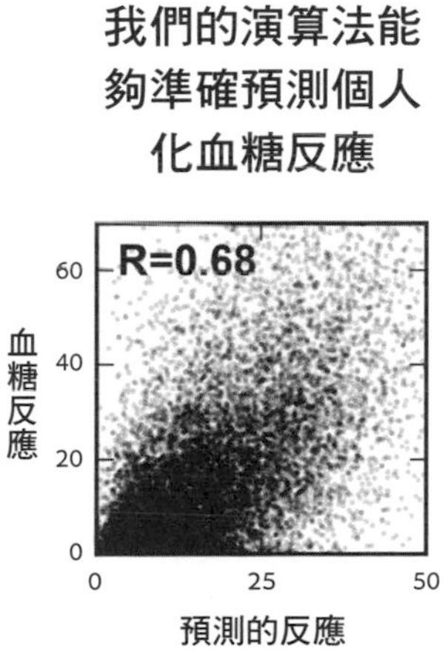

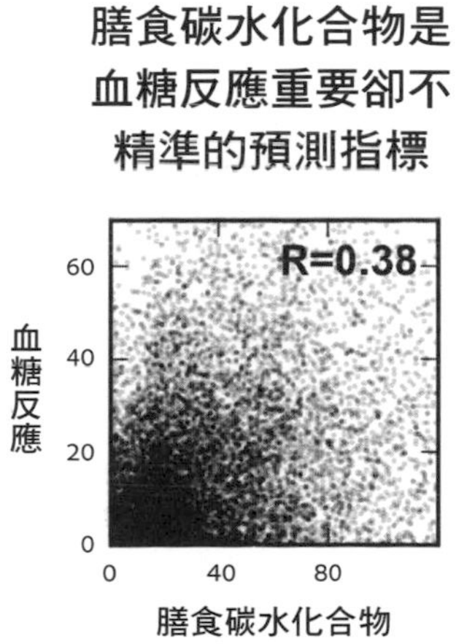

食。一種我們稱為不良飲食，我們用演算法去預測哪些食物會提高血糖值。另一種稱為良好飲食，我們用演算法去預測哪些食物不會刺激血糖。

受測者遵循每種飲食各一個星期。我們對飲食設下限制：無論良好或不良飲食，早餐、午餐、晚餐和宵夜的卡路里都相同。每個人會根據演算法的預測來獲取不同的個人化飲食——值得注意的是，某些人的良好飲食菜單上出現的食物，會出現在別人的不良飲食清單上。

以下是某位受測者的兩種飲食。你會發現這些食物不同於典型的飲食。

你能猜出演算法認為哪一個是良好或不良飲食嗎？你可以看到，每種飲食都含有通常不會出現在標準飲食的食物，比如冰淇淋和巧克力。也包含一

	一號飲食	**二號飲食**
早餐	牛奶什錦麥片	雞蛋和麵包
午餐	壽司	鷹嘴豆泥和皮塔餅
午後點心	杏仁蛋白糖	毛豆
晚餐	玉米和堅果	豆腐蔬菜麵
宵夜	巧克力和咖啡	冰淇淋

般認為的健康食物，譬如壽司和堅果，甚至鷹嘴豆泥和豆腐。

我們問過沒有參與研究的學生，要他們猜猜看哪個是良好或不良飲食，結果幾乎各占一半，平分秋色。我們針對這個主題發表了數十次演講，台下聽眾通常不少。我們提出這個問題時，聽眾的意見總是五五波，不相上下。這個問題並非無關緊要，答案也不明顯。這兩種飲食都不是傳統食物。對於不同的受測者，良好和不良的飲食將完全不同。只有演算法才能決定好壞。

對於這位受測者來說，二號飲食是演算法推測為「良好」的飲食，一號飲食則被認為「不良」。對於另一位受測者，情況可能恰好相反。

演算法現在可以設計良好和不良飲食，而我們希望看到現實生活的運作情況。我們將這二十六位受測者的訊息匯入演算法，分別替每個人規劃良好和不良的飲食，總共有五十二份飲食。每個人都遵循個人化的良好飲食一個星期，然後再吃個人化的不良飲食一週。

下圖顯示前面圖表的那位受測者對於良好和不良飲食的血糖反應。黑線代表受測者吃一整週不良飲食的連續血糖水平，灰線則是受測者吃一整週良好飲食的連續血糖水平。從不良飲食的曲線，可以清楚看到餐後血糖水平飆高，暗示受測者的糖代謝受阻，可能處於糖尿病前期。這是受測者吃牛奶什錦麥片、壽司和堅果之後的測試結果。

然而，從良好飲食的曲線（吃的東西有雞蛋、麵條和冰淇淋，「每餐的卡路里與不良飲食相同」），餐後血糖水平完全正常，整個星期內沒有出現高峰。這位受測者有可能扭轉糖尿病前期病症。

我們從多數受測者身上

某位處於糖尿病前期的受測者遵循「不良」飲食（有尖峰落差的線條）和「良好」飲食（平緩起伏的線條）各一週。本圖比較他在這兩段時間的血糖水平。兩種飲食都有相同的卡路里。

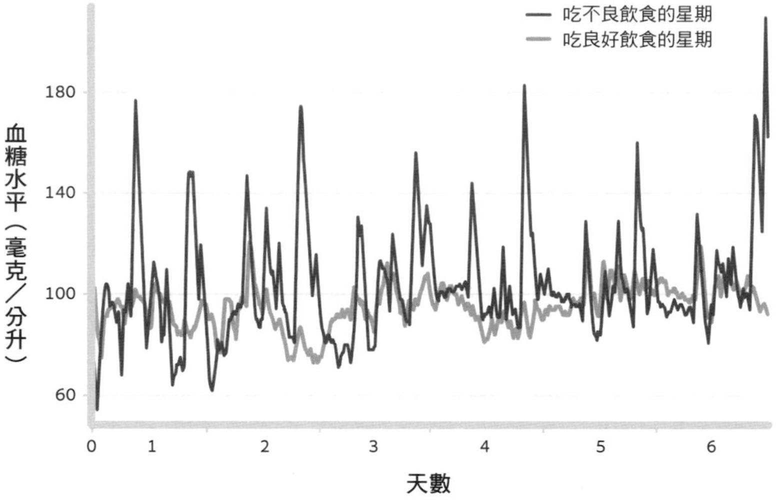

「個人化營養學」測試——蘇西（Sue C.）

我四十五歲左右，在一家國際公司工作，經常搭飛機橫越大西洋。我身體一直很好。我會抽點菸，但沒有服藥。我每年都會做健康檢查，測試結果都很正常。我稍微過胖，但我太忙，沒空管理體重或經常運動。

我的朋友是個人化營養計畫研究者的同仁，我從他那邊聽到這個消息。他勸我參加計畫，我想了一下才同意。我得到了有趣的飲食結果，但最重要的是，我發現自己處於糖尿病前期！我不知道為何會這樣，但現在我知道，將近40％的人有這種病症。在一年一次的體檢中，醫生無法從我的空腹血糖測試發現我處於糖尿病前期。然而，我參與研究時，連續測量了整整一週的血糖值，發現自己的血糖紊亂，而血糖水平顯然高於正常範圍。我很幸運，能夠早期診斷出症狀，因為在沒有診斷出處於糖尿病前期的人之中，70％會在十年或二十年之內罹患糖尿病，我可不打算變成這樣。

我徹底改變了生活方式。我戒了菸，免得心臟不好。我只有在必要時才會搭機跨越時區飛行。此外，我也知道吃飯的時間也會深切影響血糖控制。當然，我也調整了飲食。我很少吃米飯，也不吃橘子，但每週可以喝一杯啤酒，並且可以吃我喜歡的燕麥片。我甚至參加了糖尿病前期的後續研究，分別各吃一個星期的「良好」和「不良」飲食。令人驚訝的是，當我吃「良好」飲食時，我的血糖水平會完全正常！我現在遵循新的飲食且經常運動，整個人神清氣爽！我非常感謝個人化營養計畫，讓我即時診斷出我處於糖尿病前期，又讓我能夠重新控制血糖來恢復健康。

發現了類似結果，令我們非常驚訝——這點足以證明，你可以控制自己的血糖水平。只要適切調整飲食，短短一週便能從糖尿病前期的症狀讓血糖值維持正常，這是前所未有的發現。

這對你有何意義

這些結果暗示許多複雜的事情，替未來提供無窮的希望。我們從一千名受測者對食物的反應中觀察到巨大的差異，因此沒有任何飲食適合每個人。如果你一直無法靠飲食減重，終於可以不再浪費精力了。我們採取完全不同的策略，而我們現在已經掌握確鑿的證據。這就表示，如果某種飲食不適合你，對你來說它可能是錯誤的飲食。你節食「失敗」，可能錯不在你，或許節食法沒有考慮你的個人體質。

我們接著要研究糖尿病前期和糖尿病患者的長期飲食介入計畫。這些研究將持續一整年。目前最嚴重的流行病就是代謝疾病。我們認為，血糖水平正常化的效果會比一週更久，希望長期的介入計畫可以扭轉並治癒這種現代疾病。我們現在有正確的方法和合適的工具，而且不必使用藥物，只要替每個人量身制定飲食即可達成目標。

從更廣的角度而言，人類正進入營養研究的新時代。我們正在擺脫標準化飲食和飲食建議的束縛，逐漸開拓個人化營養學。我們正在學習如何提出更有針對性的問題並尋找答案。你的下一代未來讀書時，將不必上一體適用的營養指南課程。他們的課程會教他們如何確定誰最適合使用哪些營養指南。我們期待那一天的來臨。

各位現在可以做點事。你可以試著去量自己的血糖值，然後將測試結果輸入我們的免費程式，從中找出哪些食物可以穩定你的血糖。這樣做或許可以讓你順利減重、獲得精力和恢復健康。下一章將會帶你開始這趟健康旅程。

第2部分

個人化飲食計畫

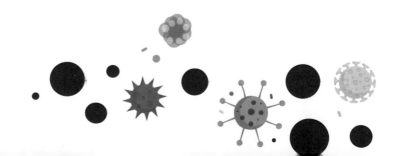

Chapter

08 測試你的血糖反應

歡迎各位閱讀個人化飲食計畫。到目前為止，你或許很想知道自己對特定食物的反應以及該如何衡量這種反應。你可能想知道你自認為有益的食物是否會影響你的血糖，以及你認為對你不好的食物是否並不那麼糟糕。你或許期待冰淇淋對你很好，或者希望你其實不適合吃青花菜。

如你所見，參與我們研究的人和其他遵循個人化飲食的人都驚喜連連。但是，無論我們看到了多少人的結果，我們都無法知道你的結果。你必須自行找出答案。這時候應該去調查到底什麼食物有益於你的健康和體重管理，以及你的個人化健康飲食應該排除哪些食物。

血糖測試

制定個人化飲食的關鍵是在餐前和餐後測量血糖。你的血糖反應就像是一台測量儀，可以記錄你身體系統的各個部份（包括微生物群系）對飲食和生活方式反應的好壞。就算你不知道哪些菌種組成了你的微生物群系，或者你的遺傳或健康情況如何影響你對某些食物的耐受性，測量血糖之後便可大致了解內情。你的身體對某些膳食和食物反應良好，血糖值會在狹窄的範圍內緩慢升高和下降；你的身體對某些膳食和食物反應不佳，血糖值會突然飆升與陡降；或者你的血糖會不太正常，一直維持在偏高值。

在我們的催促下，同事露西（Lucy）最近決定量自己的血糖。她先前猶豫不決，害怕被儀器刺痛手指，認為量血糖很複雜而猶豫不決。她向藥房買了一台血糖監測儀（基本款）。當她知道如何使用機器之後，便試著量血糖。她很驚訝，發現自己幾乎感覺不到採血針的刺痛感，而且過程迅速方便。最重要的是，她很驚訝於自己能在吃完東西之後，便立即知道身體的反應。

在第一週時，露西發現她喜愛的許多食物，比如抹奶油吐司、紅酒和玉米片，能夠讓她的血糖穩定，但其他食物，好比冷燕麥片、義大利麵和她早晨喝的摩卡或拿鐵咖啡，卻會讓她的血糖飆升。不久，她便將監測儀放在包包隨身攜帶，測試吃完自己常吃食物之後的血糖值，也檢測自己對新食品、餐廳菜色和零食的血糖反應。她用手機詳細記錄對自己良好和不良的食物，以便隨時參考。她知道自己的血糖測試結果之後，便遠離會讓血糖飆升的食物。

讓儀器扎刺（pricking）手指可能是困難的事情，但我們向你保證，你會從這個實驗獲得個人化的結果，這是非常值得的。你鐵定會很高興自己做了嘗試。

做得越多，就越覺得不難。我們發現，只要人們測量自己的血糖來獲得即時訊息之後，就會越想了解更多。有些人只進行了一週的測試，如同本書概述的計畫，但許多人卻會一頭栽進去，不斷測量自己對新食物和膳食的反應，並且在不同的情況下重新測試（運動之後、在一天內於不同時間吃相同食物、嘗試新食物、去新餐廳吃飯，或者出外度假）。如此一來，他們便可大量獲得自身血糖反應的資訊。我們發現參與過研究的人，超重和糖尿病前期症狀都有所改善。如果你害怕細針扎刺手指而不願意運用這種功能強大且內容豐富的健康飲食工具，請先思考下面幾點：

- 刺血針非常細，只會在手指上扎出很小的孔。很多人說他們幾乎不會感到刺痛。
- 你只要做一週的血糖檢測，但也可以繼續檢測新的食物。許多人覺得很有趣，會視情況繼續檢測。你在一週之內便可了解自己對食物的個人化反應。
- 這些儀器原本很貴，僅供糖尿病患者使用。如今價格相當實惠，無需處方簽便可購買。藥房和折扣商店都有販售，也能上網訂購。
- 你獲得的訊息是無價的，而且無法透過其他方式來獲得（更為準確的）訊息。
- 數百萬的糖尿病患者每天都得刺手指來控制血糖。只要一天或一週刺幾次手指，就可避免罹患糖尿病，你還不願意這樣做嗎？

這項技術可以提供很棒的訊息，所以我們認為每個人都應該測量自己的血糖值。話雖如此，有些人仍然不敢嘗試。本章的最後一部分會討論其他如何評估及挑選食物的方法，但這樣做更困難，也比較耗時間，甚至比較不準確。要知道食物會如何影響你的身體，最重要的就是測量血糖值，這是了解個人化飲食的關鍵。

不必扎刺手指便可測量血糖？這一天即將來臨！

未來可能出現非侵入性血糖測量技術（technology for noninvasive blood sugar measurement），不必扎刺手指便可測量血糖，但這項科技可能要幾年之後才會問世。還有一家名為DayTwo的公司，授權外界使用魏茨曼科學研究學院的個人化營養技術。該公司開發了一種方法來分析人體的微生物群系，而且無需測量血糖便可根據你的糞便樣本得出結果。他們根據大量對食物的血糖反應數據庫，然後使用我們設計的演算法來預測人體反應，利用這項分析結果來提供每個人最有益處的膳食建議。這項技術與直接測量血糖的關鍵區別在於：他們分析時會考量微生物群系在內的多種參數，利用這些參數可以共同預測你對未曾吃過或測量過的食物會有何種反應。此外，你將一次獲得所有分析結果。如果想要了解這項技術，請參閱第351頁

◎如何測量你的血糖

測量血糖很簡單。做好先前準備，做起來會更容易，也可避免不必要的測試。在這項個人化的飲食計畫中，該做的事情如下：

1. 想好要測試哪些食物，以及購買需要的東西。
2. 購買血糖測試儀（血糖儀）。
3. 先練習一下如何檢測血糖，以便知道如何使用血糖測試儀。
4. 規劃量血糖的時間表。可在早上進行基線測試（baseline test），然後在吃食物之前以及吃完之後測量好幾次你對這些食物的反應。（這些結果會記錄於食物檢測的段落。）
5. 測量你對特定膳食和食物的血糖反應。
6. 追蹤記錄在我們的軟體、你的筆記或本書圖表（第298頁）的測量結果。
7. 分析結果，確定哪些膳食和食物對你有益，哪些又會讓你血糖飆升。
8. 盡情享用對你良好的食物，吃的時候不必內疚。不吃對你有害的「不良」食物。

你也可參考下一章來調整飲食來避免血糖飆升。

9. 看著體重逐漸恢復正常，健康評量數值日漸正常——然後盡情享受生活！

讓我們開始吧！

◎想好要測試的食物

你可能很好奇自己會對吃下的食物作出何種反應。只要你想好該先測試哪些膳食和食物，將可在最短的時間內得到答案。無論你想測量一週，或者想花更長的時間分批測試，首先得確認優先測量的膳食和食物。以下是我們的建議：

- 檢測常吃的餐點，包括在膳食中加入的食物，比如吃三明治時搭配的洋芋片或餅乾。可以分開測量每種食物。如果經常一起吃這些食物，不妨看看這些食物組合是否有益於你。此外，如果早餐都不變，就得測試一下早餐內容。
- 檢測自認為不好而不吃的食物。測試這些食物，看看它們是否真的會損害你的健康。如果發現自己可以吃這些食物，不妨以正常量去試吃，然後量血糖。例如，如果你喜歡冰淇淋或巧克力，但你認為不應該吃這些甜食，就可以在本週測試自己的反應，看看這些甜食是否真的對你不好。

- 檢測那些雖然你不太喜歡，卻認為你應該要吃的食物。如果這些食物會讓你的血糖飆升，大可拋棄它們。如果你不太喜歡燕麥片、漿果或沙拉（因為它們「有益健康」，只好硬吞下去），不妨去測試它們，看它們是否真的像你想的那麼好。
- 檢測你感到好奇的食物或飲料，比如咖啡、香蕉、起司、葡萄酒、啤酒或紙杯蛋糕（cupcake）。把這些食物當作零食來吃，別和正餐混在一起吃，這樣才能在不受其他食物的影響下檢測它們。
- 檢測經常從外頭購買的食物。你有喜歡的餐廳嗎？你每天喝咖啡嗎？你是否經常外出吃壽司、漢堡或義大利麵？你也要檢測自己對這些餐廳食物的反應。不知道這些食物或飲料中的每一種成分都沒關係。你不是在測試食物成分。請記住，我們要測試的，是你在現實生活中對食物的反應。

我想要測試的膳食和食物

追蹤想測試的所有食物。測試之後記得在方框裡打勾（我們會告訴你如何測試，並在下一節記錄結果），這樣就能追蹤想測試的食物。每一餐都有七個方框，表示你得持續檢測一週。然而，你不必測試每餐食物，而且如果你想，你也可以花一週以上的時間來進行。

早餐檢測	已測試
1. ________	☐
2. ________	☐
3. ________	☐
4. ________	☐
5. ________	☐
6. ________	☐
7. ________	☐

午餐檢測	已測試
1. ________	☐
2. ________	☐
3. ________	☐
4. ________	☐
5. ________	☐
6. ________	☐
7. ________	☐

晚餐檢測	已測試
1. ______	☐
2. ______	☐
3. ______	☐
4. ______	☐
5. ______	☐
6. ______	☐
7. ______	☐

宵夜檢測	已測試
1. ______	☐
2. ______	☐
3. ______	☐
4. ______	☐
5. ______	☐
6. ______	☐
7. ______	☐

其他各種食物檢測	已測試
1. ______	☐
2. ______	☐
3. ______	☐
4. ______	☐
5. ______	☐
6. ______	☐
7. ______	☐

◎購買測試用品

開始量血糖之前，需要準備某些物品。糖尿病患者需要監測血糖值，多年以來，藥房早已販售各種血糖測試用品，但這些產品以前非常貴。然而，血液測試用品近年來的價格已更加親民，不僅因為越來越多人罹患糖尿病，也可能因為生物駭客（biohacker，這種人喜歡分析影響他們健康的物質）、吃低碳水化合物減肥者和其他想知道體內血糖值的人越來越喜歡量血糖。此外，血糖檢測已經進入高科技領域，透過藍牙或有線的血糖測試儀搭配手機和電腦軟體，人人都可更輕鬆且更方便地量血糖。

你需要的物品可能會包含於一個套件之中，售價介於二十到五十美元（約六百到一千五百台幣）。你可以在網路上搜尋血糖測試用品（blood sugar testing supplies），或者到附近的藥房或折扣店去購買便宜的儀器。產品種類繁多，隨著血糖檢測越來越受歡迎，價格可能會繼續下跌。以下是你需要的物品：

- **血糖儀（blood glucose meter）**：這種儀器可能非常便宜簡單，也可能使用高科技。有些甚至可以透過藍牙與智慧型手機軟體同步，並且自動追蹤測試結果。
- **採血裝置和刺血針（lancing device and lancet）**：這些設備簡單且便宜。你只需要一個採血裝置和一大包刺血針，便可以使用很久。

- **血糖試片（blood glucose test strip，又譯血糖試紙）**：這是最貴的物品，因為血糖儀有專用試片，最好先購買便宜的試片，然後再買搭配的血糖儀。各種非處方血糖試片的準確度幾乎相同，你不妨挑選便宜的來用，而試片價格差異可能很大。藥房販售的一盒一百條試片可能要價兩百美元（約台幣六千元），但你也可以找到一盒五十條卻只要十或十二美元（約台幣三百至三百六十元）的商品。如果每餐測量五到六次，每餐的測試費用大約是一美元（約台幣三十元）左右。

練習量血糖

一旦你備齊好用品，就可以準備量血糖。開始檢測血糖反應之前，請先練習一到兩次，以便了解如何使用儀器與用品。乍看之下，測量過程似乎很複雜，但只要做完練習，就會發現其實很容易。按照產品的指示來練習。然而總體來說，以下是要做的事情：

一、開啟檢測儀器。（如果手機軟體與檢測儀器同步，也要開啟軟體。）
二、出現提示時，將試片放入檢測儀器。
三、將刺血針裝進採血裝置。
四、將手指靠在採血裝置上，按下按鈕，讓刺血針輕輕刺破手指。
五、用手指觸摸試片末端。只需要沾一小滴血即可。
六、等待檢測儀器記錄血糖讀數，通常只需要幾秒鐘。
七、記錄結果以及時間和情況（例如，早上一起床便檢測，吃了某某食物三十分鐘之後檢測等等）。

第一次檢測時，最好先校準儀器。連續檢測血糖值兩到三次，看看是否得到類似結果——數值落差應該在十到二十毫克／分升的範圍之內；（對於糖尿病患者而言），位於高值的數值落差也應該在十到二十毫克／分升的範圍之內。檢測結果的偏差應該在彼此的10％到20％之內。這種偏差很正常，因為許多因素會影響檢測結果，譬如你如何刺破手指採血和血滴大小，甚至連氣溫都會影響結果。這些只是「檢測雜訊」（measurement noise）。如果你的檢測結果落在上述參數的範圍之內，就不必擔心。家用血糖儀無法像醫生使用的儀器那樣精確，檢測結果難免有偏差。如果偶爾得到偏差很大的結果，很可能有哪裡出錯了。然而，假如連續做好幾次，測試結果的落點都非常廣（偏差大於20%），血糖儀可能有問題，應該換台新的。

一旦開始檢測，餐後血糖值比餐前上升10%到20%之間，這種檢測結果是有效的，可以據此做出良好的檢測結果。如果偶爾會得到極高或極低的測量結果，可能是檢測錯誤。請再次檢測一次（請參閱第308頁，看看遇到這種情況時該如何處理）。

只要熟練了，會發現檢測血糖簡單迅速。只要隨身攜帶測試用品，便可隨時隨地量血糖。

◎安排檢測時間

不妨根據需求來安排測量時間。可以在一週內檢測每一餐和點心，或者連續幾週，每天都檢測同一餐，直到檢測了所有的食物。也可以折衷一下，融合前面的兩種做法。

首先要安排時間量空腹血糖，就是早晨進食之前先量血糖，然後將它當作基線，以此判斷不同食物會如何影響你的血糖。這點非常重要，因為每次檢測一餐飯時，都得追蹤血糖的升降程度。有了血糖基線，就會知道血糖值何時恢復正常。血糖值恢復正常的時間和食用特定食物之後血糖上升的數值同樣重要。

決定檢測特定的餐食或點心時，必須在進食前量一次血糖。如果測量的數值不是或不接近你的空腹血糖值（起床後首先量到的血糖值），就得等血糖恢復正常之後才能測量。有時候可能剛吃完東西，血糖值還是太高。應該在血糖值大約處於基線時才能再度測量。

然後，用餐之後要分別測量四次：吃下第一口食物之後三十分鐘開始測量，每三十分鐘做一次。換句話說，要在三十、六十、九十和一百二十分鐘時測量血糖。如果血糖在兩小時之後仍然處於高值，請每三十分鐘繼續測量一次，直到它落在早上首先測到的空腹血糖讀數的10％到20％之內。

例如，你的基線空腹血糖是八十五毫克／分升。（每天早晨的數值不會一模一樣，但應該很接近。）假設你起床後不久就吃早餐，空腹血糖值可以當作早餐前的讀數。吃下第一口早餐之後就要開始計時。到了三十分鐘時，再測量一次。你的血糖可能在一百二十毫克／分升。到了六十分鐘時，可能降為一百毫克／分升。到了九十分鐘時，可能落在九十五毫克／分升。兩小時之後，血糖值應該回到大約八十五毫克／分升。

你的情況可能和前面的例子相差很多。你的血糖可能會飆到很高，可能六十分鐘之後就會落回到基線。你的血糖也可能不會大幅上升，但上升的數值可能會持續較長的時間。造成這些波動的原因很多，包括你的健康參數、微生物菌相和用餐時間，當然吃的食物也會有所關聯。然而，最重要的是，「你」會如何回應「你」喜歡吃的早餐。

起初，你不知道自己血糖飆升是否純屬個人因素。如果你進食之後血糖總是上升到大約一百二十毫克／分升，這個數值對你來說就是典型的。如果你吃了某種食物，血糖突然上升到一百六十毫克／分升，這就算血糖飆升。如果你有糖尿病，你的血糖通常會上升比較多。例如：如果你的典型升高幅度為一百六十毫克／分升，餐後血糖值突然上升到二百毫克／分升以上就算血糖飆升。測量次數越多，越能知道什麼數值是正常，什麼數值又是異常。（只要使用我們的免費應用程式，就很容易追蹤和辨別血糖值。）

◎你的結果是否「正常」？

我們要你去了解什麼數值對你是正常的，但你可能不知道要如何才能分辨你的血糖值是否正常，或者它們是否表示你可能處於糖尿病前期或已經罹患了糖尿病。這點很重要，某些人參與我們的研究時測量了自己的血糖值，才發現原來他們處於糖尿病前期，或者早已得到了糖尿病。

每個人偶爾會血糖飆升，可能是吃了某種食物所造成。然而，如果你的血糖一直處於高值，可能需要看醫生，做進一步

空腹血糖值	
正常，沒有糖尿病	70～99毫克／分升
糖尿病前期範圍	100～125毫克／分升
糖尿病範圍	超過125毫克／分升
美國糖尿病協會對糖尿病患者的建議目標	80～130毫克／分升

用餐後兩小時的血糖值	
正常，沒有糖尿病	低於140毫克／分升
糖尿病前期範圍	140～199毫克／分升
糖尿病範圍	超過200毫克／分升
美國糖尿病協會對糖尿病患者的建議目標	低於180毫克／分升

的檢查。根據美國糖尿病協會的數據，右圖是空腹和餐後血糖的參考值。

我要提醒各位，總體目標是要讓血糖維持在正常範圍，但單獨測量膳食和食物的目的是要確定哪些食物最不會傷害你。只要調整飲食，挑選不會讓血糖上升太多的食物，空腹血糖值最終也可能會下降。

我要提醒各位，總體目標是要讓血糖維持在正常範圍，但單獨測量膳食和食物的目的是要確定哪些食物最不會傷害你。只要調整飲食，挑選不會讓血糖上升太多的食物，空腹血糖值最終也可能會下降。

◎理想的測量時間

這是我們推薦的時間表：

- 剛起床（建立基線）
- 吃下第一口早餐後三十分鐘
- 吃完早餐後六十分鐘
- 吃完早餐後九十分鐘

- 吃完早餐後一百二十分鐘
- 午餐之前
- 吃下第一口午餐後三十分鐘
- 吃完午餐後六十分鐘
- 吃完午餐後九十分鐘
- 吃完午餐後一百二十分鐘
- 吃下午點心之前（如果有的話）
- 吃下第一口點心後三十分鐘
- 吃完點心後六十分鐘
- 吃完點心後九十分鐘
- 吃完點心後一百二十分鐘
- 吃晚餐之前
- 吃下第一口晚餐後三十分鐘
- 吃完晚餐後六十分鐘

回到基線的重要性

如果要依據血糖測量來準確評估膳食或食物，吃東西前的血糖值應該回復到基線。基線要落在標準空腹血糖值或起床後首度量到的血糖值的十到二十毫克／分升之內。如果你在用餐前測試，但是你的血糖高於此基線（用餐過於密集，就會出現這種情況），測出的結果就不可靠。如果你的餐前血糖值比基線高十到二十毫克／分升，建議你不要測量那一餐，或者等你的血糖恢復到基線之後才去測量。

• 吃完晚餐後九十分鐘
• 吃完晚餐後一百二十分鐘
• 吃其他點心之前和之後，包括宵夜，做法就像測量三餐一樣，
• 臨睡之前，看看血糖值是否已經回到基線

看起來似乎要測量很多次，但你做得越多，獲得的訊息就詳盡。我要再提醒各位，你們不必每天測量每頓飯和點心。如果你想花更長的時間來分開進行測量，也可以達到同樣的效果。

你的飲食方式和用餐時間可能與別人不同，不妨調整測量時間來配合你的作息。以下列出其他兩種做法：

◎第一種測量時間表

如果你不想測試每一餐或點心，寧願每天只測量某些餐點或點心，其餘時間不想測量，你就可以按照這個時間表來量血糖。也許你每週只想測試一天或好幾天。如果你想這樣做，請依著下面的時間表，用好幾週的時間去量血糖或隨意操作，只要這樣

做對你有效即可：

- 剛起床（建立基線）
- 吃任何你想檢測的餐點或食物之前
- 吃完那些餐點或食物後三十分鐘
- 六十分鐘之後
- 九十分鐘之後
- 一百二十分鐘之後
- 臨睡之前，看看血糖值是否已經回到基線

◎第二種測量時間表

另一種做法是測量所有的餐點，但不要在這些餐點之前或之後進行多次測量。這種方法無法為你提供許多血糖升降訊息，但它依舊可以適切告訴你基本訊息，讓你了解真正的問題。如果你想這樣做，請依照下面的時間表：

- 剛起床（建立基線）

- 吃餐點或點心之前
- 吃下第一口餐點或食物之後六十分鐘
- 一百二十分鐘之後

無論你選擇哪種測量方式，都要制定計畫，這樣就會比以前得到更多的訊息。

開始量血糖並追蹤結果

你已經準備好了，可以根據你的飲食計畫和測量時間表來開始量血糖。你將能夠追蹤結果來進行分析。要做到這一點，有兩種方法：一是使用我們的應用程式，可以從我們的網站 www.thepersonalizeddiet.com 下載軟體；二是自行記錄結果。當然，我們強烈建議各位使用我們的應用程式，這樣會更容易追蹤數據。它會儲存所有的內容，同時根據輸入的原始數據來推估你的反應。它也會總結你對飲食的反應，並且提供摘要，告訴你攝取了多少營養素。我們的應用程式是免費的！它可以安裝於任何智慧型手機，到 www.thepersonalizeddiet.com 便可下載。你一定會喜歡的，因為：

- 這個應用程式會整理所有的數據和訊息。可以從一萬多種食物的資料庫選擇你的餐點食物成分。這個資料庫包括營養價值（卡路里、碳水化合物、脂肪、蛋白質、維生素和礦物質），這樣可提供額外的好處，因為它可以確認膳食營養素是否平衡，也會讓你避免經常暴飲暴食。這個應用程式還可以計算個人卡路里和營養需求。
- 這個應用程式會提醒你什麼時候該量血糖。
- 這個應用程式會根據輸入的血糖值來製作血糖反應圖表，以及依據血糖升高的時間和幅度替每餐打分數。透過這個評分系統，就可以輕易看出哪些食物對你有益，哪些食物對你不好。
- 這個應用程式會整理所有的膳食，列出測量過的全部餐點，同時標記每餐的分數。可以隨時分類這個列表並隨時查看內容，輕易便可知道哪些食物和餐點對你「有益」，哪些又對你「不好」。

這個應用程式非常有用，可以處理大量數據來記錄和管理你的訊息。

然而，如果你更喜歡創建自己的系統，那也無妨。你可以記錄所有的測量結果並加以追蹤。你可以手繪圖表或使用PowerPoint等軟體製作圖表，然後將數值記在圖表內。這樣就能記下吃了什麼食物。你也可以透過圖表，了解哪些線對你來說是正常的，哪些線又比你的正常值高得多或者持續更長的時間。這些更高／更長的血糖上升線就表示你的血糖飆升了，可以從中指出哪些是食物或餐點對你「不好」。

如果你真的不想使用我們的軟體，下面的例子會告訴你如何自行追蹤訊息。

自製血糖追蹤表的樣本

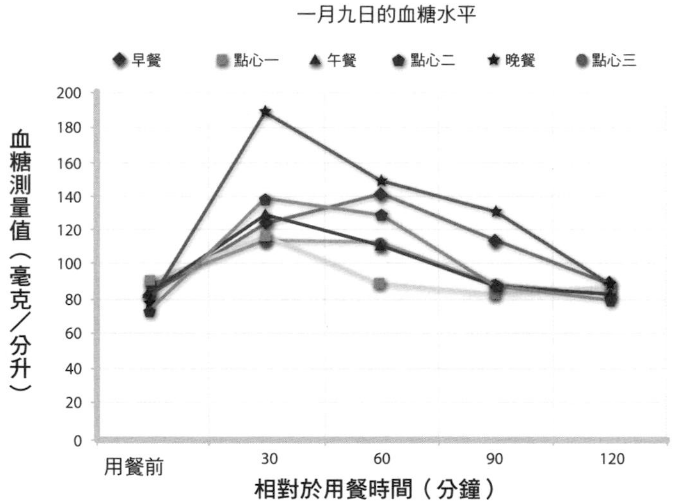

早餐：燕麥片配漿果，咖啡加奶精
點心一：蘋果配杏仁醬
午餐：土雞三明治，洋芋片
點心二：柳橙
晚餐：扁豆咖哩，印度香米，薩莫薩三角煎餃，酸酪乳
點心三：巧克力冰淇淋

如果你喜歡看數字而不是圖形，你也可以繪製如下表格來列出你的測量數值。

	用餐前	30 分鐘	60 分鐘	90 分鐘	120 分鐘
早餐：燕麥片配漿果，咖啡加奶精	84	125	142	115	90
點心一：蘋果配杏仁醬	91	118	90	84	88
午餐：土雞三明治，洋芋片	84	130	112	90	85
點心二：柳橙	75	140	130	89	80
晚餐：扁豆咖哩，印度香米，薩莫薩三角煎餃，酸酪乳	79	190	150	132	90
點心三：巧克力冰淇淋	90	115	114	90	84

我們已經寫好了應用程式，你不必花時間去繪製圖表或建立系統。希望大家使用我們的軟體！

整理你的數據

當你追蹤了自己對第 280 頁清單上的餐點和食物的反應之後，應該看看哪些是對你有益的餐點和食物（只會讓你血糖緩和上升），哪些又是對你不好的餐點和食物（導致血糖急劇上升）。如果你使用我們的應用程式，這一切都已經做好了，並且會顯示分數，指出哪些食物對你有益或不好。如果你要追蹤自己的數據，可以如下整理訊息：

	檢測過的餐點／食物	不良或良好？
早餐：		
1.		
2.		
3.		
4.		
5.		
6.		
7.		
午餐：		
1.		
2.		
3.		
4.		
5.		
6.		
7.		

檢測過的餐點／食物	不良或良好？
晚餐：	
1. ______	______
2. ______	______
3. ______	______
4. ______	______
5. ______	______
6. ______	______
7. ______	______
點心／宵夜：	
1. ______	______
2. ______	______
3. ______	______
4. ______	______
5. ______	______
6. ______	______
7. ______	______
雜項／個別食物：	
1. ______	______
2. ______	______
3. ______	______
4. ______	______
5. ______	______
6. ______	______
7. ______	______

「個人化營養學」測試

——納達夫（Nadav G.）

我有幸能知道魏茨曼科學研究學院的「個人化營養計畫」。我參加了這項研究，改變了我的生活。當我調整飲食，多吃適合自己的食物（比如蘋果、藜麥、鷹嘴豆泥、多數的湯品、壽司和巧克力！），少吃對我不好的食物（包括燕麥片、香蕉、義大利麵和甜甜圈），我就減了八公斤！我不會懷念對我不好的食物，因為看到自己的血糖反應，就知道這些東西會如何傷害我，讓我不愛吃它們。我調整飲食已經超過一年了，至今都沒有復胖。

如果無法或不能測量自己的血糖

如果你想要控制血糖，卻不想測量血糖值，或者出於某種原因無法這樣做，還有另一種方法可以讓你知道（儘管比較不準確）餐點和食物會如何影響你的血糖，那就是去追蹤你的飢餓水平（hunger level）和體重。一般而言，進食之後應該會有飽足感，但你卻感到飢餓，這就表示你的血糖值過高，身體分泌了大量胰島素，讓血糖降得太低。[1,2]換句話說，你的血糖值飆升了。一般而言，你會變胖，表示你的血糖曾經過高，導致胰島素激增，使體內儲存了更多的脂肪。正如你所見，飢餓感可直接表示血糖上升，而體重增加則代表血糖長期上升，亦即你的飲食會讓你儲存脂肪：你的身體很可能藉由過量分泌胰島素的機制來回應飆升的血糖。

你可以在每餐飯或吃點心後追蹤自己有多麼飢餓。我們喜歡使用以下的數值範圍：

一、根本不餓

二、輕度飢餓

三、中等飢餓

四、非常飢餓

五、極度飢餓

在你吃東西之前記錄自己的飢餓感，並且在吃完之後的一小時、兩小時和三小時之後記錄飢餓感。我們的應用程式也能幫你做到這一點：它內建追蹤飢餓的功能。你可以在應用程式內整理結果（可從www.thepersonalizeddiet.com下載軟體），或者自行製作如下的表格。

如同替血糖值繪圖一樣，你可以繪製出飢餓水平下降和上升的情況，但畫出的圖形應該會更簡單。

	用餐前的飢餓水平	一小時後的飢餓水平	兩小時後的飢餓水平	三小時後的飢餓水平
早餐				
點心				
午餐				
點心				
晚餐				
宵夜				

或者，你可以如此檢視這些數值：吃完後會導致飢餓的食物可能會與血糖飆升有關。數值越高和／或數值停留越久（飢餓時間越長），表示血糖飆升得越高。吃完後不會讓你感到飢餓的食物可能只會讓你的血糖稍微上升。如此一來，你就可以確定哪些食物最適合你，哪些食物可能會傷害你。

另一個更不精確卻可能有效追蹤血糖的方法是檢查體重變化。如果你要使用這種方法，你必須記錄每天吃什麼。然後，每週測量一次體重。由於體重變化比較緩慢，需要一星期以上才能知道情況。此外，你會因為許多不同的因素而改變體重，所以很難判斷為何你會變胖。然而，你通常可以嘗試不同的食物或食物組合，看看自己的體重是增加或減輕。

如果你想知道體重變化，我們的應用程式可以追蹤你的情況，以及你在每週記錄體重之間攝取了多少卡路里。然而，我們不建議你過於關注卡路里，除非你想知道自己有沒有暴飲暴食。你應該更關心哪些食物會影響你的血糖，而不是你攝取了多少卡路里。話雖如此，有些人還是喜歡追蹤飲食的熱量。

你也可以自行追蹤體重，但可能無法做得很準確。如果你不斷吃碳水化合物而變胖，你可以少吃這些食物。你也可以嘗試不同的碳水化合物食物，或者吃更多的纖維食物和少吃脂肪類的食物。沒有測量血糖，得到的訊息只會更普通且更沒有效用。如果你不量血糖，不妨同時使用測量飢餓水平和體重的方法。使用最適合你的方法，我們的應用程式依然可以從旁協助你。

常見疑問

以下是我們被問過的量血糖問題。開始測量之前或定期（無論是一週或更久）測量之後，可能會遇到類似的問題。

一、扎刺手指會痛嗎？

幾乎不會痛，不過得看你有多敏感。很多人說他們幾乎感覺不到儀器在刺他們的手指。有些人比較敏感，但他們認為可獲得有用的訊息，還是會硬著頭皮去做。我們很少遇到怕刺痛手指而不量血糖的人。

二、在進食之前和之後的三十、六十、九十和一百二十分鐘，正常血糖值是多少？

美國糖尿病協會只有列出空腹血糖值和用餐後兩小時的血糖值（請參閱第288頁）。你可以找到其他時間（從用餐後十五分鐘到三小時）的建議血糖水平。然而，官方對於這些數值沒有共識。你不必拿每次的測量數值與建議值相比，反而要看看你的整體血糖上升幅度。如果它比建議數值高出許多，就代表血糖飆升。如果你的測量數值與其他建議數值相比，上升之後要很久才回到正常範圍，這也可能表示你吃的餐點或食物對你不好。

三、我發現我用餐之後血糖會先上升，然後下降，最後又再次升高。血糖值不是應該只會先上升，然後下降嗎？

你的胰臟會分兩個階段分泌胰島素。胰臟第一次感覺食物導致血糖升高時，β細胞就會釋放胰島素，稱為「第一階段胰島素釋放」（first-phase insulin release）。有時候，分泌的胰島素足以處理飲食產生的血糖。如果分泌的胰島素不足（你吃了一頓大餐，或者繼續吃東西），你的胰臟通常會接著分泌胰島素，這時就稱為「第二階段胰島素釋放」（second-phase insulin release）。這樣應該會讓你的血糖在下一餐之前回到基線。

四、如果我的用餐時間超過三十分鐘，而且我吃了許多道菜，最後還要吃甜點，這時該怎麼辦？我是否仍然應該從開始用餐之後就開始計時，不管是否還沒吃完飯，三十分鐘時便去量血糖？

如果你的用餐時間超過三十分鐘，應該在開始用餐後立即測量血糖，然後每三十分鐘測量一次（即使你還沒有吃完），一直測量到用餐結束之後九十分鐘。然後，你可以檢視在這整段時間內的血糖變化圖。這種分析非常有用，可讓你知道你的身體如何回應時間較長的餐點。然而，這樣便比較難以確定餐食中的哪些食物會讓你的血糖飆升。你吃的食物或餐點種類越多，影響因素就會越多。

五、我有時候會吃甜點，但我不想在晚餐之後馬上吃。如果我在晚餐之後三十到六十分鐘之後才吃甜點，那會怎麼樣？這會如何影響測量結果？

如果你在用餐開始之後六十分鐘吃甜點，仍然可以在晚餐開始後九十分鐘量血糖和進行評估，因為甜點大概需要三十分鐘才能產生效果。如果你在用餐開始之後三十分鐘內就吃甜點，就可以認為甜點是晚餐的一部分，這就像是測量身體對更複雜膳食的反應（請參閱前面的問題）。然後，你應該持續測量，一直到吃完甜點之後九十分鐘。如果你在用餐後超過一個小時才吃甜點，就把甜點當作單一項目來進行測量：但是，如果你吃甜點之前血糖沒有回到基線，測量結果可能不會像你單獨吃甜點時測出的數值那樣準確。

六、如果我在血糖值恢復正常之前，或者吃另一餐之前兩小時之內又吃了東西，這時該怎麼辦？我該如何量血糖？

在這種情況下，你仍然可以檢測這頓餐點，但你應該知道你測出的身體反應不是當血糖回到基線時會看到的反應。你應該把它當作你剛吃完上一頓飯後又吃這頓飯的身體回應。這種資訊很有用，可讓你知道如果在間隔很短的時間連續進食，你的身體會如何反應。如果頻繁進食會導致你的血糖升高，你最好等到血糖恢復到基線之後再吃東西。

七、我用餐後三十分鐘，血糖會飆到非常高，但我的血糖在一小時之後就恢復正常。我需要擔心嗎？

你有時候可能會測量到異常的數值（超過二百毫克／分升）或極低的數值（低於六十毫克／分升）。如果這些讀數準確且經常發生，你應該去看醫生。然而，極端卻不重複的讀數往往是不正確的。測試儀器可能會礙於許多原因而出錯。你的血樣可能血液不夠，血樣與其他東西混在一起，或者儀器發生故障。假設你在處理血糖試片時吃了一個紙杯蛋糕，手上沾了一點糖。光是這樣，便足以嚴重扭曲測量結果。如果你量到的數值太低或太高，請再量一次。如果第二次的讀數更接近正常，就表示第二次的結果是正確的。如果你測量三次之後，讀數仍然非常高或非常低，那就有可能是準確的。然而，即便如此，我們目前還不清楚偶爾出現的低數值或高數值是否非常重要。

一般而言，我們會檢視餐後血糖逐漸上升的情況，我們的應用程式就是根據這點來評分。血糖迅速上升，然後又快速回到正常水平，這種情況不是特別重要。最重要的是，你要如何去比較食用不同餐點期間的血糖值。你的血糖值通常是如此，還是對你來說，這種血糖值是不正常的？然而，如果你經常測量到極高或極低的數值，你就得去看醫生（請參閱下一個問題）。

八、如果我認為我的空腹（起床）血糖或餐後血糖值太高，什麼時候該去看醫生？

如果你的空腹（起床）或餐後血糖值總是落在糖尿病前期或糖尿病範圍之內（如同第288頁圖表所示），就應該去看醫生，請他替你檢測空腹血糖，或者進行血糖反應測試，以確定你是否生病了。你一直定期測量血糖，跟偶爾量你血糖的醫生相比（醫生只能根據診所的一次測試結果來診斷），你會掌握更多的訊息。因此，如果你不斷測量到高血糖值，這對醫生來說是非常有用的。如果你處於糖尿病前期，或者已經罹患糖尿病，找醫師診斷就非常重要，讓你可以適當回應，使血糖值恢復到正常範圍。可以透過飲食穩定血糖，但偶爾還是需要藥物治療。治療方式很多，並不是每一種都會使用胰島素，只有醫生可以幫你決定哪種治療最適合你。

九、我可以透過感覺來體察自己的血糖狀況嗎？

雖然你閱讀的資料會告訴你，高血糖和低血糖常常伴隨某些症狀，比如頭暈、發抖、疲勞或腦霧（brain fog，譯注：比喻腦子處於五里霧中，亦即無法思考、注意力不集中或記憶衰退），但根據我們的經驗，這些感覺過於模糊而不可靠。有人告訴我們，他們偶爾會感到頭暈、發抖或疲倦，因此認為他們的血糖值很低（低於七十毫克／分升，低血糖上限）或非常高（餐後超過二百毫克／分升），沒想到他們的血糖值卻處於正常的範圍。讓人頭暈、發抖、疲倦或腦筋昏沉的因素很多，可能完全跟血糖無關。要測量之後才能確認。如果你持續發現自己出現與低血糖或高血糖相關的症狀，同時確認當你有這種感覺時血糖值的確偏低或偏高，日後便可以靠這些感受來判斷。這只是用另一種方法去了解你對食物的反應。如果你一直記錄飲食內容，也可以客觀記錄在吃了某些東西之後，你的血糖會不斷偏高或偏低，以及相關的「症狀」是否持續發生。你可以用我們的應用程式來記錄這些反應，或者用自己的方法去追蹤。

十、如果我能控制血糖，可以不忌口又能減肥嗎？

當然不能。如果你攝取的能量比身體所需要的多得多，無論血糖值如何，身體都會儲存額外的能量。如果你經常暴飲暴食，鐵定會變胖。我們解釋過為什麼卡路里不是都完全一樣的（請參閱第129頁）。然而，你別忘了，吃會讓血糖緩和上升的餐食能夠避免體重增加和幫助減肥，但這並不表示你攝入的能量（亦即卡路里）並不重要。首先，過量攝取食物更有可能導致血糖升高。你會發現，如果你適量吃喜愛的食物，你的血糖就不會飆升，但如果你大量吃這些食物，你的血糖就可能大幅上升。食物量會影響血糖值。我們從研究中發現，卡路里含量與餐後血糖反應有關聯。即使你大量吃了某種食物，血糖卻不會飆升，但是你仍然攝取了過多的熱量。要身體健康且不變胖，必須飲食均衡，攝取適量的維生素和礦物質，並且根據能量需求來適量進食，而不是暴飲暴食，攝取遠遠超出身體所需的熱量。我們再強調一次，希望你不要過分關注卡路里，但這是很難擺脫的誘惑，因為節食的人早就習慣計算卡路里。然而，我們希望你更留心讓你生病的食物。只要你適當攝取卡路里，就更容易辨到這點。只要讓血糖值緩慢上升，而且稍微節制食量，減重就會更容易。

十一、我在藥房看過有人用血糖測試儀器進行 HbA1c（醣化血紅素）測試。我也該做這個測試嗎？

HbA1c 測試是診斷糖尿病的主要測試方法之一。它可顯示測試前兩個月的血糖控制情況。如果你擔心自己可能處於糖尿病前期或罹患糖尿病，不妨在家測試你的HbA1c值。通常醫生才會做這種測試。如果你沒有出現任何症狀（例如高空腹血糖值），你的保險公司可能不會支付檢測費用。如果你沒有出現需要進行這種測試的病症，你可以前往藥房購買儀器並自我檢查。這種測試跟血糖測試一樣，需要扎刺手指取血，但只需要刺一次，只需要每三到六個月重複測試一次。每次費用大約是四十美元（約台幣一千兩百元）。

如果你要進行測試，低於5.7%的HbA1c值是正常的。5.7%到6.5%之間的HbA1c值屬於糖尿病前期，而HbA1c值超過6.5%則被認為已罹患糖尿病。如果你的讀數異常，請找醫生諮詢。醫生可能會再度測量你的HbA1c值，以確保數值準確無誤：沒有任何血液測試是完美無瑕的。此外，別忘了，無論你的數值為何（正常、糖尿病前期或糖尿病），挑選不會讓你血糖飆升的食物確實可以促進你的健康。

順道一提，HbA1c測試無法提供特定食物會如何影響你的訊息。它是過去兩個月左右的平均血糖值。高HbA1c值可能代表你吃完食物後血糖會上升較多，但是你最好知道什麼食物會刺激你的血糖，如此才能挑選對自己有益的飲食。你只要能夠穩定血糖，你的高 HbA1c 值就會逐漸降低。

如果你根據血糖測試數據，覺得不必要去擔心自己是否處於糖尿病前期或罹患糖尿病，就不必去做這種測試，因為它比血糖測試還要昂貴。

十二、為什麼我在某一頓餐點吃完某種食物之後血糖會飆升，但是當我在另一頓飯時吃同樣的食物卻不會讓血糖飆升呢？

許多因素會影響你對食物的反應，包括：測量的時間，在吃東西前後是否有運動，或者吃東西時搭配了什麼湯品、飲料或食物，連你的荷爾蒙循環時間都不例外。例如，吃義大利麵時配沙拉和一杯葡萄酒，跟吃義大利麵時配大蒜麵包或多吃一份義大利麵，這兩種情況會導致不同的測量結果。因此，最好能在各種情況下測試會讓血糖飆升的食物。下面幾章會詳細討論這點。

Chapter

09

微調個人化飲食

艾美（Amy）愛吃吐司。她喜歡吃吐司時配雞蛋、抹果醬或花生醬，最重要的是，她喜歡吃吐司配發酵法國奶油。對她而言，最棒的早餐就是吃兩片酵母麵包吐司加法國奶油，然後喝上一杯熱咖啡。然而，艾美認為自己應該少吃脂肪食物。為了減肥，她經常不吃吐司，改吃葡萄柚和燕麥片、吃吐司時配番茄和黃瓜片，或者吃烤麵包片。她不愛吃這種食物，卻認為應該要這樣。

艾美測量血糖之後，發現早餐吃了燕麥片和葡萄柚，血糖就會飆升。她暗自欣喜，感到如釋重負，因為她從來就不喜歡這種早餐。當她測量自己對烤吐司（乾烤狀態，不搭配其他食物）的反應時，發現血糖也會飆升。雖然飆升程度不如吃燕麥片和葡萄柚的情況，但仍然大於預期幅度。然後，她決定吃抹發酵法國奶油的烤吐司，看看會如何。她烤了兩片愛吃的酵母麵包吐司，然後抹上一層厚厚的法國奶油。她甚至不顧風險，大膽把熱愛的奶油加到黑咖啡。她享受著每一口美味的吐司，品嚐每一口溫熱的咖啡……。她非常開心，發現自己最愛的早餐（吐司配奶油以及咖啡加奶油）不會刺激體內血糖。吃完後三十分鐘之後不會。六十分鐘之後也不會。根本就不會。

我們認為，這是因為脂肪會抑制血糖上升，這是我們研究時發覺的現象。不是每個人都會這樣，但對許多人來說，確實是如此。脂肪可防止血糖飆升，可以用它調控血糖值，使其降下來。即使測量到喜歡的食物會讓體內血糖飆升，也可以利用脂肪來避免刺激血糖，進而享受喜愛的美食。有時以你喜歡的方式進食（不是你認為符合減肥或健康之道的方式）反而更不會刺激血糖。情況並非總是如此，但確實會發生。你想不想知道自己是否會出現這種情況呢？

只要你完成一週的測試，就會得到有價值的訊息。你會知道哪些餐點和食物會讓你的血糖飆升，也會知道哪些食物只會讓你的血糖稍微上升，或者根本不會刺激你的血糖。你也許還想測試不時發現的新餐點和食物，這真是太棒了。許多參與我們研究的人已經開始檢測新的食物，以便繼續調整飲食，歸納出專屬膳食。

你知道哪些食物對你好，哪些又對你不好……然而，如果不吃某些對你不好的食物是否太痛苦了呢？你是否想要找到某種方法，讓你可以吃會刺激血糖卻是你喜愛的食物呢？

我們從研究中觀察到了許多趨勢，知道哪些因素會影響血糖的升降，包括特定類型的碳水化合物、添加的脂肪或纖維、鹽分、水分、運動和睡眠。你可以運用我們發現的結果，試看看能否避免血糖飆升。在某些情況下，食物本身可能不是刺激血糖的主因。可能是因為你睡眠不足，或者你加了太多的鹽，或者你只要改變碳水化合物的類型或添加脂肪，血糖就不會飆升。讓我們檢視這些方法，看看如何避免血糖飆升。如果你嘗試之後，血糖值依舊維持在高檔，那些餐點或食物可能就真的不適合你。然而，如果你能夠讓血糖降下來，表示你稍微做些調整，便能偶爾吃這些食物。

你追蹤了第298頁圖表的所有食物，就可確定哪些食物對你有好處或壞處。現在不妨回頭檢視那些會刺激你血糖的食物。你也許稍作調整，便能安心吃這些食物。

讓我們先從調整碳水化合物開始，來看看該如何做。

碳水化合物

簡而言之，碳水化合物（carbohydrate）是由碳（carb）、氧（o）和氫（hydrate）組成的分子，種類繁多，包括單醣（monosaccharide），雙醣（disaccharide），寡糖（oligosaccharide）和多醣（polysaccharide）。然而，從營養學的角度來看，它們基本上是澱粉、糖和纖維。澱粉、糖或纖維比例較高的食物，被認為是富含碳水化合物的食物（carbohydrate-rich food），許多人將其簡稱為「碳水化合物」（carb），好比「我要少吃碳水化合物」（I'm trying to limit my carbs）或者「哦，我太喜歡碳水化合物了！」（Oh, how I love carbs!）

在營養學中，碳水化合物也被視為三種主要營養素之一，亦即食物中的主要營養素。另外兩種是蛋白質和脂肪。碳水化合物可快速提供能量，也能迅速儲存為能量。身體無法消化某些類型的碳水化合物，比如纖維與多醣。它們會直接進入腸道，影響腸道細菌的運作，同時也能協助清除廢物。吃所謂的高碳水化合物飲食的人跟吃低碳水化合物飲食的人相比，往往會有不同的微生物群系特徵。例如，含有大量糖（單醣和雙醣）或糖與脂肪的食物往往會刺激腸道細菌，導致不利健康的效果，比如囤積脂肪[1]或大腦靈活性下降。[2]富含纖維的複合碳水化合物（寡糖和多醣）的飲食通常能夠增加體內微生物群系的多樣性[3]，並且可能改善健康狀況，比如減肥和減少發炎症狀。[4][5][6]請記住，這些只算（有趣的）趨勢，但並非總是如此。微生物群系很複雜，會受到許多因素影響。我們尚未完全了解這些細菌會如何受到影響和改變。這是一個熱門的研究領域，但值得我們繼續關注碳水化合物如何影響微生物群系。

你測量血糖之後，可能會發現某些富含碳水化合物的食物會讓你血糖升高，其他則不會。例如某位受測者吃了餅乾後血糖會飆升，但吃了香蕉卻不會刺激血糖；另一位吃了香蕉後血糖飆升，吃餅乾卻不會（參閱第260頁）。如果你吃了香蕉，血糖會飆升，但你喜歡吃香蕉，或者你吃米飯後會刺激血糖，但你非常喜歡吃米飯，該怎麼辦？此外，如果吃烤吐司或燕麥片會讓你血糖上升，但你卻不想每天早上都吃雞蛋，該怎麼辦？或者，你喝了雞尾酒，血糖就會飆升。難道你得滴酒不沾嗎？

告訴你一個好消息：你不必捨棄愛吃的食物。忌口通常起不了作用，因為你很難長期忍住不碰喜愛的食物。如果富含碳水化合物的食物會刺激你的血糖，該怎麼辦呢？

最好改吃不同種類的碳水化合物來測量你對同一餐的反應。我們稱之為碳水化合物交換（carb swapping），下面列出一些做法。吃你想吃的餐點或食物，然後做下面的事情：

- **隔離罪魁禍首**：如果刺激血糖的餐點含多種碳水化合物，首先就要測量多次血糖，每次測量時都先剔除某種碳水化合物，這樣就可以找出哪種（或哪些）碳水化合物是罪魁禍首。（我們的應用程式包含所有食物的營養價值。如果你不確定某種食物是否含有碳水化合物，可以用程式搜尋答案。）例如，假設你想在早上吃燕麥片，而且你通常會配牛奶和糖，還會喝一杯柳橙汁。哪種碳水化合物會刺激血糖呢？燕麥片、牛奶、糖，還是柳橙汁？你可以試著吃燕麥片配牛奶，卻不加任何配料。你也可以只喝柳橙汁，甚至吃燕麥片配葡萄乾而不加糖。針對每一種選項，在用餐後三十、六十、九十和一百二十分鐘量血糖（或者進食後評估你的飢餓水平）。這樣就可以更仔細檢測哪些食物成分會刺激你的血糖，然後就可知道要剔除或交換哪些食物。你可以製作下頁的表格來追蹤實驗結果：
- **減少份量**：如果你喜歡吃一大碗燕麥片（義大利麵或其他你喜歡的穀類），可以改吃一小碗嗎？如果不行，就不要進行這項測試。然而，如果你認為少吃一點沒關係，不妨調整食物的份量。有時可能是食物的量，而非食物的種類，刺激了你的血糖。

你可以用左頁的表格追蹤這項測試：

- **分次用餐：**如果你拉長用餐時間，可能會避免血糖上升太高。你可以吃得慢一點，或者切分一頓大餐，將其分成好幾份的量或好幾道菜，每吃完一道菜就歇息一下（邊吃晚餐邊聊天）。你也可以多次進食，但減少每回吃的量（這種做法善用了少量食物會降低血糖的特性）。
- **控制穀物：**如果燕麥片（白米、小麥或其他穀物）是問題所在，不妨改吃別種的穀類，

餐點	30 分鐘	60 分鐘	90 分鐘	120 分鐘
燕麥片、脱脂牛奶、糖、柳橙汁				
燕麥片、豆漿、葡萄乾				
只喝柳橙汁				
燕麥片、不喝牛奶、新鮮水果				

或者用豆類食物（豆科植物通常不會刺激血糖）來取代一半或全部的穀類。穀物和豆類有許多種，你要打破飲食習慣，改吃新的食物。有些人對碳水化合物很敏感，吃任何穀物都不行。然而，我們發現某些穀物適合於多數人，如果第一種穀物交換起不了作用，請嘗試另一種，如下所示：

- 莧菜 Amaranth
- 大麥 Barley
- 糙米：短粒米、印度香米、長粒米 Brown rice: short grain, basmati, long grain
- 蕎麥 Buckwheat
- 玉米粉／玉米糊 Cornmeal/polenta
- 小米 Millet

餐點	30 分鐘	60 分鐘	90 分鐘	120 分鐘
兩碗義大利肉醬麵				
一碗義大利肉醬麵				
半碗義大利肉醬麵				

- 燕麥：老式燕麥、愛爾蘭燕麥、燕麥碎粒 Oats: old-fashioned, Irish, steel-cut
- 藜麥 Quinoa
- 黑麥 Rye
- 高粱 Sorghum
- 雙穗燕麥 Spelt
- 畫眉草 Teff
- 黑小麥 Triticale
- 小麥粒粉質胚芽 Wheat berries
- 白米：短粒米、印度香米、茉莉香米、長粒米 White rice: short grain, basmati, jasmine, long grain
- 紅豆 Adzuki beans
- 黑豆 Black beans
- 黑眼豆 Black-eyed peas
- 利馬豆 Butter beans

- 白腰豆 Cannellini beans
- 雞豆／鷹嘴豆 Chickpeas / garbanzo beans
- 綠豌豆 Green peas
- 菜豆 Kidney beans
- 扁豆：棕色、紅色、綠色 Lentils: brown, red, green
- 皇帝豆／萊豆 Lima beans
- 海軍豆 Navy beans
- 花生／花生醬 Peanuts / peanut butter
- 菜豆 Pinto beans
- 大豆 Soybeans

• **增加纖維：**根據我們的研究，在膳食中添加纖維通常會立即刺激餐後血糖反應，卻能降低隔天餐後的血糖反應。不妨在膳食中添加纖維，比如使用全穀類食物而不吃精製穀物，或者將麥麩、燕麥麩、小麥胚芽或其他富含纖維的食物添加到水果冰沙或優格。

「個人化營養學」測試
──蘭恩（Ran B.）

我熱愛馬拉松，花了很多時間進行訓練。我和朋友西格爾博士一樣，一直對如何吸收營養才能提升運動成績以及運動後恢復體力甚感興趣。馬拉松選手之間流傳許多陳腔濫調、錯誤觀念、祕訣與食譜，有時令人無所適從。我們都知道要靠食物獲取能量，卻不想變胖，以免在跑馬拉松、參加鐵人三項或從事其他活動時負擔多餘的體重。

我經常嘗試不同類型的飲食，看看效果如何。我聽說包括西格爾博士在內的某些人吃低碳水化合物飲食得到很好的效果，但我只要少吃碳水化合物，便會立刻產生負面影響。我在訓練時會比較虛弱。不過，我決定試著多吃各種碳水化合物。我得經常外食，通常會吃米飯。當我不吃米飯而改吃藜麥之後，我感到立竿見影的效果。我的精力更充沛，競技表現也同樣出色，而且不減少卡路里攝取量便減掉了近兩公斤多的體重。我只換了碳水化合物，現在就感覺更纖瘦、更強壯且更有活力。

- **控制水果：**如果你發現或懷疑某些水果會刺激血糖，請改吃別種水果。水果乾含有濃縮糖，改吃新鮮水果（例如，在燕麥片中添加藍莓，而不添加葡萄乾）會有截然不同的效果。如果你喜歡吃水果，但香蕉會刺激你的血糖，那就改吃蘋果。如果橘子會刺激你的血糖，不妨改吃芒果。嘗試各種食物通常有益健康，嘗試更多種的水果也能從中獲取額外的營養素。一般來說，漿果通常含有最低量的糖。你可能會發現它們是最適合你的水果。然而，你要測試喜歡的其他水果時，才會知道真正的情況。

「個人化營養學」測試——魯蒂（Ruti E.）

我多年來一直努力減重。我試了很多種飲食。有些飲食會暫時有效，但我總是會復胖。當我參加魏茨曼科學研究學院的個人化營養計畫時，我發現番茄會讓我的血糖飆升。我從來沒料到竟然是番茄！研究結束之後，我和某位研究員坐在一起。他告訴我，所有包括番茄的膳食顯然會刺激我的血糖！圖表非常明確，沒有任何疑問。我吃很多番茄，以為這樣可以減重，現在卻發現可能是以前瘦身失敗的主因。錯不在我，番茄才是罪魁禍首！我現在已經盡量少吃番茄，感覺精力充沛，這讓我十分驚訝。我已經減了好幾磅，希望我終於找到了正確的減肥方法。

• **控制果汁：**果汁含有高度濃縮的果糖（fruit sugar），但你可以飲用不同的果汁，避免刺激血糖。現榨果汁不含許多包裝果汁內含的添加劑與糖分，因此你可以發現刺激血糖的原因可能是某種水果。你可以不喝柳橙汁，改喝葡萄柚汁、蘋果汁或番茄汁，看看結果如何。你也可以吃整顆柳橙，而不是只喝柳橙汁。這樣會攝取更多的纖維，有可能改變你的血糖反應。如果你不在意或沒有習慣喝果汁，另一種做法是完全剔除果汁。此外，喝一杯水也可能改善情況——我們從研究中發現，用餐時喝越多的水，血糖反應通常會降低。喝白開水而不喝甜味飲料，表示你攝取較少的能量，這樣便可幫助你減重，或者讓你在白天時有胃口吃更多的食物。

• **控制添加的糖：**如果你吃燕麥片時總愛加蔗糖，不妨嘗試別種的糖，比如蜂蜜、真正的楓糖漿（maple syrup）、椰糖（coconut sugar），棗糖（date sugar）或糖蜜（molasses）。或者，如果你的燕麥片中有水果，也許你可以不添加其他的糖。

• **控制牛奶：**牛奶是蛋白質、鈣質和脂肪（脫脂牛奶除外）的來源。然而，有些人不知道，牛奶含有大量的乳糖（lactose，亦即 milk sugar），所以牛奶也是碳水化合物的來源。其實，從天然牛奶中除去越多的脂肪，天然的乳糖就越濃，所以脫脂牛奶「含有最多的糖」。即使你喝了脫脂牛奶後血糖不會上升，你也許會發現，在那些會刺激你血糖的餐點中添加高脂牛奶或奶油，可能會改變血糖上升的幅度。你可以嘗試含2％動物脂肪的低脂牛奶或全脂牛奶，甚至使用奶油。你也可以嘗試豆漿、杏仁乳或其他堅果或種子製作的奶製品。或許你的身體對堅果乳的反應會比對牛奶反應還要好，也或許情況會顛倒過來。

當你嘗試不同的碳水化合物時，只需要再度測試膳食，然後將其放入圖表或輸入我們的應用程式。然後，你可以比較血糖上升的幅度（如果你正在追蹤飢餓程度或者每週的體重變化，就可比較飢餓水平），從中查看替換食物是否奏效。如果替換的食物能夠適度降低血糖上升的幅度，就可以將這些食物重新添加到膳食之中。如果沒有，你就可以嘗試替換為別種食物，或者看看後面提供的策略是否有效。需要調控某一餐多少次，得看你對這頓飯的重視程度。如你所見，控制碳水化合物方法有千百種。關鍵在於如何調控才能減緩你的血糖飆升幅度，卻不會妨礙你享用美食。

添加脂肪

另一種有效防止血糖飆升的方法是添加脂肪。我們已經說過，談到血糖時，認為脂肪有害是錯誤的。在許多情況下，向富含碳水化合物的食物添加脂肪可以明顯避免刺激食用者的血糖，甚至偶爾可以大幅降低血糖值。你聽到這點可能會很高興，因為脂肪本身口感良好，也會讓其他的食物吃起來更香。如果你為了健康而不敢吃脂肪類食物，也許可以不必忌口了。

很多食物富含脂肪，不妨把它們加入膳食：

- 動物性脂肪，比如豬油
- 酪梨
- 乳酪
- 起司
- 椰子
- 奶油

- 富含脂肪的肉類，比如牛排和培根
- 美乃滋
- 堅果和種子（以及堅果和種子奶油）
- 橄欖油
- 花生和花生醬
- 鮭魚和其他富含脂肪的魚類
- 中東芝麻醬
- 整顆雞蛋
- 全脂牛奶

有許多方法可以讓你的飯菜更加美味：替吐司抹點奶油、替三明治加點美乃滋、在義大利麵滴幾滴橄欖油、在脆餅上加點起司、替燕麥片加點奶油，以及喝拿鐵咖啡加全脂牛奶……。如果你真的想吃肋排而不是烤雞胸，或者想吃有整顆雞蛋的起司煎蛋捲而不是只有蛋白的煎蛋捲，你會驚訝地發現脂肪能夠幫助你控制血糖值。因此，如果你喜歡某種不含許多脂肪的食物，但它卻會刺激你的血糖，或者你一直在吃低脂肪的健康食物，卻無法控制血糖，你不妨在飲食中添加脂肪類食物，看看情況如何。這樣做或許能夠讓你再度享用美食。你可以依照下列方法去追蹤你添加脂肪的實驗：

吃天然食物

許多加工食品含有食品添加劑，往往會刺激血糖。最明顯的是就是我們詳細討論過的人工甜味劑，這類添加劑可能會刺激某些人的血糖。對於這類易受影響的人而言，這類加工食品通常會引發葡萄糖不耐症，逐漸導致糖尿病（儘管需要更多的人體研究才能證實這點）。然而，還有許多例子足以說明

餐點	30 分鐘	60 分鐘	90 分鐘	120 分鐘
乾吃貝果				
貝果配奶油				
貝果配花生醬				
貝果配巧克力醬				

當你在測試時，可能會發現添加的脂肪類食物可能比其他食物有更好的效果，但有些會讓血糖飆到更高。然而要等你測試之後，一切才會揭曉。

應該遵循低碳水化合物或生酮飲食？

許多人測量血糖後發現，他們吃了高碳水化合物的食物，血糖通常會飆升，吃了高脂肪食物之後，血糖卻不會大幅上升。因此，許多人認為在考慮是否應該遵循低碳水化合物飲食或舊石器時代飲食法，甚至採用生酮飲食（ketogenic diet，譯注：一種高脂肪、適量蛋白質和低碳水化合物的飲食）。這類飲食法千奇百怪，莫衷一是，卻有一個共同點：它們與標準的美國飲食相比，碳水化合物含量較低，脂肪含量較高。正如本書前半部分所說，許多研究結果指出，如果要更快且更輕鬆地減重，吃低碳水化合物飲食比吃低脂飲食更好。許多人遵循「阿特金斯減肥法」和其他類似的減重方法。近期的低碳水化合物飲食法（比如舊石器時代飲食法）遵循許多相同的原則，強調要吃天然食物，不要吃加工食品。生酮飲食將這種觀念發揮到極致，飲食內幾乎不包含碳水化合物，而且脂肪含量極高。這種飲食法通常能有效治療某些疾病，尤其是兒童癲癇（epilepsy）。想減肥的人最近開始瘋狂採用這種飲食法。

這類高脂肪飲食是否有益健康，各種研究得出褒貶不一的結果。一般來說，沒有確鑿的證據表示這類飲食會危害健康。然而，大量證據指出，高糖飲食會危害健康，採取前述的高脂肪飲食鐵定勝過高糖飲食，甚至可能穩定血糖，使其維持在很低的水平。

問題在於這類飲食並非適用於每個人。人們對這些飲食的反應都是個人化的。如果你想嘗試低碳水化合物／高脂肪飲食，那就去做吧，但一定要量血糖，看看吃什麼對你最好。

這類飲食還有另一個問題，就是你是否能夠嚴格遵守飲食規定。生活於今日的社會，很難遵循低碳水化合物飲食。想想你去的地方和你做的事情，想像在這些情況下都不吃碳水化合物的情況。如果你得參加社交活動或到餐館吃飯，很難不碰碳水化合物，碳水化合物無處不在。這類食物很誘人也很好吃，於是許多人發現自己無法長期遵循低碳水化合物或生酮飲食。他們一開始可能可以壓抑吃碳水化合物的欲望，但這種欲望又會浮現，讓人難以抗拒。許多人指出，一旦他們開始吃富含碳水化合物的食物，他們會吃太多，然後就復胖。

想怎麼做，一切看你自己。我們認為，如果你喜歡吃低碳水化合物的食物，並且可以堅持下去，而且還能讓你的飲食維持多樣，能夠均衡攝取大量的維生素和礦物質，這種飲食對你就很好。然而，如果你不喜歡這種飲食，尤其要長期忍受吃這些食物的痛苦，我們就不建議你這樣做，因為你可能無法堅持下去，覺得受限太多。如果你喜歡吃碳水化合物的食物，不妨去找出哪些食物不會刺激你的血糖，然後就可以盡情享受它們，不必感到內疚。

加工和包裝食品會如何刺激血糖。

例如，我們有一位朋友，她喜歡利用得來速去某家著名的連鎖餐廳外帶三明治當早餐。她總是點低脂肪的「健康」全麥英式鬆餅，搭配蛋白和火雞培根，但是偶爾會點含有較多脂肪的早餐。無論哪種餐點，都會讓她的血糖飆升——即便她加了奶油、起司或肉類，或者她吃了蛋白卻不吃脂肪類的食物，這些都無法緩和血糖上升。然而，她發現只要自己在家做三明治當早餐，隨便加什麼都行，加整顆蛋、培根或起司都無妨，她吃了之後，血糖不會大幅上升。於是她做了一個實驗，在家吃全麥三明治配雞蛋和火雞香腸，結果血糖也沒有飆升。

我們懷疑，食品中的防腐劑和添加劑會讓她血糖飆升。速食店和餐廳的許多碳水化合物食物都是用高度加工的原料製成，添加到食品的醬料和調味劑通常含有糖和大量的鈉，即使這些外食嚐起來不會太甜或過鹹，卻可能會刺激血糖。

許多加工食品去除了脂肪，廠商甚至認為這是一種賣點。然而，去除脂肪之後要保持良好的風味，往往得添加糖和添加劑。人造色素和調味劑通常也會讓人的血糖不穩。萬一你一定得吃某種包裝食品，看看你是否可以用本章提到的方法來調整它，使它不會危害你的健康。如果你不一定要吃這包裝食品，便可在家做類似的食物，比如我們的朋友喜歡吃的早餐三明治，或者試著去做你喜歡的食物（比如雪糕），你用的配料雖然較少，卻更為天然。

「個人化營養學」測試

——多倫（Doron P.）

我不斷節食。我在高科技產業上班，在職場上打滾多年，工時超長，整天飽受壓力，無法遵循多數的節食法忌口，也無法忍受節食期間的飢餓感。我無法抗拒在工作環境中隨手可得的美食。然而，我已經到了中年，前半生減肥都沒有奏效。我開始懷疑自己是否注定要當個胖子，必須忍受肥胖常引起的併發症。然後，我參加了個人化營養計畫。我當時想這可能是我最後的機會。我看到報告時很驚訝，發現自己吃的幾種「健康食品」，比如壽司、水果沙拉和我最喜歡的茄子，其實都會刺激我的血糖。我意想不到的食物，好比葡萄酒、巧克力和焦糖布丁，卻幾乎不會讓我的血糖飆升。這是我生平第一次能夠根據我的體質來自行規劃均衡飲食。我現在吃得很安心，偶爾甚至會吃些適合自己的甜點。這樣一來，我就能堅持節食計畫，因為我不必過分忌口（不能吃喜歡的食物）。我覺得很棒，遵循這種飲食兩年之後，我減掉了近九公斤的體重！

調整生活方式

除了改變食物，調整生活方式也會影響血糖水平。我們不會討論你無法每日控制的指標，比如年齡、體重、身體質量指數（BMI）、空腹血糖值、膽固醇水平、血壓或HbA1c百分比。然而，你可以每天（或者視情況）調整某些事情，不妨多加嘗試，看看調整之後，血糖是否就不會飆升得那麼厲害。

- **增加睡眠**：我們從研究中發現，睡眠越長，餐後血糖反應就越緩和。具體來說，夜間睡眠會比白天睡覺和夜間清醒更有助於穩定血糖。如果你睡眠不足（一般應該睡七到八小時，但這因人而異），不妨看看增加睡眠或調整睡眠時間之後，吃完喜愛餐點時的血糖上升幅度是否會趨緩。
- **多加運動**：根據我們的研究，運動與降低血糖水平之間通常有關聯性，證明活動筋骨可以廣泛影響人體的血糖反應。我們要再次強調，這種做法並非適用於所有人，我們只能說你可以檢測運動是否會影響你個人的血糖水平。運動有時候會立竿見影，但有時經過二十四小時之後並不會發生任何效果。測量運動成效時，請記住這一點。

- **調整用餐時間**：每個人對進食時間的反應差異很大。許多人在早晨時血糖會上升得較高，晚上會上升得較低；有些人則恰好相反。你可能會發現，在不同的時間吃會刺激血糖的食物，可能有助於緩和血糖上升。不妨改在下午吃你喜歡的早餐，或者把你的宵夜當中餐，看看這樣是否能夠達到不同的效果。
- **少鹽分，多喝水**：某些人吃了鹹的食物，餐後血糖反應會更劇烈，但多喝水之後，餐後血糖反應會減緩。你可以調整飲食中的鹽和水，看看是否有效果。
- **考慮荷爾蒙變化**：婦女月經來臨時，血糖往往會飆升。當你處於月經期時，請暫停進行一週的食物測試，因為結果可能不準確。你可能需要在月經那一週更謹慎地挑選食物，減少攝取碳水化合物或在食物中添加脂肪，以便讓血糖維持在較低的水平。
- **嘗試放鬆**：我們的研究顯示，壓力和高血糖水平有關聯。如果你有一段時間很緊張，血糖值可能會比平常還要高。練習壓力管理技巧（比如深呼吸、放鬆練習或冥想）可能會有所助益。如果你想練習這些紓壓技巧，不妨同時測量血糖，看看這樣做是否有幫助。我們發現，紓壓偶爾確實能發揮效果。

「個人化營養學」測試
——羅恩（Ron K.）

魏茨曼的個人化營養研究要受測者持續檢測血糖。我參加這項研究之後，發現我只要太晚吃東西，整晚的血糖都會飆升，隔天起床之後，血糖值還是很高。我決定多注意自己在睡前吃什麼東西，刻意挑選了不同的食物，選在深夜吃這些東西。我也試過不要這麼晚吃東西，把最後一餐的進餐時間往前移。我無法持續這樣做，但我試了這些做法。研究結束之後，我只能靠扎刺手指來量血糖，所以我無法確定我的夜間血糖值，但我確實發現，調整飲食與改變用餐時間之後，我早上會感覺精神好多了，而且我的空腹血糖水平會更低。我認為這樣做就對了！

如果你試過了幾種不同的策略，並且發現某些餐點或食物會不斷刺激你的血糖，那麼最好逐漸剔除它們。某些食物就是會刺激你的血糖，無論如何都無法加以改善，此時最好別再碰這種食物，或者至少別那麼常吃，以免損害健康，讓你精神萎靡或影響生活。你就是不適合吃那種食物。如果你很難辦到這點，或者你不喜歡我們說的觀念，就只要記住進食後得維持正常的血糖水平。只要做到這點，便可促進健康和維持體重。最後你可能會不喜歡某些食物，而變得更喜歡其他更有益於你的食物。這就是個人化飲食的真正目標。現在，你知道了真相，既然如此，該著手制定個人化飲食計畫來重塑你的生活方式！

Chapter

10 制定個人化飲食

我們結束研究之後發現，必須提供研究對象進一步的指導，才能繼續進行下一個計畫。人們想知道如何處理他們在研究時發現的訊息。他們列出了良好的食物和不良食物，卻不知道該如何處理。他們該如何根據資訊去規劃膳食呢？他們需要可遵循的計畫。我們思考了很久。如果要根據血糖測量結果來規劃完整的膳食，需要考慮什麼？我們該如何幫忙？

首先，必須考慮將什麼納入妥善的膳食計畫。當然主要的目標是穩定血糖，使其處於正常水平。如果要規劃促進健康的完善飲食，還得額外考慮某些重要的事項。如果你想恢復或維持健康以及維持正常體重，最好做到以下幾點：

- **吃各種食物：**如果你測量血糖之後發現某些膳食不會刺激你的血糖，這就是很好的消息。然而，如果你只吃那些食物，可能無法獲得身體所需的營養素。礙於篇幅，本書無法告訴大家如何適量攝取各種巨量營養素、維生素和礦物質，而且每個人對營養的需求也不同。無論如何，要獲得各種營養素，最好是吃各式各樣的食物，也就是不同類型的蔬菜、水果、穀物和蛋白質。說得更簡單一點，就是要吃不同的食物，譬如雞蛋、湯、沙拉、三明治、什錦蛋白質／蔬菜、義大利麵／米飯。如果你不斷變換食物，就可能攝取到有益健康的營養素。在本章後面的膳食計畫中，我們將幫助你分類良好膳食，以確保你的飲食包含各類食物。你不必每一天每一餐刻意去吃各種不同的食物，如果你不喜歡喝湯或不愛吃三明治，也完全沒有關係。然而，你吃的食物種類越多，就越能攝取到更多種類的營養素。如果你的「良好」膳食無法提供各種營養素（或是即使它們可以），我們也強烈建議你多吃各種食物，去嘗試新的膳食並測試你喜歡的新餐點。持續找出對你良好的餐點和食物，你便可以發現越來越多足以滋養你的食物，並且同時適切控制你的血糖。

- **納入纖維：**纖維可以餵養你的微生物群系，增加這些細菌的多樣性。蔬菜、水果、穀物、種子和纖維補充品都是良好的纖維來源，足以餵養你的微生物群系，使其繁衍茁壯。雖然纖維一開始可能會刺激血糖，但隔天通常就會降低血糖水平。定期攝取纖維可以穩定血糖。

- **平衡食量：**你可能已經為了控制血糖上升幅度而試過去分配食量。我們先前說過，某些人吃得過量（即使吃的是那些適量食用時不會刺激血糖的食物），也會導致血糖升高。經常暴飲暴食，表示攝取的能量（卡路里）超過身體所需，鐵定會逐漸變胖。

比起吃低卡路里卻不考慮血糖的飲食，選擇能穩定血糖的高卡路里飲食，反而更能維持體重。有人做過研究，發現遵循低碳水化合物飲食的人可能跟遵循低脂肪飲食的人減掉同樣的體重，即使後者攝取了更多的卡路里。不知各位還記得這項研究嗎？兩者出現差異的原因可能是血糖效應。因為人人皆知，血糖上升之後，體內會分泌更多的胰島素，進而導致脂肪囤積。雖然你將血糖控制得很好，有可能能夠吃得更多來滿足食欲，但仍然有所限制，不可隨心所欲大吃大喝。

當然，你偶爾需要吃大餐，有時候也會比較餓。你還會遇上慶祝活動、家庭聚餐或去餐廳吃飯，這時可能就會吃得更多。

測試哪些大餐不會刺激你的血糖非常有用。如果某頓含有八百卡路里的餐點不會刺激你的血糖，當你需要更多的能量時，就可以吃這頓餐點。更棒的是，你要找到幾種適合你的餐點，或者找出控制某些層面之後（比如替換碳水化合物或增加脂肪類食物）就能改善你的膳食，使其不會刺激你的血糖。如果你想減肥，便可減少食量，不會感到飢餓，卻能持續緩慢地減重。別忘了，只要穩定血糖，便能多吃東西且維持「能量赤字」（energy deficit）。我們（或任何人）無法告訴你，該攝取多少卡路里才能「讓你」減重。你必須找出自己會開始瘦下來的卡路里水平，所以要著眼於找到最能穩定血糖的食物，然後根據這點來適量進食。

如果你想減肥或不想變胖，還有另一種可幫助你控制食物攝入量的方法，就是把你的「良好」膳食規劃成大份（超過五百卡路里）、中等（二百至五百卡路里）和小份（小於二百卡路里），並在一天之內適時吃這些食物。你可以選擇只吃中等膳食與小份點心，或在一整天（或一週內）適度吃大份和小份餐食。這種做法應該不錯，也不需要計算卡路里。別忘了，如果你在任何類別中沒有足夠的「良好」食物選擇，可以繼續測試來找出更多的適合你的食物。建議大家要持續增加膳食的多樣性。

我的「良好」食物和餐點

下一步是參考第298頁的圖表。根據你勾選的「良好」餐點和食物來列出主要食物，把它當作個人化飲食的菜單。你要從菜單中挑選每天吃的食物，包括那些起初不會刺激你血糖的食物，或者你調整之後可以緩和血糖飆升的食物。

既然你已經規劃好所有的「良好」食物，便可制定膳食計畫。這是專屬個人的計畫，你要考慮自己喜歡吃什麼、喜歡多久吃一次、需要多少食物以及其他因素，譬如當季食物和個人預算等等。把你的「良好食物」清單當作你的主要指南。

當然，你有些時候並無法遵循計畫。生

我的良好食物和餐點
早餐：
午餐：
晚餐：
點心：
其他食物：

活的變數很多，你得靈活應對。每當出現意外情況（或預定的社交活動、郊遊或假期），你已經有了足以面對這些情況並做出正確選擇的工具。根據你規劃好的「良好」餐點與點心來填寫計畫內容。務必記住以下幾點：

- **挑選各種食物：**吃的食物種類越多，獲得的營養成分就越多。試著混合不同類型的食物（比如湯、沙拉、富含穀物或蛋白質的菜餚）。
- **適量進食：**要控制食量，或者適度吃大餐和小酌。
- **不斷試驗：**世界上有成千上萬的食物，你可以用各種方式搭配食物來促進健康，讓你吃得愉快並穩定血糖。不斷測試且持續嘗試新食物，成為美食冒險家。然而，你吃東西時還是要挑選能穩定血糖的膳食和食物。只要照著這樣做，最終便能獲得飲食自由。

建議各位參考下頁範例，每週列印出來並填寫內容以供參考。你可以在每週開始時（尚未購物之前）填寫表格來制定計畫，或者在每次吃完飯後填寫，以確保你仍然在遵循計畫。

一旦你習慣以這種方式規劃膳食，可能就不必繼續擬定計畫。然而，有些人喜歡定期製作這類表格，只是為嚴守紀律或提醒自己什麼食物對自己好或不好。我們還建議各位每六個月左右重新檢測食物。隨著你逐漸調整飲食，你的微生物群系也會隨之改變，讓你對某些食物的反應逐漸改變。這些改變可能不會很劇烈，但你可能會發現某些你先前不能碰觸的食物，後來竟然可以吃了。

個人化飲食當然一切都是以你為主。因此，我們希望你能夠抵擋誘惑，不要再回歸傳統飲食，而是要保持好奇心，持續檢測你對各種食物的反應。並且嘗試新的食物來擴大飲食內容和增加膳食多樣性，藉此讓你的身體更健康。

	早餐	午餐	晚餐	點心（宵夜）
星期一				
星期二				
星期三				
星期四				
星期五				
星期六				
星期日				

Chapter

11

未來營養學

你正在參與營養科學革命。你正在落實個人化營養學、利用最先進的人類知識，並且將尚未納入主流飲食指南的科學付諸實踐。該了解與該學習的還有很多，可期待的也不少。本書最後一章，我們打算讓你了解現有的情況，並一窺未來的發展與前景，知道有哪些新的研究知識與嶄新科技，可讓個人化飲食更簡單且更適合個人。

當我們學習如何制定更好的個人化營養計畫時，除了血糖，還得考量其他度量指標。最終可能會有簡單的方法追蹤血脂波動（blood lipid fluctuation，亦即膽固醇水平）和血壓變化，以及更仔細和定期監測微生物群系，包括透過直接干預去改善微生物菌相和功能。在不久的將來，使用葡萄糖感測器和類似我們在血糖研究中運用的「大數據」（big data，或譯巨量資料）來獲取個人評量指標，將可提供更多的資訊。此外，牽涉遺傳的個人化研究仍處於起步階段，這個領域的研究也可望揭露更多的訊息。

各大食品公司正在研究個人化食品。雀巢公司正在研發類似膠囊咖啡機的機器，只要按下一個按鈕，便可根據個人缺乏的營養素與營養需求，利用內含個人所需補充品的膠囊沖泡出濃縮咖啡以提供特製飲品。[1]

另一個令人興奮的領域，乃是追蹤個人生物計量的技術進步。許多新型穿戴式設備和感測器可以追蹤脈搏、心率、血糖等健康指標。不久之後，甚至會出現可在家測量微生物菌相的儀器。這些新技術將成為重要的工具，讓消費者更加了解自己的身體會對食物和生活方式做出何種反應。

某些科技仍處於探索階段，以下是我們所知已開發甚久或早已問世的技術，足以協助你制定個人化飲食。

非侵入式連續血糖監測儀

目前已有連續血糖監測儀，不必扎刺手指便可量血糖。一家名為亞培（Abbott）的公司剛推出了一款名為瞬感血糖專業版（Libre Pro）的產品。如果使用舊款監測儀，每天需要扎刺四次手指來量血糖。新款型號稱為「微創」（minimally invasive），因為只需要將微型針頭稍微插進皮膚，不需要扎刺手指便可連續監測血糖。讀數器（reader）大約八十美元（約台幣兩千四百元），可多次使用。感測器約八十美元（約台幣兩千四百元），可在兩週內使用一次，兩週後得更換感測器。問題在於這些監測儀目前只能讓糖尿病病患透過處方簽購買，但至少有一家公司正在替一般民眾生產類似產品。我們認為，只要越來越多沒有糖尿病的人需要測量血糖，需求就會增加，這類儀器就會問世，價格也會下降。

微生物群系分析

我們的研究結束之後，魏茨曼科學研究學院便將我們的演算法授權給一家名為DayTwo的新創公司（該公司沒有資助我們的研究）。DayTwo公司可以分析糞便樣本，提供微生物菌相的完整報告。他們會利用微生物群系的訊息並使用我們的演算法，預測提供糞便樣本的人會對不同的食物和膳食如何反應。這種方法與量血糖的主要區別在於，DayTwo會根據糞便微生物的先進數據來預測個體將如何對食物做出反應，根本不必去量血糖。本書礙於篇幅，無法詳細解釋這些演算法的性質和內容；然而，DayTwo的服務匯整了非常詳細的微生物特徵分析以及從數千人收集的巨量生物訊息資料庫，可從中精準預測不同人會對食物、食物搭配和多樣化膳食產生何種反應。這家公司能夠提供非常實用的檢測報告。

當然，你不必非得購買這家公司的服務。正如本書所說，測量血糖需要花更多的時間，而該公司確實可提供一種直接且簡便的方法來檢視你對實際吃下肚的特定食物有何種即時反應。我們認為很多讀者可能會對這種測試（服務）感興趣。如果想了解更多訊息，請前往www.daytwo.com。

穿戴式感測器

越來越多高科技公司在研發各種自我感測儀器。許多產品已經問世。有些感測器可測量行走步數、卡路里消耗量和心率（比如Fitbit手錶和Apple Watch），新的版本都會增加更多功能，好比追蹤睡眠和血壓。即便它們不會告訴你該如何處理，但這些穿戴式設備仍可提供身體訊息。有更多運用於醫療領域的穿戴式設備最終將會普及到一般民眾：這類儀器可以監測心律不整、大腦活動、肌肉活動、體溫、睡眠呼吸中止（sleep apnea）、出汗率（sweat rate），以及與壓力和精神障礙（mental disturbance）有關的活動。[2]

有朝一日（我們認為是不久的將來），這些技術可以幫助一般民眾監測自己的健康狀況，提早察覺疾病或阻止疾病進程，同時監測飲食和生活干預措施的相對功效。

「體學」（OMICS）方法

科學和醫學領域最激勵人心的革命之一，就是使用現有的先進計算平台來分析極為大量的個人化大數據，然後將其應用於人類健康和疾病的許多層面。包括人類基因體定序（基因體學〔genomics〕）、測量腸道細菌（微生物體學〔microbiomics〕）、細菌代謝物水平（代謝體學〔metabolics〕）和基於 RNA 水平的基因活性（轉錄體學

〔transcriptomics〕）。另有全面血液測試和各種成像措施定序。在幾年之前，這些新技術還被視為科幻小說，但我們現在已經能夠以前所未有的精準度來分析人體。

有些公司提供了部分技術（例如，只包含人類基因組或腸道細菌），其他公司則懷抱更高遠的目標，打算發展更廣泛的評估技術。這類科技目前仍然在評估階段，而且獲取的數據還無法用來明確指出應該如何據此來採取行動。我們估計，隨著數據累積得越來越多，將可從中得出更明確的建議來造福人類。

要花費時間以及進行類似於我們血糖計畫的廣泛研究，才能提出有效的建議。然而，一旦達成這點，便可減少疾病發病率、改善人體健康，同時量身定制適合個人的醫療方案，進而替醫學界和科學界指出主要的發展方向。或許在不久的將來，任何人都可獲得詳細的分子譜（molecular profiling，又譯分子概況分析），進而促成量身定制的保健方法。

我們正進入大量收集和分析數據的時代。人們的行為舉止、生活方式、營養、遺傳、微生物群系和分子數據，可能很快便會與已知的疾病發病率訊息以及牽涉各種健康狀況的臨床指標有所關聯。只要分析這些數據，便可掌握人體的「規則」，替各種情況和環境建構更多預測演算法。有朝一日（或許會比我們預期的更早降臨），我們可能會在身上配戴或在體內安置一種自動化「醫生」，這有可能是應用程式或穿戴式儀器，甚至是一種植入物體。它們會不斷測量來獲取人體資訊，並在我們尚未生病之前便事先提出警告。譬如，它們會在我們心臟病發作、發生中風或罹患末期癌症之前便提醒我們，甚至在我們逐漸變胖或胖到難以控制之前就提出警告。那一天並不遙遠，我們今天研究血糖和個人化營養，就是朝著這個方向邁出腳步。

本書前面提到過許多人，包括我們的朋友、同事和參與研究的人。這些人根據自己的血糖反應來規劃個人化飲食，已經改善了他們的生活。只有時間才能證明個人化營養是否能防止日漸流行的肥胖症與代謝疾病，但我們希望它可以扭轉這種趨勢，讓人類逐漸重拾健康。如果個人化營養確實會讓人開始改變對待自身健康以及選擇生活型態和飲食的方法，我們非常樂意能在這個領域做出貢獻，也歡迎大家加入我們，參與這場典範轉移（paradigm shift，譯注：典範指普遍認同的信念和價值，典範轉移就是科學革命，指的是信念或價值的轉變過程）。只要你能逐漸改善自身的健康，全世界的健康也會跟著改善。

參考文獻

前言：歡迎探索未來營養學

1. M. Bergman et al. "One-Hour Post-Load Plasma Glucose Level during the OGTT Predicts Mortality: Observations from the Israel Study of Glucose Intol- erance, Obesity and Hypertension." Epidemiology 33, no. 8 (2016): 1060–1066. http://onlinelibrary.wiley.com/doi/10.1111/dme.13116/abstract.

第一章：麵包的故事

1. A. Aubrey and M. Godoy. "75 Percent of Americans Say They Eat Healthy— Despite Evidence to the Contrary." The Salt: NPR.org. August 3, 2016. http:// www.npr.org/sections/thesalt/2016 / 08 / 03/487640479 /75-percent-of -americans-say-they-eat-healthy-despite-evidence-to-the-contrary.
2. FAOSTAT statistics database. Food and Agriculture Organization of the United Nations, 1998.
3. D. Zeevi et al. "Personalized Nutrition by Prediction of Glycemic Responses." Cell 163, no. 5 (2015): 1079–1094. http://www.cell.com/abstract /S0092-8674(15)01481-6.
4. F. Salamini et al. "Genetics and Geography of Wild Cereal Domestica- tion in the Near East." Nature Reviews Genetics 3 (2002): 429–441. http:// www.nature.com/nrg/journal/v3/n6/full/nrg817.html.
5. J. L. Slavin et al. "The Role of Whole Grains in Disease Prevention." Jour- nal of the American Dietetic Association 101, no. 7 (2001): 780–785. https:// www.ncbi.nlm.nih.gov/pubmed/11478475.
6. Ibid.
7. C. A. Batt and M. Tortorelo. "Encyclopedia of Food Microbiology." Academic Press, June 10, 2014.
8. F. Minervini et al. "Ecological Parameters Influencing Microbial Diversity and Stability of Traditional Sourdough." International Journal of Food Microbiology 171 (2014): 136–146. https://www.ncbi.nlm.nih.gov/pubmed/24355817.

9. E. K. Arendt et al. "Impact of Sourdough on the Texture of Bread." Food Microbiology 24, no. 2 (2007): 165–174. http://www.sciencedirect.com/science/article/pii/S0740002006001614.

10. M. Bach Kristensen et al. "A Decrease in Iron Status in Young Healthy Women after Long-Term Daily Consumption of the Recommended Intake of Fibre-Rich Wheat Bread." European Journal of Nutrition 44, no. 6 (2005): 334–340. https://www.ncbi.nlm.nih.gov/pubmed/15349738.

11. D. Aune et al. "Whole Grain Consumption and Risk of Cardiovascu- lar Disease, Cancer, and All Cause and Cause Specific Mortality: Systematic Review and Dose-Response Meta-Analysis of Prospective Studies." British Medical Journal 2016: 353. http://www.bmj.com/content/353/bmj.i2716.

12. D. R. Jacobs et al. "Whole-Grain Intake and Cancer: An Expanded Review and Meta-Analysis." Nutrition and Cancer 30, no. 2 (1998): 85–96. https://www.ncbi.nlm.nih.gov/pubmed/9589426.

13. P. B. Mellen et al. "Whole Grain Intake and Cardiovascular Disease: A Meta-Analysis." Nutrition, Metabolism, and Cardiovascular Diseases 18, no. 4 (2008): 283–290. https://www.ncbi.nlm.nih.gov/pubmed/17449231.

14. J. S. L. de Munter et al. "Whole Grain, Bran, and Germ Intake and Risk of Type 2 Diabetes: A Prospective Cohort Study and Systematic Review." PLoS Medicine. August 28, 2007. http://journals.plos.org/plosmedicine/article?id=10.1371/journal.pmed.0040261.

15. P. L. Lutsey et al. "Whole Grain Intake and Its Cross-Sectional Association with Obesity, Insulin Resistance, Inflammation, Diabetes and Subclinical CVD: The MESA Study." British Journal of Nutrition 98, no. 2 (2007): 397–405. https://www.ncbi.nlm.nih.gov/pubmed/17391554.

16. M. A. Pereira et al. "Effect of Whole Grains on Insulin Sensitivity in Overweight Hyperinsulinemic Adults." American Journal of Clinical Nutrition 75, no. 5 (2002): 848–855. https://www.ncbi.nlm.nih.gov/pubmed/11976158.

17. R. Giacco et al. "Effects of the Regular Consumption of Wholemeal Wheat Foods on Cardiovascular Risk Factors in Healthy People." Nutrition, Metabolism, and Cardiovascular Diseases 20, no. 3 (2010): 186–194. https:// www.ncbi.nlm.nih.gov/pubmed/19502018.

18. P. Tighe et al. "Effect of Increased Consumption of Whole-Grain Foods on Blood Pressure and Other Cardiovascular Risk Markers in Healthy Middle-Aged Persons: A Randomized Controlled Trial." American Journal of Clinical Nutrition 92, no. 4 (2010): 733–740. https://www.ncbi.nlm.nih.gov/pubmed/20685951.

19. H. I. Katcher et al. "The Effects of a Whole Grain–Enriched Hypoca- loric Diet on Cardiovascular Disease Risk Factors in Men and Women with

Metabolic Syndrome." American Journal of Clinical Nutrition 87, no. 1 (2008): 79–90. http://ajcn.nutrition.org/content/87/1/79.full.

20. J. Montonen et al. "Consumption of Red Meat and Whole-Grain Bread in Relation to Biomarkers of Obesity, Inflammation, Glucose Metabolism and Oxidative Stress." European Journal of Nutrition 52, no. 1 (2013): 337–345. https://www.ncbi.nlm.nih.gov/pubmed/22426755.

21. R. Giacco et al. "Effects of the Regular Consumption of Wholemeal Wheat Foods on Cardiovascular Risk Factors in Healthy People." Nutrition, Metabolism, and Cardiovascular Diseases 20, no. 3 (2010): 186–194. https:// www.ncbi.nlm.nih.gov/pubmed/19502018.

22. M. K. Jensen et al. "Whole Grains, Bran, and Germ in Relation to Homocysteine and Markers of Glycemic Control, Lipids, and Inflammation 1." American Journal of Clinical Nutrition 83, no. 2 (2006): 275–283. https:// www.ncbi.nlm.nih.gov/pubmed/16469984.

23. F. Sofi et al. "Effects of Short-Term Consumption of Bread Obtained by an Old Italian Grain Variety on Lipid, Inflammatory, and Hemorheological Variables: An Intervention Study." Journal of Medicinal Food 13, no. 3 (2010): 615–620. https://www.ncbi.nlm.nih.gov/pubmed/20438321.

24. P. Tighe et al. "Effect of Increased Consumption of Whole-Grain Foods on Blood Pressure and Other Cardiovascular Risk Markers in Healthy Middle-Aged Persons: A Randomized Controlled Trial." American Journal of Clinical Nutrition 92, no. 4 (2010): 733–740. https://www.ncbi.nlm.nih.gov/pubmed/20685951.

25. P. Vitaglione et al. "Whole-Grain Wheat Consumption Reduces Inflammation in a Randomized Controlled Trial on Overweight and Obese Subjects with Unhealthy Dietary and Lifestyle Behaviors: Role of Polyphenols Bound to Cereal Dietary Fiber." American Journal of Clinical Nutrition 101, no. 2 (2015): 251–261. https://www.ncbi.nlm.nih.gov/pubmed/25646321.

26. A. Andersson et al. "Whole-Grain Foods Do Not Affect Insulin Sensi- tivity or Markers of Lipid Peroxidation and Inflammation in Healthy, Moder- ately Overweight Subjects." Journal of Nutrition 137, no. 6 (2007): 1401–1407. https://www.ncbi.nlm.nih.gov/pubmed/17513398.

27. I. A. Brownlee et al. "Markers of Cardiovascular Risk Are Not Changed by Increased Whole-Grain Intake: The WHOLEheart Study, a Randomised, Controlled Dietary Intervention." British Journal of Nutrition 104, no. 1 (2010): 125–134. https://www.ncbi.nlm.nih.gov/pubmed/20307353.

28. A. Costabile et al. "Whole-Grain Wheat Breakfast Cereal Has a Prebiotic Effect on the Human Gut Microbiota: A Double-Blind, Placebo-Controlled, Crossover Study." British Journal of Nutrition 99, no. 1 (2008): 110–120. https://www.ncbi.nlm.nih.gov/pubmed/17761020.

29. R. Giacco et al. "Effects of the Regular Consumption of Wholemeal Wheat Foods on Cardiovascular Risk Factors in Healthy People." Nutrition, Metabolism, and Cardiovascular Diseases 20, no. 3 (2010): 186–194. https:// www.ncbi.nlm.nih.gov/pubmed/19502018.

30. A. J. Tucker et al. "The Effect of Whole Grain Wheat Sour- dough Bread Consumption on Serum Lipids in Healthy Normoglycemic/

Normoinsulinemic and Hyperglycemic/Hyperinsulinemic Adults Depends on Presence of the APOE E3/E3 Genotype: A Randomized Controlled Trial." Nutrition & Metabolism 7, no. 37 (2010). https://www.ncbi.nlm.nih.gov/pubmed/20444273.

31. B. Chassaing et al. "Dietary Emulsifiers Impact the Mouse Gut Micro- biota Promoting Colitis and Metabolic Syndrome." Nature 519, no. 7541 (2015): 92–96. https://www.ncbi.nlm.nih.gov/pubmed/25731162.

32. J. Lappi et al. "Sourdough Fermentation of Wholemeal Wheat Bread Increases Solubility of Arabinoxylan and Protein and Decreases Postprandial Glucose and Insulin Responses." Journal of Cereal Science 51, no. 1 (2010): 152–158. http://www.sciencedirect.com/science/article/pii/S073352 1009001738.

33. K. Poutanen et al. "Sourdough and Cereal Fermentation in a Nutri- tional Perspective." Food Microbiology 26, no. 7 (2009): 693–699. https://www.ncbi.nlm.nih.gov/pubmed/19747602.

第二章：現代（健康）的問題

1. "Achievements in Public Health, 1900–1999: Control of Infectious Diseases." Morbidity and Mortality Weekly Report, Centers for Disease Control and Prevention 48, no. 29 (1999): 621–629. http://www.cdc.gov/mmwR /preview/mmwrhtml/mm4829a1.htm.

2. H. A. Coller. "Is Cancer a Metabolic Disease?" American Journal of Pathology 184, no. 1 (2014): 4–17. http://ajp.amjpathol.org/article/S0002-9440(13)00653-6/fulltext.

3. H. Cai et al. "Metabolic Dysfunction in Alzheimer's Disease and Related Neurodegenerative Disorders." Current Alzheimer Research 9, no. 1 (2012): 5–17. https://www.ncbi.nlm.nih.gov/pubmed/22329649.

4. P. Zhang and B. Tian. "Metabolic Syndrome: An Important Risk Factor for Parkinson's Disease." Oxidative Medicine and Cellular Longevity 2014, arti- cle ID 729194. https://www.hindawi.com/journals/omcl/2014/729194/cta.

5. P. Paschos and K. Paletas. "Non Alcoholic Fatty Liver Disease and Metabolic Syndrome." Hippokratia 13, no. 1 (2009): 9–19. https://www.ncbi.nlm.nih.gov/pmc/articles/PMC2633261.

6. "Overweight & Obesity Statistics." National Institute of Diabetes and Digestive and Kidney Diseases, October 2012. https://www.niddk.nih.gov/health-information/health-statistics/Pages/overweight-obesity-statistics.aspx#top.

7. "Obesity and Overweight Fact Sheet." World Health Organization, June 2016. http://www.who.int/mediacentre/factsheets/fs311/en.

8. "Diabetes Fact Sheet."World Health Organization, July 2017. http:// www.who.int/mediacentre/factsheets/fs312/en.

9. "Diabetes Latest." Centers for Disease Control and Prevention, June 2014. https://www.cdc.gov/features/diabetesfactsheet.

10. "Heart Disease, Stroke and Research Statistics At-a-Glance." Ameri- can Heart Association, American Stroke Association, December 2015. http:// www.heart.org/idc/groups/ahamah-public/@wcm/@sop/@smd/documents /downloadable/ucm_480086.pdf.

11. J. Worland. "More Than a Third of U.S. Adults Have Metabolic Syndrome."Time Health, May 19, 2015. http://time.com/3887131/metabolic-syndrome-obesity.

12. "Cancer Facts & Figures 2017."American Cancer Society, 2017. https://www.cancer.org/content/dam/cancer-org/research/cancer-facts-and-statistics/annual-cancer-facts-and-figures/2017/cancer-facts-and-figures-2017.pdf.

13. "Heart Disease and Stroke Statistics—At-a-Glance."American Heart Association, American Stroke Association, 2015. https://www.heart.org/idc/groups/ahamah-public/@wcm/@sop/@smd/documents/downloadable/ucm_470704.pdf.

14. M. Ahmed. "Non-alcoholic Fatty Liver Disease in 2015."World Jour- nal of Hepatology 7, no. 11 (2015): 1450–1459. https://www.ncbi.nlm.nih.gov/pmc/articles/PMC4462685.

15. "Liver Disease: The Big Picture." American Liver Foundation, Octo- ber 2013. http://www.liverfoundation.org/education/liverlowdown/ll1013/bigpicture.

16. "2017 Alzheimer's Disease Facts and Figures."Alzheimer's Associa- tion, 2017. http://www.alz.org/facts.

17. "Parkinson's Disease Q&A." Parkinson's Disease Foundation, 2016. http://www.pdf.org/pdf/pubs_parkinson_qa_16.pdf.

18. "Long-Term Trends in Diabetes." Centers for Disease Control and Pre- vention, Division of Diabetes Translation, April 2016. https://www.cdc.gov/diabetes/statistics/slides/long_term_trends.pdf.

19. "Four-Decade Study: Americans Taller, Fatter." Live Science, Octo- ber 27, 2004. http://www.livescience.com/49-decade-study-americans-taller-fatter.html.

20. R. Dotinga. "The Average Americans' Weight Change since the 1980s Is Startling." CBS News, August 3, 2016. http://www.cbsnews.com/news/americans-weight-gain-since-1980s-startling.

21. "Life Expectancy Increases Globally as Death Toll Falls from Major Diseases." Institute for Health Metrics and Evaluation, 2014. http://www.healthdata.org/news-release/life-expectancy-increases-globally-death-toll-falls-major-diseases.

22. V. Dengler et al. "Disruption of Circadian Rhythms and Sleep in Critical Illness and Its Impact on Innate Immunity." Current Pharmaceutical

Design 21, no. 24 (2015): 3469–3476. https://www.ncbi.nlm.nih.gov/pubmed/26144943.

23. T. Eckle. "Health Impact and Management of a Disrupted Circadian Rhythm and Sleep in Critical Illnesses." Current Pharmaceutical Design 21, no. 24 (2015): 3428–3430. https://www.ncbi.nlm.nih.gov/pmc/articles/PMC4673005/#R9.

24. U. Schibler. "The Daily Rhythms of Genes, Cells and Organs." EMBO Reports 6, S1 (2005): S67–S62. http://embor.embopress.org/content/6/S1/S9.

25. A. J. Lewy et al. "Light Suppresses Melatonin Secretion in Humans."Science 210, no. 4475 (1980): 1267–1269. https://www.ncbi.nlm.nih.gov/pubmed/7434030.

26. K. Wulff et al. "Sleep and Circadian Rhythm Disruption in Psychiat- ric and Neurodegenerative Disease." Nature Reviews Neuroscience 11 (2010): 589–599. http://www.nature.com/nrn/journal/v11/n8/full/nrn2868.html.

27. R. B. Costello et al. "The Effectiveness of Melatonin for Promot- ing Healthy Sleep: A Rapid Evidence Assessment of the Literature." Nutrition Journal 13, no. 106 (2014). https://www.ncbi.nlm.nih.gov/pmc/articles/PMC4273450/.

28. A. Grundy et al. "Shift Work, Circadian Gene Variants and Risk of Breast Cancer." Cancer Epidemiology 37, no. 5 (2013): 606–612. https://www.ncbi.nlm.nih.gov/pubmed/23725643.

29. F. C. Kelleher et al. "Circadian Molecular Clocks and Cancer." Cancer Let- ters 342, no. 1 (2014): 9–18. https:www.ncbi.nlm.nih.gov/pubmed/24099911.

30. R. G. Stevens. "Circadian Disruption and Breast Cancer: From Mela- tonin to Clock Genes." Epidemiology 16, no. 2 (2005): 254–258. http://journals.lww.com/epidem/Abstract/2005/ 03000 /Circadian_ Disruption_and_Breast_Cancer__From.16.aspx.

31. K. Wulff et al. "Sleep and Circadian Rhythm Disruption in Psychi- atric and Neurodegenerative Disease." Nature Reviews Neuroscience 11, no. 8 (2010): 589–599. https://www.ncbi.nlm.nih.gov/pubmed/20631712.

32. J. Emens et al. "Circadian Misalignment in Major Depressive Disor- der." Psychiatry Research 168, no. 3 (2009): 259–261. http://www.psy-journal.com/article/S0165-1781(09)00161-9/abstract.

33. B. P. Hasler et al. "Phase Relationships between Core Body Tempera- ture, Melatonin, and Sleep Are Associated with Depression Severity: Further Evidence for Circadian Misalignment in Non-Seasonal Depression." Psychiatry Research 178, no. 1 (2010): 205–207. http://www.psy-journal.com/article/S0165-1781(10)00186-1/fulltext.

34. T. Eckle. "Health Impact and Management of a Disrupted Circadian Rhythm and Sleep in Critical Illnesses." Current Pharmaceutical Design 21, no. 24 (2015): 3428–3430. https://www.ncbi.nlm.nih.gov/pmc/articles/PMC 4673005/#R9.

35. S. K. Davies et al. "Effect of Sleep Deprivation on the Human Metab- olome." Proceedings of the National Academy of Sciences of the United States of America 111, no. 29 (2014): 10761–10766.

36. A. W. McHill et al. "Impact of Circadian Misalignment on Energy Metabolism during Simulated Nightshift Work." Proceedings of the National Academy of Sciences of the United States of America 111, no. 48 (2014): 17302–17307.

37. Ibid.

38. Ibid.

39. Ibid.

40. M. A. Grandner et al. "The Use of Technology at Night: Impact on Sleep and Health." Journal of Clinical Sleep Medicine 9, no. 12 (2013): 1301–1302. http://www.aasmnet.org/jcsm/ViewAbstract.aspx?pid=29250.

41. J. Schmerler. "Q&A: Why Is Blue Light before Bedtime Bad for Sleep?"Scientific American. September 1, 2015. https://www.scientificamerican.com/article/q-a-why-is-blue-light-before-bedtime-bad-for-sleep.

42. "International Tourist Arrivals Up 4% in the First Half of 2016." United Nations World Tourism Organization, September 29, 2016. Press release no. 16067. http://media.unwto.org/press-release/2016-09-26/international-tourist-arrivals-4-first-half-2016.

43. "What's Changed in Air Travel Since 1960?" International Associa- tion for Medical Assistance to Travelers, June 22, 2015. https://www.iamat.org/blog/whats-changed-in-air-travel-since-1960.

44. K. Cho et al. "Chronic Jet Lag Produces Cognitive Deficits." Journal of Neuroscience 20, no. RC66 (2000): 1–5. http://www.jneurosci.org/content/20/6/RC66.long.

45. E. Filipski et al. "Effects of Chronic Jet Lag on Tumor Progression in Mice." Cancer Research 64, no. 21 (2004): 7879–7885. https://www.ncbi.nlm.nih.gov/pubmed/15520194.

46. "Labor Movement." History Channel. http://www.history.com/topics/labor.

47. A. Sifferlin. "Working Too Hard? Physically Demanding Jobs Tied to Higher Risk of Heart Disease."Time. April 19, 2013. http://healthland.time.com/2013/ 04/19/physically- demanding- jobs-are-linked-to-higher-risk-of-heart-disease.

48. G. Reynolds. "Sit Less, Live Longer?"The NYT Well Blog, September 17, 2014. http://well.blogs.nytimes.com/2014/09/17/sit-less-live-longer/?_r=1.

49. N. Owen et al. "Sedentary Behavior: Emerging Evidence for a New Health Risk." Mayo Clinic Proceedings 85, no. 12 (2010): 1138–1141. https:// www.ncbi.nlm.nih.gov/pmc/articles/PMC2996155.

50. Ibid.

51. J. K. Goodrich et al. "Human Genetics Shape the Gut Micro- biome." Cell 159, no. 4 (2014): 789–799. https://www.ncbi.nlm.nih.gov/pubmed/25417156.

52. M. Chopra et al. "A Global Response to a Global Problem: The Epidemic of Overnutrition." Bulletin of the World Health Organization 80, no. 12 (2002). http://www.scielosp.org/scielo.php?script=sci_arttext&pid=S0042-9686200 2001200009.

第三章：錯誤的訊息大道

1. C. E. Kearns et al. "Sugar Industry and Coronary Heart Disease Research: A Historical Analysis of Internal Industry Documents." JAMA Internal Medi- cine 176, no. 11 (2016): 1680–1685. http://jamanetwork.com/journals/jamain ternalmedicine/article-abstract/2548255.

2. R. B. McGandy et al. "Dietary Fats, Carbohydrates and Atherosclerotic Vascular Disease." New England Journal of Medicine 3, no. 277: 245–247. https:// www.ncbi.nlm.nih.gov/pubmed/5339699.

3. A. O'Connor. "How the Sugar Industry Shifted Blame to Fat." New York Times, September 12, 2016. http://www.nytimes.com/2016/09/13/well/eat/how-the-sugar-industry-shifted-blame-to-fat.html?_r=1.

4. M. Nestle. "Food Lobbies, the Food Pyramid, and U.S. Nutrition Policy." International Journal of Health Services 23, no. 3 (1993): 483–496. https://www.ncbi.nlm.nih.gov/pubmed/8375951.

5. C. Choi. "AP Exclusive: How Candy Makers Shape Nutrition Science." Associated Press, June 2, 2015. http://bigstory.ap.org/article/f9483d554430445 fa6566bb0aaa293d1/ap-exclusive-how-candy-makers-shape-nutrition-science.

6. Ibid.

7. M. Nestle. "Six Industry-Funded Studies. The Score for the Year: 156/12." Food Politics, March 18, 2016. http://www.foodpolitics.com/2016/03/six-industry-funded-studies-the-score-for-the-year-15612.

8. A. Nevala-Lee. "Albert Einstein on Asking the Right Questions."Wordpress, June 2011. https://nevalalee.wordpress.com/2011/06/12/albert-einstein-on-asking-the-right-questions.

第四章：你的營養觀念可能不正確

1. "The Food Guide Pyramid." United States Department of Agriculture, Center for Nutrition Policy and Promotion, October 1996. https://

www.cnpp.usda.gov/sites/default/files/archived_projects/FGPPamphlet.pdf.

2. H. Antecol and K. Bedard. "Unhealthy Assimilation: Why Do Immi- grants Converge to American Health Status Levels?" Demography 43, no. 2 (2006): 337–360. http://link.springer.com/article/10.1353/dem.2006.0011.

3. C. H. Barcenas et al. "Birthplace, Years of Residence in the United States, and Obesity among Mexican-American Adults." Obesity 15, no. 4 (2007): 1043–1052. http://onlinelibrary.wiley.com/doi/10.1038/oby.2007.537/full.

4. W. P. Frisbie et al. "Immigration and the Health of Asian and Pacific Islander Adults in the United States." American Journal of Epidemiology 153, no. 4 (2001): 372–380. https://www.ncbi.nlm.nih.gov/pubmed/11207155.

5. M. Sanghavi Goel et al. "Obesity among US Immigrant Subgroups by Duration of Residence." JAMA 292, no. 23 (2004): 2860–2867. http://jama network.com/journals/jama/fullarticle/199990.

6. R. D. Mattes and B. M. Popkin. "Nonnutritive Sweetener Consumption in Humans: Effects on Appetite and Food Intake and Their Putative Mecha- nisms." American Journal of Clinical Nutrition 89, no. 1 (2009): 1–14. http:// ajcn.nutrition.org/content/89/1/1.full.

7. J. Suez et al. "Artificial Sweeteners Induce Glucose Intolerance by Altering the Gut Microbiota." Nature 514, no. 7521 (2014): 181–186. http://www.nature.com/nature/journal/v514/n7521/full/nature13793.html.

8. G. L. Austin et al. "Trends in Carbohydrate, Fat, and Protein Intakes and Association with Energy Intake in Normal-Weight, Overweight, and Obese Individuals: 1971–2006." American Journal of Clinical Nutrition 93, no. 4 (2011): 836–843. http://ajcn.nutrition.org/content/93/4/836.full.

9. V. L. Veum et al. "Visceral Adiposity and Metabolic Syndrome After Very High-Fat and Low-Fat Isocaloric Diets: A Randomized Controlled Trial." American Journal of Clinical Nutrition, November 30, 2016. http:// ajcn.nutrition.org/content/early/2016/11/30/ajcn.115.123463.abstract.

10. P. J. Turnbaugh et al. "An Obesity-Associated Gut Microbiome with Increased Capacity for Energy Harvest." Nature 444, no. 7122 (2006): 1027– 1031. https://www.ncbi.nlm.nih.gov/pubmed/17183312.

11. "Majority of Studies of High-Fat Diets in Mice Inaccurately Por- trayed." UC Davis Health System. http://www.ucdmc.ucdavis.edu/welcome/features/20080702_diet_warden.

12. C. Nierenberg. "Trans Fat Linked to Heart Disease, Huge Study Review Concludes." Live Science, August 11, 2015. http://www.livescience.com/51823-trans-fat-heart-disease.html.

13. M. U. Jakobsen et al. "Major Types of Dietary Fat and Risk of Coro- nary Heart Disease: A Pooled Analysis of 11 Cohort Studies." American Jour-

nal of Clinical Nutrition 89, no. 5 (2009): 1425–1432. https://www.ncbi.nlm.nih.gov/pmc/articles/PMC2676998.

14. M. U. Jakobsen et al. "Intake of Carbohydrates Compared with Intake of Saturated Fatty Acids and Risk of Myocardial Infarction: Importance of the Glycemic Index." American Journal of Clinical Nutrition 91, no. 6 (2010): 1764–1768. https://www.ncbi.nlm.nih.gov/pubmed/20375186.

15. R. Buettner et al. "Defining High-Fat-Diet Rat Models: Meta- bolic and Molecular Effects of Different Fat Types." Journal of Molecular Endocrinology 36, no. 3 (2006): 485–501. https://www.ncbi.nlm.nih.gov/pubmed/16720718.

16. R. J. de Souza et al. "Intake of Saturated and Trans Unsaturated Fatty Acids and Risk of All Cause Mortality, Cardiovascular Disease, and Type 2 Diabetes: Systematic Review and Meta-Analysis of Observational Studies." British Medical Journal, August 12, 2015. http://www.bmj.com/content/351/bmj.h3978.

17. L. A. Bazzano et al. "Effects of Low-Carbohydrate and Low-Fat Diets: A Randomized Trial." Annals of Internal Medicine 161, no. 5 (2014): 309–318. http://annals.org/aim/article/1900694/effects-low-carbohydrate-low-fat-diets-randomized-trial.

18. P. W. Siri-Tarino et al. "Meta-Analysis of Prospective Cohort Stud- ies Evaluating the Association of Saturated Fat with Cardiovascular Dis- ease." American Journal of Clinical Nutrition, January 13, 2010. http://ajcn.nutrition.org/content/early/2010/01/13/ajcn.2009.27725.abstract.

19. I. Shai et al. "Weight Loss with a Low-Carbohydrate, Mediterranean, or Low-Fat Diet." New England Journal of Medicine 359, no. 3 (2008): 229–241.https://www.ncbi.nlm.nih.gov/pubmed/18635428.

20. Nurses' Health Study. http://www.nurseshealthstudy.org.

21. Framingham Heart Study. https://www.framinghamheartstudy.org.

22. R. Chowdhury et al. "Association of Dietary, Circulating, and Supple- ment Fatty Acids with Coronary Risk: A Systematic Review and Meta-analysis." Annals of Internal Medicine 160, no. 6 (2014): 398–406. http://annals.org/aim/article/1846638/association- dietary- circulating-supplement-fatty-acids-coronary-risk-systematic-review.

23. F. B. Hu et al. "Dietary Saturated Fats and Their Food Sources in Rela- tion to the Risk of Coronary Heart Disease in Women." American Journal of Clinical Nutrition 70, no. 6 (1999): 1001–1008. https://www.ncbi.nlm.nih.gov/pubmed/10584044.

24. "The American Heart Association's Diet and Lifestyle Recommen- dations." American Heart Association, October 24, 2016. http://www.heart.org/HEARTORG/HealthyLiving/HealthyEating/Nutrition/The-American-Heart-Associations-Diet-and-Lifestyle-Recommendations_UCM_305855_Article.jsp#.WEBp8eYrKUk.

25. L. R. Freeman et al. "Damaging Effects of a High-Fat Diet to the Brain and Cognition: A Review of Proposed Mechanisms." Nutritional Neuroscience 17, no. 6 (2014): 241–251. https://www.ncbi.nlm.nih.gov/pmc/articles/PMC4074256.

26. S. Kalmijn et al. "Dietary Fat Intake and the Risk of Incident Demen- tia in the Rotterdam Study." Annals of Neurology 42, no. 5 (1997): 776–782. https://www.ncbi.nlm.nih.gov/pubmed/9392577.
27. A. H. Lichtenstein and L. Van Horn. "Very Low Fat Diets." Circula- tion 8, no. 9 (1998): 935–939. http://circ.ahajournals.org/content/98/9/935.
28. N. A. Graudal et al. "Effects of Sodium Restriction on Blood Pressure, Renin, Aldosterone, Catecholamines, Cholesterols, and Triglyceride: A Meta- analysis." JAMA 279, no. 17 (1998): 1383–1391. http://jamanetwork.com/journals/jama/article-abstract/187486.
29. S. J. Ley et al. "Long-Term Effects of a Reduced Fat Diet Intervention on Cardiovascular Disease Risk Factors in Individuals with Glucose Intolerance." Diabetes Research and Clinical Practice 63, no. 2 (2004): 103–112. http://www.diabetesresearchclinicalpractice.com/article/S0168-8227(03)00218-3/abstract.
30. N. Mansoor et al. "Effects of Low-Carbohydrate Diets v. Low-Fat Diets on Body Weight and Cardiovascular Risk Factors: A Meta-analysis of Randomized Controlled Trials." British Journal of Nutrition 115, no. 3 (2016): 466–479. https://www.ncbi.nlm.nih.gov/pubmed/26768850.
31. S. J. Ley et al. "Long-Term Effects of a Reduced Fat Diet Intervention on Cardiovascular Disease Risk Factors in Individuals with Glucose Intoler- ance." Diabetes Research and Clinical Practice 63, no. 2 (2004): 103–112. http:// www.diabetesresearchclinicalpractice.com/article/S0168-8227(03)00218-3/abstract.
32. Ibid.
33. A. H. Lichtenstein and L. Van Horn. "Very Low Fat Diets." Circulation98, no. 9 (1998): 935–939. http://circ.ahajournals.org/content/98/9/935.
34. E. J. Schaefer et al. "The Effects of Low Cholesterol, High Polyun- saturated Fat, and Low Fat Diets on Plasma Lipid and Lipoprotein Cholesterol Levels in Normal and Hypercholesterolemic Subjects." American Journal of Clinical Nutrition 34, no. 9 (1981): 1758–1763. http://ajcn.nutrition.org/cont ent/34/9/1758?ijkey=f83315783c84ba9ee2a161b04e572d5d2925add0&key type2=tf_ipsecsha.
35. J. M. Lattimer and M. D. Haub. "Effects of Dietary Fiber and Its Compo- nentsonMetabolicHealth."Nutrients2,no.12(2010):1266–1289. https://www.ncbi.nlm.nih.gov/pmc/articles/PMC3257631.
36. Q. Yang et al. "Added Sugar Intake and Cardiovascular Diseases Mortality among US Adults." JAMA Internal Medicine 174, no. 4 (2014): 516–524. http://jamanetwork.com/journals/jamainternalmedicine/fullarticle/1819573.
37. L. S. Gross et al. "Increased Consumption of Refined Carbohydrates and the Epidemic of Type 2 Diabetes in the United States: An Ecologic Assessment." American Journal of Clinical Nutrition 79, no. 5 (2004): 774– 779. http://ajcn.nutrition.org/content/79/5/774.full.

38. S. S. Jonnalagadda et al. "Putting the Whole Grain Puzzle Together: Health Benefits Associated with Whole Grains—Summary of American Society for Nutrition 2010 Satellite Symposium." Journal of Nutrition 141, no. 5 (2011): 1011S–1022S. https://www.ncbi.nlm.nih.gov/pmc/articles/PMC3078018.

39. Q. Yang et al. "Added Sugar Intake and Cardiovascular Diseases Mortality among US Adults." Jama Internal Medicine 174, no. 4 (2014): 516–524. http://jamanetwork.com/journals/jamainternalmedicine/fullarticle/1819573.

40. L. R. Vartanian et al. "Effects of Soft Drink Consumption on Nutri- tion and Health: A Systematic Review and Meta-analysis." American Journal of Public Health 97, no. 4 (2007): 667–675. https://www.ncbi.nlm.nih.gov/pmc/articles/PMC1829363.

41. L. S. Gross et al. "Increased Consumption of Refined Carbohydrates and the Epidemic of Type 2 Diabetes in the United States: An Ecologic Assessment." American Journal of Clinical Nutrition 79, no. 5 (2004): 774–779. http://ajcn.nutrition.org/content/79/5/774.full.

42. S. Apple. "An Old Idea, Revived: Starve Cancer to Death." New York Times Magazine, May 12, 2016. http://www.nytimes.com/2016/05/15/magazine/warburg- effect-an-old- idea- revived- starve- cancer-to-death.html?_r=2.

43. "The Framingham Diet Study: Diet and the Regulation of Serum Cho- lesterol." U.S. Department of Health, Education, and Welfare, Public HealthService, National Institutes of Health, 1971. https://books.google.com.au/books/about/The_Framingham_diet_study.html?id=-JzIHAAACAAJ.

44. E. Fothergill et al. "Persistent Metabolic Adaptation 6 Years after 'The Biggest Loser' Competition." Obesity 24, no. 8 (2016): 1612–1619. http:// onlinelibrary.wiley.com/doi/10.1002/oby.21538/full#oby21538-bib-0038.

45. K. H. Pietiläinen et al. "Does Dieting Make You Fat? A Twin Study."International Journal of Obesity 36 (2012): 456–464. http://www.nature.com/ijo/journal/v36/n3/full/ijo2011160a.html.

46. A. E. Field et al. "Relation Between Dieting and Weight Change Among Preadolescents and Adolescents." Pediatrics 112, no. 4 (2003). http://pediatrics.aappublications.org/content/112/4/900.

47. D. Neumark-Sztainer et al. "Obesity, Disordered Eating, and Eating Disorders in a Longitudinal Study of Adolescents: How Do Dieters Fare 5 Years Later?" Journal of the American Dietetic Association 106, no. 4 (2006): 559–568. https://www.ncbi.nlm.nih.gov/pubmed/16567152.

48. G. C. Patton et al. "Onset of Adolescent Eating Disorders: Population Based Cohort Study over 3 Years." British Medical Journal 318 (1999): 765. http://www.bmj.com/content/318/7186/765?view=long&pmid=10082698.

第五章：腸道內的小宇宙：為什麼它如此重要

1. F. Marineli et al. "Mary Mallon (1869–1938) and the History of Typhoid Fever." Annals of Gastroenterology 26, no. 2 (2013): 132–134. https://www.ncbi.nlm.nih.gov/pmc/articles/PMC3959940/pdf/AnnGastro enterol-26-132.pdf.
2. "Typhoid Fever." WebMD. http://www.webmd.com/a-to-z-guides/typhoid-fever#1.
3. T. Hesman Saey. "Body's Bacteria Don't Outnumber Human Cells So Much after All." Science News, January 8, 2016. https://www.sciencenews.org/article/ body%E2% 80 % 99s-bacteria- don%E2% 80 % 99t- outnumber-human-cells-so-much-after-all.
4. Ibid.
5. J. Debelius et al. "Tiny Microbes, Enormous Impacts: What Matters in Gut Microbiome Studies?" Genome Biology, October 19, 2016. http://genome biology.biomedcentral.com/articles/10.1186/s13059-016-1086-x#CR1.
6. "Fast Facts about the Human Microbiome." Center for Ecogenetics & Environmental Health, January 2014. https://depts.washington.edu/ceeh/downloads/FF_Microbiome.pdf.
7. P. J. Turnbaugh et al. "An Obesity-Associated Gut Microbiome with Increased Capacity for Energy Harvest." Nature 444 (2006): 1027–1031. http://www.nature.com/nature/journal/v444/n7122/abs/nature05414.html.
8. Ibid.
9. "Beneficial Gut Bacteria That Produce Vitamins B2, B9, B12 and K2." Eupedia, February 14, 2016. http://www.eupedia.com/forum/threads/31972-Beneficial-gut-bacteria-that-produce-vitamins-B2-B9-B12-and-K2.
10. Ibid.
11. Ibid.
12. "The Human Microbiome, Diet, and Health: Workshop Summary." Institute of Medicine, Health and Medicine Division, 2013. https://www.ncbi.nlm.nih.gov/books/NBK154098.
13. "Microbiome 101: Understanding Gut Microbiota." Prescript-Assist. http://www.prescript-assist.com/intestinal-health/gut-microbiome.
14. V. K. Ridaura et al. "Gut Microbiota from Twins Discordant for Obesity Modulate Metabolism in Mice." Science 341, no. 6150 (2013). http://science.sciencemag.org/content/341/6150/1241214.
15. J. K. Goodrich et al. "Human Genetics Shape the Gut Microbiome." Cell 159, no. 4 (2014): 789–799. http://www.cell.com/cell/fulltext/S0092-8674(14)01241-0.

16. M. Noval Rivas et al. "A Microbiota Signature Associated with Experi- mental Food Allergy Promotes Allergic Sensitization and Anaphylaxis." Jour- nal of Allergy and Clinical Immunology 131, no. 1 (2013): 201–212. http:// www.jacionline.org/article/S0091-6749(12)01694-6/abstract.

17. A. D. Kostic et al. "The Dynamics of the Human Infant Gut Microbi- ome in Development and in Progression toward Type 1 Diabetes." Cell Host & Microbiome 17, no. 2 (2015): 260–273. http://www.cell.com/cell-host-microbe/fulltext/S1931-3128(16)30264-5.

18. X. Zhang et al. "The Oral and Gut Microbiomes Are Perturbed in Rheumatoid Arthritis and Partly Normalized after Treatment." Nature Medicine 21 (2015): 895–905. http://www.nature.com/nm/journal/v21/n8/full/nm.3914.html.

19. M. E. Costello et al. "Brief Report: Intestinal Dysbiosis in Ankylos- ing Spondylitis." Arthritis & Rheumatology 67, no. 3 (2015): 686–691. http:// onlinelibrary.wiley.com/doi/10.1002/art.38967/abstract.

20. M. C. de Goffau et al. "Fecal Microbiota Composition Differs between Children with β-Cell Autoimmunity and Those Without." Diabetes 62, no. 4 (2013): 1238–1244. http://diabetes.diabetesjournals.org/content/62/4/1238.

21. A. Giongo et al. "Toward Defining the Autoimmune Microbiome for Type 1 Diabetes." ISME Journal 5 (2011): 82–91. http://www.nature.com/ismej/journal/v5/n1/full/ismej201092a.html.

22. S. Michail et al. "Alterations in the Gut Microbiome of Children with Severe Ulcerative Colitis." Inflammatory Bowel Diseases 18, no. 10 (2012): 1799–1808. https://www.ncbi.nlm.nih.gov/pubmed/22170749.

23. R. A. Luna and J. A. Foster. "Gut Brain Axis: Diet Microbiota Interac- tionsandImplicationsforModulationofAnxietyandDepression."CurrentOpin- ion in Biotechnology 32 (2015): 35–41. https://www.ncbi.nlm.nih.gov/pubmed/25448230.

24. S. Dash et al. "The Gut Microbiome and Diet in Psychiatry: Focus on Depression." Current Opinion in Psychiatry 28, no. 1 (2015): 1–6. https:// www.ncbi.nlm.nih.gov/pubmed/25415497.

25. S. C. Kleinman et al. "The Intestinal Microbiota in Acute Anorexia Nervosa and During Renourishment: Relationship to Depression, Anxi- ety, and Eating Disorder Psychopathology." Psychosomatic Medicine 77, no. 9 (2015): 969–981. https://www.ncbi.nlm.nih.gov/pubmed/26428446.

26. E. Castro-Nallar et al. "Composition, Taxonomy and Functional Diversity of the Oropharynx Microbiome in Individuals with Schizophrenia and Controls." PeerJ, August 2015. https://peerj.com/articles/1140.

27. A. Keshavarzian et al. "Colonic Bacterial Composition in Parkinson's Disease." Movement Disorders 30, no. 10 (2015): 1351–1360. http:// online library.wiley.com/doi/10.1002/mds.26307/abstract.

28. J. M. Hill et al. "Pathogenic Microbes, the Microbiome, and Alzheim- er's Disease (AD)." Frontiers in Aging Neuroscience 6 (2014): 127. https:// www.ncbi.nlm.nih.gov/pmc/articles/PMC4058571.

29. Y. Zhao and W. J. Lukiw. "Microbiome-Generated Amyloid and Potential Impact on Amyloidogenesis in Alzheimer's Disease (AD)." Jour- nal of Nature and Science 1, no. 7 (2015). https://www.ncbi.nlm.nih.gov/pubmed/26097896.

30. Z. Wang et al. "Gut Flora Metabolism of Phosphatidylcholine Pro- motes Cardiovascular Disease." Nature 472, no. 7341 (2011): 57–63. http://www.nature.com/nature/journal/v472/n7341/full/nature09922.html.

31. W. Tang et al. "Intestinal Microbial Metabolism of Phosphatidylcho- line and Cardiovascular Risk." New England Journal of Medicine 368 (2013): 1575–1584. http://www.nejm.org/doi/full/10.1056/NEJMoa1109400.

32. N. T. Mueller et al. "The Infant Microbiome Development: Mom Mat- ters." Trends in Molecular Medicine 21, no. 2 (2015): 109–117. https://www.ncbi.nlm.nih.gov/pmc/articles/PMC4464665.

33. P. W. O'Toole and I. B. Jeffery. "Gut Microbiota and Aging." Science 350, no. 6265 (2015): 1214–1215. https://www.ncbi.nlm.nih.gov/pubmed/26785481.

34. E. D. Sonnenburg et al. "Diet-Induced Extinctions in the Gut Micro- biota Compound over Generations." Nature 529, no. 7585 (2016): 212–215. http://www.nature.com/nature/journal/v529/n7585/full/nature16504.html.

35. "Low-Fiber Diet May Cause Irreversible Depletion of Gut Bacte- ria over Generations." Stanford University Medical Center, January 13, 2016. https://www.sciencedaily.com/releases/2016/01/160113160657.htm.

36. R. J. Perry et al. "Acetate Mediates a Microbiome-Brain- β -Cell Axis to Promote Metabolic Syndrome." Nature 534, no. 7606 (2016): 213–217. https://www.ncbi.nlm.nih.gov/pubmed/27279214.

37. F. De Vadder et al. "Microbiota-Produced Succinate Improves Glu- cose Homeostasis via Intestinal Gluconeogenesis." Cell Metabolism 24, no. 1 (2016): 151–157. https://www.ncbi.nlm.nih.gov/pubmed/27411015.

38. A. Vrieze et al. "Transfer of Intestinal Microbiota from Lean Donors Increases Insulin Sensitivity in Individuals with Metabolic Syndrome." Gastroenterology 143, no. 4 (2012): 913–916. http://www.gastrojournal.org/article/S0016-5085(12)00892-X/abstract.

39. R. A. Koeth et al. "Intestinal Microbiota Metabolism of L-carnitine, a Nutrient in Red Meat, Promotes Atherosclerosis." Nature Medicine 19 (2013): 576–585. http://www.nature.com/nm/journal/v19/n5/full/nm.3145.html.

40. C. Woolston. "Red Meat + Wrong Bacteria = Bad News for Hearts." Nature, April 7, 2013. http://www.nature.com/news/red-meat-wrong-bacteria-bad-news-for-hearts-1.12746.

41. "Researchers Find New Link between Red Meat and Heart Dis- ease." Cleveland Clinic, November 11, 2014. https://health.clevelandclinic.org/2014/11/researchers-find-new-link-between-red- meat- and- heart-disease-video.

42. "Fast Facts about the Human Microbiome." Center for Ecogenetics & Environmental Health, January 2014. https://depts.washington.edu/ceeh/downloads/FF_Microbiome.pdf.

43. P. J. Turnbaugh et al. "An Obesity-Associated Gut Microbiome with Increased Capacity for Energy Harvest." Nature 444 (2006): 1027–1031. http://www.nature.com/nature/journal/v444/n7122/abs/nature05414.html.

44. V. K. Ridaura et al. "Cultured Gut Microbiota from Twins Discordant for Obesity Modulate Adiposity and Metabolic Phenotypes in Mice." Science 341, no. 6150 (2013). https://www.ncbi.nlm.nih.gov/pmc/articles/PMC3829625.

45. C. A. Thaissetal."Persistent Microbiome Alterations Modulate the Rate of Post-Dieting Weight Regain." Nature 540, no. 7634 (2016): 544–551. http://www.nature.com/nature/journal/v540/n7634/full/nature20796.html

46. R. E. Ley et al. "Worlds within Worlds: Evolution of the Vertebrate Gut Microbiota." Nature Reviews Microbiology 6 (2008): 776–788. http://www.nature.com/nrmicro/journal/v6/n10/full/nrmicro1978.html.

47. F. Godoy-Vitorino et al. "Comparative Analyses of Foregut and Hindgut Bacterial Communities in Hoatzins and Cows." ISME Journal 6 (2012): 531–541. http://www.nature.com/ismej/journal/v6/n3/full/ismej2011131a.html.

48. J. G. Sanders et al. "Baleen Whales Host a Unique Gut Microbiome with Similarities to Both Carnivores and Herbivores." Nature 6, no. 8285 (2015). http://www.nature.com/articles/ncomms9285.

49. L. Zhu et al. "Evidence of Cellulose Metabolism by the Giant Panda Gut Microbiome." PNAS 108, no. 43 (2011): 17714–17719. http://www.pnas.org/content/108/43/17714.

50. T. Yatsunenko et al. "Human Gut Microbiome Viewed across Age and Geography." Nature 486, no. 7402 (2012): 222–227. http://www.nature.com/nature/journal/v486/n7402/full/nature11053.html.

51. J. E. Koenig et al. "Succession of Microbial Consortia in the Devel- oping Infant Gut Microbiome." PNAS 108 (2010). http://www.pnas.org/content/108/Supplement_1/4578.

52. F. Bäckhed et al. "Dynamics and Stabilization of the Human Gut Microbiome during the First Year of Life." Cell Host & Microbe 17, no. 5 (2015): 852. http://www.cell.com/cell-host-microbe/fulltext/S1931-3128(15)00216-4.

53. T. Yatsunenko et al. "Human Gut Microbiome Viewed across Age and Geography." Nature 486, no. 7402 (2012): 222–227. http://www.nature.com/nature/journal/v486/n7402/full/nature11053.html.

54. J. C. Clemente et al. "The Microbiome of Uncontacted Amerin- dians." Science Advances 1, no. 3 (2015). http://advances.sciencemag.org/content/1/3/e1500183.

55. I. Cho et al. "Antibiotics in Early Life Alter the Murine Colonic Microbi- ome and Adiposity." Nature 488, no. 7413 (2012): 621–626. http://www.nature.com/nature/journal/v488/n7413/full/nature11400.html.

56. K. Korpela et al. "Intestinal Microbiome Is Related to Lifetime Antibiotic Use in Finnish Pre-School Children." Nature Communications 7, no. 10410 (2016). http://www.nature.com/articles/ncomms10410.

57. H. E. Jakobsson et al. "Short-Term Antibiotic Treatment Has Differing Long-Term Impacts on the Human Throat and Gut Microbiome." PLoS One 5, no. 3 (2010). http://journals.plos.org/plosone/article?id=10.1371/journal.pone.0009836.

58. L. Dethlefsen and D. A. Relman. "Incomplete Recovery and Individu- alized Responses of the Human Distal Gut Microbiota to Repeated Antibiotic Perturbation." PNAS, August 17, 2010. http://www.pnas.org/content/108/ Supplement_1/4554.

59. G. D. Wu et al. "Linking Long-Term Dietary Patterns with Gut Microbial Enterotypes." Science 334, no. 6052 (2011): 105–108. http://science.sciencemag.org/content/334/6052/105.

60. E. D. Sonnenburg et al. "Diet-Induced Extinctions in the Gut Microbiota Compound over Generations." Nature 529, no. 7585 (2016): 212–215. http:// www.nature.com/nature/journal/v529/n7585/full/nature16504.html.

61. C. F. Maurice et al. "Xenobiotics Shape the Physiology and Gene Expression of the Active Human Gut Microbiome." Cell 152, nos. 1–2 (2013): 39–50. http://www.cell.com/cell/fulltext/S0092-8674(12)01428-6.

62. M. A. Jackson et al. "Proton Pump Inhibitors Alter the Composition of the Gut Microbiota." Gut 65, no. 5 (2015): 749–756. http://gut.bmj.com/content/65/5/749.

63. D. E. Freedberg et al. "Proton Pump Inhibitors Alter Specific Taxa in the Human Gastrointestinal Microbiome: A Crossover Trial." Gastroenterology 149, no. 4 (2015): 883–885. http://www.gastrojournal.org/article/S0016-5085(15)00933-6/fulltext.

64. K. Forslund et al. "Disentangling Type 2 Diabetes and Metformin Treatment Signatures in the Human Gut Microbiota." Nature 528, no. 7581 (2015): 262–266. http://www.nature.com/nature/journal/v528/n7581/full/nature15766.html.

65. M. G. Rooks et al. "Gut Microbiome Composition and Function in Experimental Colitis during Active Disease and Treatment-Induced Remission." ISME Journal 8 (2014): 1403–1417. http://www.nature.com/ismej/journal/v8/n7/full/ismej20143a.html.

66. E. Mendes. "Personalized Cancer Care: Where It Stands Today." Ameri- can Cancer Society (2015). https://www.cancer.org/latest-news/personalized-cancer-care-where-it-stands-today.html.

67. J. K. Goodrich et al. "Human Genetics Shape the Gut Microbiome."Cell 159, no. 4 (2014): 789–799. http://www.cell.com/cell/fulltext/S0092-8674(14)01241-0.
68. P. J. Turnbaugh et al. "A Core Gut Microbiome in Obese and Lean Twins." Nature 457 (2009): 480–484. http://www.nature.com/nature/journal/v457/n7228/full/nature07540.html.
69. N. Kodaman et al. "Human and Helicobacter pylori Coevolution Shapes the Risk of Gastric Disease." PNAS 111, no. 4 (2013): 1455–1460. http://www.pnas.org/content/111/4/1455.
70. S. S. Kang et al. "Diet and Exercise Orthogonally Alter the Gut Microbiome and Reveal Independent Associations with Anxiety and Cogni- tion." Molecular Neurodegeneration 9, no. 36 (2014). http://molecularneurode generation.biomedcentral.com/articles/10.1186/1750-1326-9-36.
71. S. F. Clarke et al. "Exercise and Associated Dietary Extremes Impact on Gut Microbial Diversity." Gut 63, no. 12 (2014): 1913–1920. http://gut.bmj.com/content/63/12/1913.
72. J. E. Lambert et al. "Exercise Training Modifies Gut Microbiota in Normal and Diabetic Mice." Applied Physiology, Nutrition, and Metabolism 40, no. 7 (2015): 749–752. http://www.nrcresearchpress.com/doi/abs/10.1139/apnm-2014-0452#.WEL9tfkrLIU.
73. S. J. Song et al. "Cohabiting Family Members Share Microbiota with One Another and with Their Dogs." eLife, April 16, 2013. https://elifesciences.org/content/2/e00458.
74. G. D. Wu et al. "Linking Long-Term Dietary Patterns with Gut Microbial Enterotypes." Science 334, no. 6052 (2011): 105–108. http://science.sciencemag.org/content/334/6052/105.
75. L. A. David et al. "Diet Rapidly and Reproducibly Alters the Human Gut Microbiome." Nature 505, no. 7484 (2014): 559–563. http://www.nature.com/nature/journal/v505/n7484/full/nature12820.html.
76. C. A. Thaiss et al. "Transkingdom Control of Microbiota Diurnal Oscil- lations Promotes Metabolic Homeostasis." Cell 159, no. 3 (2014): 514–529. http://www.cell.com/abstract/S0092-8674(14)01236-7.
77. A. Park. "Why Shift Work and Sleeplessness Lead to Weight Gain and Diabetes."Time, April 12, 2012. http://healthland.time.com/2012/04/12/why- shift-work-and- sleeplessness-lead-to-weight-gain-and-diabetes.
78. L. Blue. "It's Called the Graveyard Shift for a Reason."Time, July 27, 2012. http://healthland.time.com/2012/07/27/its-called-the-graveyard-shift-for-a-reason.
79. A. Park. "Working the Night Shift May Boost Breast Cancer Risk."Time, May 29, 2012. http://healthland.time.com/2012/05/29/working-the-night-shift-may-boost-breast-cancer-risk.

80. A. Park. "Why Working the Night Shift May Boost Your Risk of Diabe- tes." Time, December 7, 2011. http://healthland.time.com/2011/12/07/why-working-the-night-shift-may-boost-your-risk-of-diabetes.

81. C. A. Thaiss et al. "Transkingdom Control of Microbiota Diurnal Oscil- lations Promotes Metabolic Homeostasis." Cell 159, no. 3 (2014): 514–529. http://www.cell.com/abstract/S0092-8674(14)01236-7.

82. Ibid. 83.J.Suezetal."ArtificialSweetenersInduceGlucoseIntolerancebyAlteringtheGut Microbiota." Nature 514, no. 7521 (2014): 181–186. http://www.nature.com/nature/journal/v514/n7521/full/nature13793.html.

84. "Non-nutritive Sweeteners: A Potentially Useful Option—with Caveats." American Heart Association, American Diabetes Association, July 9, 2012. http://www.diabetes.org/newsroom/press-releases/2012/ada-aha-sweetener-statement.html.

第六章：血糖：終極的食物回饋反應

1. "What Is Diabetes?"Texas Diabetes Council. http://www.preventtype2.org/what-is-diabetes.php.

2. A. Gastaldelli et al. "Beta-Cell Dysfunction and Glucose Intolerance: Results from the San Antonio Metabolism (SAM) Study." Diabetologia 47, no. 1 (2004): 31–39. http://link.springer.com/article/10.1007/s00125-003-1263-9?LI=true.

3. A. E. Butler et al. "β-Cell Deficit and Increased β-Cell Apoptosis in Humans with Type 2 Diabetes." Diabetes 52, no. 1 (2003): 102–110. http:// diabetes.diabetesjournals.org/content/52/1/102.full.

4. A. G. Tabák et al. "Prediabetes: A High-Risk State for Developing Dia- betes." Lancet 379, no. 9833 (2012): 2279–2290. https://www.ncbi.nlm.nih.gov/pmc/articles/PMC3891203.

5. E. Selvin et al. "Glycemic Control and Coronary Heart Disease Risk in Persons with and without Diabetes: The Atherosclerosis Risk in Commu- nities Study." Archives of Internal Medicine 165, no. 16 (2005): 1910–1916. https://www.ncbi.nlm.nih.gov/pubmed/16157837?dopt=Abstract.

6. K. T. Khaw et al. "Association of Hemoglobin A1c with Cardiovascular Disease and Mortality in Adults: The European Prospective Investigation into Cancer in Norfolk." Annals of Internal Medicine 141, no. 6 (2004): 413–420. https://www.ncbi.nlm.nih.gov/pubmed/15381514.

7. "Blood Sugar 101: What They Don't Tell You about Diabetes." http:// www.phlaunt.com/diabetes/14046669.php.

8. L. Monnier et al. "Activation of Oxidative Stress by Acute Glucose Fluctuations Compared with Sustained Chronic Hyperglycemia in Patients with Type 2 Diabetes." JAMA 295, no. 14 (2006): 1681–1687. https://www.ncbi.nlm.nih.gov/pubmed/16609090.

9. "Research Connecting Organ Damage with Blood Sugar Level." Blood Sugar 101. http://www.phlaunt.com/diabetes/14045678.php.
10. B. Kaur et al. "The Impact of a Low Glycaemic Index (GI) Diet on Simultaneous Measurements of Blood Glucose and Fat Oxidation: A Whole Body Calorimetric Study." Journal of Clinical & Translational Endocrinology 4 (2016): 45–52. http://www.sciencedirect.com/science/article/pii/S22146237 16300060.
11. D. B. Pawlak et al. "Effects of Dietary Glycaemic Index on Adiposity, Glucose Homeostasis, and Plasma Lipids in Animals." Lancet 364, no. 9436 (2004): 778–785. https://www.ncbi.nlm.nih.gov/pubmed/15337404.
12. N. Torbay et al. "Insulin Increases Body Fat Despite Control of Food Intake and Physical Activity." American Journal of Physiology 248, no. 1 pt. 2 (1985): R120–R124. https://www.ncbi.nlm.nih.gov/pubmed/3881983.
13. M. Bergman et al. "One-Hour Post-Load Plasma Glucose Level during the OGTT Predicts Mortality: Observations from the Israel Study of Glucose Intolerance, Obesity and Hypertension." Diabetic Medicine 33, no. 8 (2016): 1060–1066. http://onlinelibrary.wiley.com/doi/10.1111/dme.13116/abstract.
14. F. Cavalot et al. "Postprandial Blood Glucose Predicts Cardiovascular Events and All-Cause Mortality in Type 2 Diabetes in a 14-Year Follow-Up." Diabetes Care 34, no. 10 (2011): 2237–2243. http://care.diabetesjournals.org/content/34/10/2237.
15. G. Bardini et al. "Inflammation Markers and Metabolic Characteristics of Subjects with One-Hour Plasma Glucose Levels." Diabetes Care, November 2009. http://care.diabetesjournals.org/content/early/2009/11/12/dc09-1342.abstract.
16. T. S. Temelkova-Kurktschiev et al. "Postchallenge Plasma Glucose and Glycemic Spikes Are More Strongly Associated with Atherosclerosis Than Fasting Glucose or HbA1c Level." Diabetes Care 23, no. 12 (2000): 1830–1834. https://www.ncbi.nlm.nih.gov/pubmed/11128361.
17. N. Rabbani et al. "Glycation of LDL by Methylglyoxal Increases Arte- rial Atherogenicity." Diabetes 60, no. 7 (2011): 1973–1980. http://diabetes.diabetesjournals.org/content/60/7/1973.
18. "Research Connecting Organ Damage with Blood Sugar Level." Blood Sugar 101. http://www.phlaunt.com/diabetes/14045678.php.
19. S. Apple. "An Old Idea, Revived: Starve Cancer to Death." New York Times Magazine, May 12, 2016. http://www.nytimes.com/2016/05/15/magazine/warburg-effect-an-old-idea-revived-starve-cancer-to-death.html?_r=2.
20. "Research Connecting Organ Damage with Blood Sugar Level." Blood Sugar 101. http://www.phlaunt.com/diabetes/14045678.php.
21. P. Stattin et al. "Prospective Study of Hyperglycemia and Cancer Risk." Diabetes Care 30, no. 3 (2007): 561–567. https://www.ncbi.nlm.nih.gov/pubmed/17327321.
22. M. Davies. "'Quitting Carbs Has Saved My Life': Cancer Victim Given Months to Live Refuses Chemo and Claims Diet of Meat and Dairy Is Why

He's Still Alive Two Years Later." Daily Mail, July 15, 2016. http://www.dailymail.co.uk/health/article-3691808/Quitting-carbs-saved-life-Cancer-victim-given-months-live-refuses-chemo-claims-diet-meat-dairy-s-alive-two-years-later.html.

23. V. W. Ho et al. "A Low Carbohydrate, High Protein Diet Slows Tumor Growth and Prevents Cancer Initiation." Cancer Research 71, no. 13 (2011): 4484–4493. http://cancerres.aacrjournals.org/content/early/2011/06/10/0008-5472.CAN-10-3973.

24. University of Texas MD Anderson Cancer Center. "Sugars in West- ern Diets Increase Risk for Breast Cancer Tumors and Metastasis." January 4, 2016. https://www.sciencedaily.com/releases/2016/01/160104080034.htm.

25. Y. Jiang, et al. "Abstract 3735: Dietary Sugar Induces Tumori- genesis in Mammary Gland Partially through 12 Lipoxygenase Pathway." Cancer Research 75, no. 15, Supplement. http://cancerres.aacrjournals.org/content/75/15_Supplement/3735.

26. W. Q. Zhao et al. "Insulin Resistance and Amyloidogenesis as Com- mon Molecular Foundation for Type 2 Diabetes and Alzheimer's Disease." BBA Molecular Basis of Disease 1792, no. 5 (2009): 482–496. http://www.sciencedirect.com/science/article/pii/S0925443908002093.

27. Ibid.

28. P. K. Crane et al. "Glucose Levels and Risk of Dementia." New England Journal of Medicine 369 (2013): 540–548. http://www.nejm.org/doi/full/10.1056/NEJMoa1215740.

29. N. Cherbuin. "Higher Normal Fasting Plasma Glucose Is Associated with Hippocampal Atrophy." Neurology 79, no. 10 (2012): 1019–1026. http:// www.neurology.org/content/79/10/1019.

30. J. Robinson Singleton et al. "Increased Prevalence of Impaired Glucose Tolerance in Patients with Painful Sensory Neuropathy." Diabetes Care 24, no. 8 (2001): 1448–1453. http://care.diabetesjournals.org/content/24/8/1448.full.

31. C. J. Sumner et al. "The Spectrum of Neuropathy in Diabetes and Impaired Glucose Tolerance." Neurology 60, no. 1 (2003): 108–111. http://www.neurology.org/content/60/1/108.abstract.

32. O. P. Adams. "The Impact of Brief High-Intensity Exercise on Blood Glucose Levels." Diabetes, Metabolic Syndrome and Obesity: Targets and Therapy 6 (2013): 113–122. https://www.ncbi.nlm.nih.gov/pmc/articles/PMC3587394.

33. S. R. Colberg et al. "Blood Glucose Responses to Type, Intensity, Duration, and Timing of Exercise." Diabetes Care 36, no. 10 (2013): e177. http://care.diabetesjournals.org/content/36/10/e177.

34. M. C. Gannon and F. Q. Nuttall. "Effect of a High-Protein, Low- Carbohydrate Diet on Blood Glucose Control in People with Type 2 Diabetes." Diabetes 53, no. 9 (2004): 2375–2382. http://diabetes.diabetesjournals.org/content/53/9/2375.

35. R. D. Feinman et al. "Dietary Carbohydrate Restriction as the First Approach in Diabetes Management: Critical Review and Evidence Base."

Nutrition 31, no. 1 (2015): 1–13. http://www.sciencedirect.com/science/article/pii/S0899900714003323.

36. E. J. Mayer-Davis. "Low-Fat Diets for Diabetes Prevention." Dia- betes Care 24, no. 4 (2001): 613–614. http://care.diabetesjournals.org/content/24/4/613.

37. N. D. Barnard et al. "A Low-Fat Vegan Diet Improves Glycemic Con- trol and Cardiovascular Risk Factors in a Randomized Clinical Trial in Individuals with Type 2 Diabetes." Diabetes Care 29, no. 8 (2006): 1777–1783. http://care.diabetesjournals.org/content/29/8/1777.

38. J. S. de Munter et al. "Whole Grain, Bran, and Germ Intake and Risk of Type 2 Diabetes: A Prospective Cohort Study and Systematic Review." PLoS Med- icine 4, no. 8 (2007): e261. https://www.ncbi.nlm.nih.gov/pubmed/17760498.

39. "Glycemic Index and Diabetes." American Diabetes Association, Octo- ber 2, 2013. http://www.diabetes.org/food-and-fitness/food/what-can-i-eat/understanding-carbohydrates/glycemic-index-and-diabetes.html.

40. G. Radulian et al. "Metabolic Effects of Low Glycaemic Index Diets."Nutrition Journal 8, no. 5 (2009). https://www.ncbi.nlm.nih.gov/pmc/articles/PMC2654909.

41. "Healthy Eaters: Ignore Glycemic Index. Clinical Trial Shows No Ben- eficial Effects on Key Measures of Heart Disease and Diabetes Risk." Johns Hopkins Medicine, December 16, 2014.

42. K. L. Knutson. "Impact of Sleep and Sleep Loss on Glucose Homeo- stasis and Appetite Regulation." Sleep Medicine Clinic 2, no. 2 (2007): 187–197. https://www.ncbi.nlm.nih.gov/pmc/articles/PMC2084401.

43. N. Goyal et al. "Non Diabetic and Stress Induced Hyperglycemia [SIH] in Orthopaedic Practice: What Do We Know So Far?" Journal of Clini- cal and Diagnostic Research 8, no. 10 (2014): LH01–LH03. https //www.ncbi.nlm.nih.gov/pmc/articles/PMC4253199.

44. "390 Drugs That Can Affect Blood Glucose Levels." Diabetes in Control (2016). http://www.diabetesincontrol.com/drugs-that-can-affect-blood-glucose-levels.

45. "What Medicines Can Make Your Blood Sugar Spike?" WebMD (2017). http://www.webmd.com/diabetes/tc/medicines- that- can- raise-blood-sugar-as-a-side-effect-topic-overview.

46. "Drug-Induced Low Blood Sugar." MedlinePlus (2016). https:// medlineplus.gov/ency/article/000310.htm.

47. A. Chiolero et al. "Consequences of Smoking for Body Weight, Body Fat Distribution, and Insulin Resistance." American Journal of Clinical Nutrition 87, no. 4 (2008): 801–809. http://ajcn.nutrition.org/content/87/4/801.long.

48. D. Glick. "Women's Monthly Cycle Affects Blood Glucose Con- trol, but Not Consistently." Diabetes Health, August 15, 2009. https://www.diabeteshealth.com/womens-monthly-cycle-affects-blood-glucose-control-but-not-consistently.

49. P.Kishore."Hypoglycemia(LowBlood Sugar)."MerckManual.http://www.merckmanuals.com/home/hormonal-and-metabolic-disorders/diabetes-mellitus-dm-and-disorders-of-blood-sugar-metabolism/hypoglycemia.
50. K. Chang. "Artificial Sweeteners May Disrupt Body's Blood Sugar Controls."New York Times, September 17, 2014. http://well.blogs.nytimes.com/2014/09/17/artificial-sweeteners-may-disrupt-bodys-blood-sugar-controls/?_r= 0.
51. "Glycemic Index Testing & Research."The University of Sydney. http://www.glycemicindex.com/testing_research.php.
52. J. W. Conn and L. H. Newburgh. "The Glycemic Response to Isoglu- cogenic Quantities of Protein and Carbohydrate." Journal of Clinical Investiga- tion 15, no. 6 (1936): 665–671. https://www.ncbi.nlm.nih.gov/pmc/articles/PMC424828.

第七章：個人化營養計畫

1. K. M. Cunningham and N. W. Read. "The Effect of Incorporating Fat into Different Components of a Meal on Gastric Emptying and Postprandial Blood Glucose and Insulin Responses." British Journal of Nutrition 61, no. 2 (1989): 285–290. https://www.ncbi.nlm.nih.gov/pubmed/2650735?dopt=Abstract.
2. "What Is Obesity?" Medical News Today, January 2016. http://www. medicalnewstoday.com/info/obesity/what-is-bmi.php.
3. L. Karan. "HbA1c Explained."Type 1 Diabetes Network (2010). http:// t1dn.org.au/our-stuff/all-about-type-1-articles/hba1c-explained.
4. "Tests and Diagnosis." Mayo Clinic (2014). http://www.mayoclinic.org/diseases-conditions/diabetes/basics/tests-diagnosis/con-20033091.
5. S. Xiao et al. "A Gut Microbiota–Targeted Dietary Intervention for Amelioration of Chronic Inflammation Underlying Metabolic Syndrome." FEMS Microbiology Ecology 87, no. 2 (2014): 357–367. https://www.ncbi.nlm.nih.gov/pubmed/24117923?dopt=Abstract.
6. S. H. Duncan et al. "Reduced Dietary Intake of Carbohydrates by Obese Subjects Results in Decreased Concentrations of Butyrate and Butyrate-Producing Bacteria in Feces." Applied and Environmental Microbiology 73, no. 4 (2007): 1073–1078. https://www.ncbi.nlm.nih.gov/pubmed/17189447?dopt=Abstract.
7. V. K. Ridaura et al. "Gut Microbiota from Twins Discordant for Obesity Modulate Metabolism in Mice." Science 341, no. 6150 (2013). https://www.ncbi.nlm.nih.gov/pubmed/24009397?dopt=Abstract.
8. P. J. Turnbaugh et al. "An Obesity-Associated Gut Microbiome with Increased Capacity for Energy Harvest." Nature 444, no. 7122 (2006): 1027– 1031. https://www.ncbi.nlm.nih.gov/pubmed/17183312?dopt=Abstract.

第八章：測試你的血糖反應

1. J. Briffa. “Study Links Blood Sugar Imbalance with Increased Appetite.”Dr. Briffa. September 3, 2007. http://www.drbriffa.com/2007/09/03/study-links-blood-sugar-imbalance-with-increased-appetite.
2. M. R. Jospe et al. “Adherence to Hunger Training Using Blood Glucose Monitoring: A Feasibility Study.” Nutrition & Metabolism 12, no. 22 (2015). https://www.ncbi.nlm.nih.gov/pmc/articles/PMC4465140.

第九章：微調個人化飲食

1. P. J. Turnbaugh et al. “The Effect of Diet on the Human Gut Micro- biome: A Metagenomic Analysis in Humanized Gnotobiotic Mice.” Science Translational Medicine 1, no. 6 (2009). https://www.ncbi.nlm.nih.gov/pmc/articles/PMC2894525.
2. “Fat, Sugar Cause Bacterial Changes that May Relate to Loss of Cog- nitive Function.” Oregon State University, June 22, 2015. http://oregonstate.edu/ua/ncs/archives/2015/jun/fat- sugar- cause- bacterial- changes-may-relate-loss-cognitive-function.
3. J. L. Sonnenburg and F. Bäckhed. “Diet-Microbiota Interactions as Moderators of Human Metabolism.” Nature 535, no. 7610 (2016): 56–64. http://www.nature.com/nature/journal/v535/n7610/full/nature18846.html.
4. N. Vordeades et al. “Diet and the Development of the Human Intes- tinal Microbiome.” Frontiers in Microbiology 5, no. 494 (2014). https://www.ncbi.nlm.nih.gov/pmc/articles/PMC4170138.
5. S. M. Kuo. “The Interplay between Fiber and the Intestinal Micro- biome in the Inflammatory Response.” Advances in Nutrition 4 (2013): 16–28. http://advances.nutrition.org/content/4/1/16.full.
6. K. H. Courage. “Fiber-Famished Gut Microbes Linked to Poor Health.”Scientific American, March 23, 2015. https://www.scientificamerican.com/article/fiber-famished-gut-microbes-linked-to-poor-health1.

第十一章：未來營養學

1. M. Boyle. “Nestlé Wants to Personalize Your Food.” Bloomberg, June 26, 2014. https://www.bloomberg.com/news/articles/2014-06-26/star-trek-inspires-nestles-food-nutrition-project.
2. S. C. Mukhopadhyay. “Wearable Sensors for Human Activity Monitor- ing: A Review.” IEEE Sensors Journal 15, no. 3 (2015): 1321–1330. http:// www.dreamerindia.com/IEEE/IEEE2015/Wearable%20Sensors%20for%20 Human%20Activity.pdf

作者介紹

伊蘭．西格爾博士出生於以色列特拉維夫（Tel Aviv），一九九八年於特拉維夫大學（Tel Aviv University）以最優異成績獲頒資訊科學學士學位，並於二〇〇四年獲得美國史丹福大學（Stanford University）資訊科學與遺傳學博士學位。他在洛克菲勒大學（Rockefeller University）取得獨立研究職位後，於二〇〇五年返國加入以色列魏茨曼科學研究學院，擔任資訊科學與應用數學系教授。西格爾博士帶領一個研究實驗室，成員包含跨領域學科團隊，有計算生物學（computational biology）與系統生物學（systems biology）領域的計算生物學家和實驗科學家。他的團隊在機器學習（machine learning）、計算生物學、統計模型（statistical model）和異質大型數據分析（analysis of heterogeneous large-scale data）方面擁有豐富的經驗。西格爾博士主要鑽研營養學、遺傳學、微生物群系、基因調控（gene regulation）及其對健康和疾病的影響。他的目標是發展個人化營養和個人化醫療。實驗室網站為 http://genie.weizmann.ac.il。

西格爾博士發表過一百二十多篇論文，超過二萬五千篇研究論文曾加以引用，並且因優異的研究而獲頒眾多獎項和榮譽，包括：阿隆基金會獎（Alon Foundation award，二〇〇六年）；歐洲分子生物學組織年輕調查人員獎（EMBO Young Investigator award，二〇〇七年）；奧弗頓獎（Overton Prize，二〇〇七年），國際計算生物學學會（International Society for Computational Biology，簡稱 ISCB）每年頒發的獎項，獎勵在計算生物學領域的傑出科學家；萊文森生物學獎（Levinson Prize in biology，二〇〇九年）；以及邁可．布魯諾獎（Michael Bruno award，二〇一五年）。《科學家》（Scientist）雜誌曾將西格爾博士稱為「備受矚目的科學家」（Scientist to Watch，二〇〇九年），Sonima 更將他評選為五十位創新者之一。二〇一二年，他當選以色列青年科學院（Young Israel Academy of Science）院士，又在二〇一五年成為歐洲分子生物學組織（European Molecular Biology Organization，簡稱 EMBO）的成員。

西格爾博士的妻子名叫可人。這對夫妻居住於以色列的拉馬特沙龍（Ramat Hasharon），育有三名兒女，分別是希拉、約阿夫和帖馬爾。他養了一隻貓，名叫藍兒（Blue），養了一條狗，名叫雪兒（Snow）。西格爾博士熱愛長距離馬拉松，已經完賽十場。

伊蘭・埃利納夫博士出生於耶路撒冷（Jerusalem），二〇〇〇年在耶路撒冷希伯來大學（Hebrew University of Jerusalem）以優異成績取得醫學博士學位（MD），隨後在特拉維夫醫學中心胃腸病研究所（Tel Aviv Medical Center Gastroenterology Institute）擔任臨床實習醫生、內科住院醫師以及臨床研究職位。二〇〇九年，他在魏茨曼科學研究學院取得免疫學博士學位，隨後獲得耶魯大學醫學院（Yale University School of Medicine）博士後研究獎學金。並在魏茨曼科學研究學院的免疫學系領導一個跨領域團隊，成員包括三十多位免疫學家、微生物學家、代謝專家和計算生物學家。他的實驗室致力於研究「宿主與微生物群系」相互作用的分子基礎及其對健康和疾病的影響，旨在落實個人化醫療與營養學。埃利納夫的實驗室採用多種先進的實驗、基因體和計算方法來研究腸道微生物如何影響多因子疾病，包括：肥胖及其代謝併發症、發炎和自體免疫疾病、神經退行性疾病和癌症，旨在開發針對微生物群系的個人化治療模式來治癒這些疾病。他的實驗室網站為http://www.weizmann.ac.il/immunology/elinav。

埃利納夫博士已經在頂尖的同儕審查期刊上發表了一百二十多篇論文，並且因其發現而獲頒許多獎項，包括：美國醫師醫學會（American Physicians for Medicine）頒發的克萊爾與伊曼紐爾・羅森布拉特獎（Claire and Emmanuel G. Rosenblatt award，二〇一一年）；阿隆基金會獎（Alon Foundation award，二〇一三年）；二〇一五年拉帕波特生物醫學研究獎（2015 Rappaport Prize for biomedical research），每年授予一位提出突破性生物醫學研究的科學家；二〇一六年林德納獎（2016 Lindner award）；以色列內分泌學會（Israeli Society of Endocrinology）頒發的最高獎項；萊文森基礎科學研究獎（Levinson award for basic science research，二〇一六年）。埃利納夫博士還是加拿大進階研究院（Canadian Institute for Advanced Research，簡稱 CIFAR）的資深研究員、獲選為歐洲分子生物學組織的成員，以及擔任霍華德・休斯醫學研究所（Howard Hughes Medical Institute，簡稱 HHMI）的國際學者。

埃利納夫博士的妻子名叫希拉。這對夫妻居住於以色列馬茲凱雷特・巴特亞（Mazkeret Batya），育有三名兒女，分別是希拉、奧馬里和英巴爾。他養了一條狗，名叫赫茨爾（Herzl）。埃利納夫博士閒暇時喜愛登山和滑雪。

HealthTree
健 康 樹 健康樹系列 112

血糖瘦身飲食解密

THE PERSONALIZED DIET: The Pioneering Program to Lose Weight and Prevent Disease

作　　者　伊蘭．西格爾（Eran Segal）、伊蘭．埃利納夫（Eran Elinav）
譯　　者　吳煒聲
總 編 輯　何玉美
主　　編　紀欣怡
責任編輯　林冠妤
封面設計　張天薪
內文排版　許貴華

出版發行　采實出版集團
行銷企劃　陳佩宜．黃于庭．馮羿勳
業務發行　林詩富．張世明．林坤蓉．林踏欣
會計行政　王雅蕙．李韶婉
法律顧問　第一國際法律事務所　余淑杏律師
電子信箱　acme@acmebook.com.tw
采實ＦＢ　http://www.facebook.com/acmebook

ＩＳＢＮ　978-957-8950-41-2
定　　價　380 元
初版一刷　2018 年 7 月
劃撥帳號　50148859
劃撥戶名　采實文化事業有限公司
104 台北市中山區建國北路二段 92 號 9 樓
電話：02-2518-5198
傳真：02-2518-2098

國家圖書館出版品預行編目資料

血糖瘦身飲食解密 / 伊蘭.西格爾(Eran Segal), 伊蘭.埃利納夫(Eran Elinav)著；吳煒聲譯. -- 初版. -- 臺北市：采實文化,2018.07
面；　公分. --(健康樹系列；112)
譯自：The personalized diet：the pioneering program to lose weight and prevent disease
ISBN 978-957-8950-41-2(平裝)
1.營養 2.減重

411.3　　107008014

采實出版集團
ACME PUBLISHING GROUP